オトナ不調は
自分で
減らす！

40秒

若返り整体

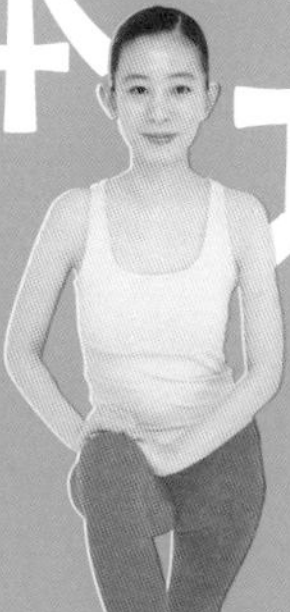

美容整体塾長
ゆう先生

KADOKAWA

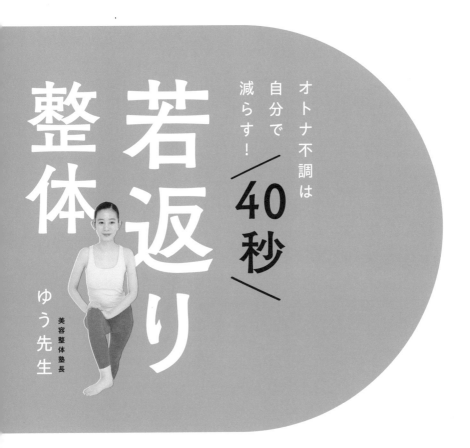

はじめに

初めまして、美容整体塾長のゆうです！
この本を手に取っていただき、本当にありがとうございます。
僕はこれまで3冊の本を出版させていただきました。
いずれも痛みの解消やラクにやせるためのストレッチを中心にした内容でしたが、
この本はストレッチをはじめ、
マッサージやエクササイズ、リンパケア、姿勢改善法など
さまざまな調整方法を集め、若返ってキレイを保つメソッドとしてまとめた
僕の集大成ともいえる1冊に仕上がりました。
顔や体の若返りでいちばん大切なのは
「悩みや症状が現れている以外の部分から攻めていく」ということです。
もし気になる部位を触るだけで若返るというなら、もう叶っていると思いませんか？
でも実際にはそれで若返ることはできませんし、
たとえ、そのときは調子がよくなったとしても、

すぐにいつもの状態に戻ってしまいます。
一見、遠回りに感じるかもしれませんが、
この本の内容の通り、
気になるところ以外の部分もしっかりとアプローチすることによって
どんどん顔や体が若返ってキレイになり、それをキープできるようになります。
さらに全身の代謝も上がるのでやせやすくなり、体にとってはいいことづくし。
キレイになる魔法のような、
顔や体の「若返りセルフ整体」を
ぜひ実感してもらえたら
うれしく思います。

美容整体塾長　ゆう

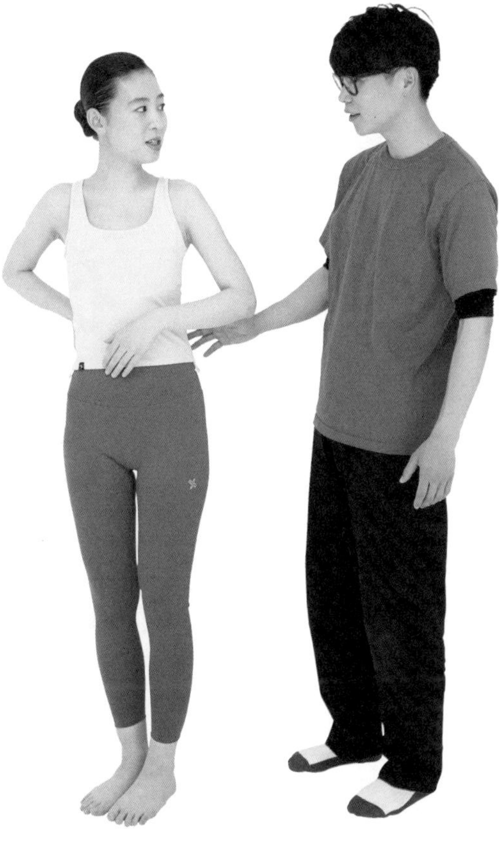

40秒若返り整体とは？

若返りとは
巡りをよくする
こと

誰もが叶えたい若返りと、いつまでもキレイでいること。
それには**巡りのよい状態を作る**ことが欠かせません。
全身に血液やリンパを巡らせることで、
老廃物が溜まらず、代謝がスムーズになり、
不調を改善し、トラブルを未然に防いでくれます。
いつもベストな自分で過ごせる、
若返りを実感することができるでしょう。

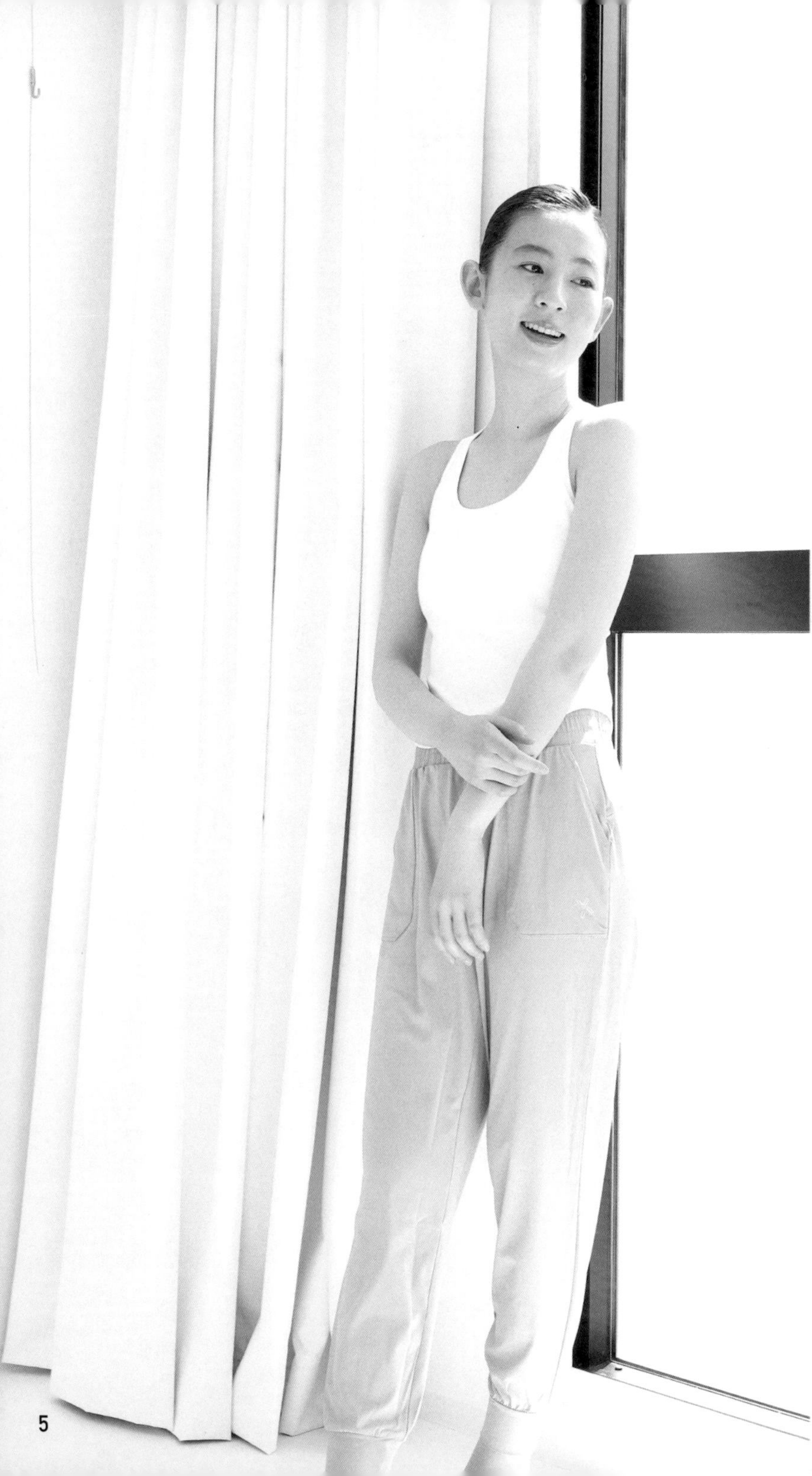

巡りをよくするカギは姿勢改善

たとえば、顔の悩みには肩甲骨を動かし、
ひざの痛みには股関節をゆるめる。
僕のメソッドは**治したい部分から**
離れたところにアプローチするものがとても多いです。
それは「姿勢」がとても大切だから。
姿勢のくずれ、体のゆがみ、筋肉のコリ……。
不調を引き起こす**本質的なところから改善**します。
それにより、いい状態が続く体を目指していきます。

大切なのは順番。「押す」→「動かす」

この本では94個ものメソッドを紹介していますが、
共通するのは順番です。狙った部分に圧をかけてゆるめ、
その状態でグーンとのばす、回す、ゆらす。
筋肉の硬直やリンパの滞りをとらえてから
ストレッチするとほぐしの効果が上がります。
さらにそのときに「**呼吸を止めない**」、
「**動かしている場所を意識する**」こともとても大切です。

がんばりすぎず、
40秒以内が目安

長年の施術の現場で感じるのは、
いろいろとやりすぎて
逆に不調を招いている患者さんがいること。
無理せず、
ひとつひとつをていねいにおこなうのが大切。
あれもこれもと
〝欲張りすぎない〟が合言葉です。
この本で紹介するのは**ひとつの動きは15秒程度**。
左右それぞれおこなう、
2つの動きを続けるものも
インターバルを入れてだいたい
40秒あればできる内容になっています。

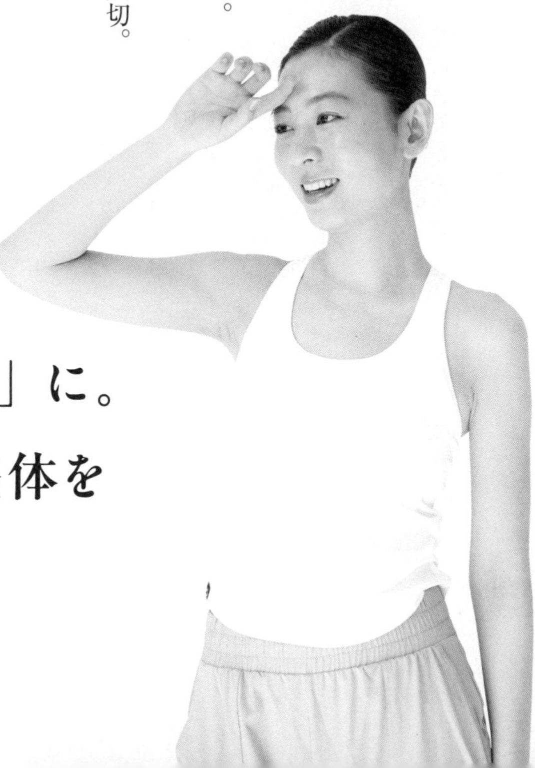

1回40秒以内
で「健康キレイ」に。
さあ、若返り整体を
始めましょう!

【この本の使い方】

若返り整体の効果をより実感するために、この本の概要と使い方をお話しします。

1章

全身 毒素流し

巡りが悪く毒素が溜まり、なんとなく調子がダウン……。
それは負のスパイラルが始まるサインです。
全身を網羅しているので、まずはココから始めるのがおすすめ！

2章

お悩み別 顔美容整体

たるみ①、②、③など、悩みごとに数種類のメソッドを紹介。①から順でも興味のあるものを選んでも！
スキンケア時にできるお手軽ケアを1日1個続けましょう。

3章

症状別 痛み解消整体

痛みの原因や関係する部位を解説。ケアしたい痛みの項目を選んで取り組んでみましょう。１２０ページからの「姿勢改善のキホンの話。」も一緒に読むと、より理解が深まります。

４章

部位別 やせ体質作り

体の動きをラクにして脂肪の燃焼、代謝アップへ導くメソッドを掲載。呼吸を深めて自律神経を整える方法も。気になる部位から試してみましょう。体も心も軽やかに！

「１見開きで１メソッド」で構成し、
どれも簡単、無理なくできるものばかりです。
１日１メソッドを続けてみてもいいし、
気分や体調によって選んで組み合わせるのもＯＫ。
楽しく続けて習慣に。体はきっと生まれ変わります！

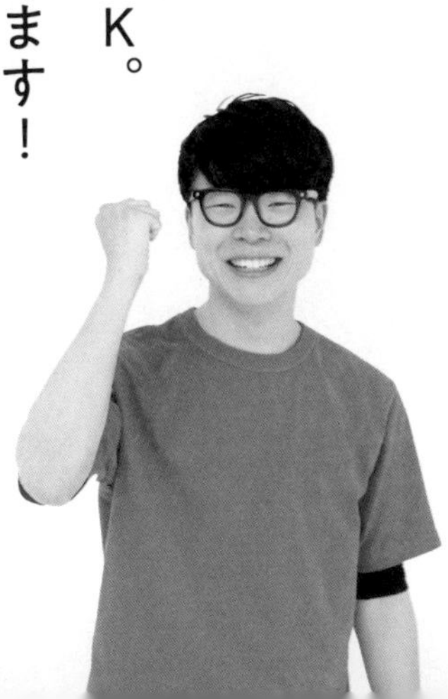

1章

押す、もむ、気持ちよくのばす、でスッキリ！

全身 毒素流し

2章

あきらめていた顔の悩みをみるみる解消！

お悩み別 顔美容整体

COLUMN

姿勢改善のキホンの話。

3章

症状別 痛み解消整体

首、腰、ひざのツラい痛みを和らげる

4章

自然と脂肪が燃焼し、溜まらない体に！

部位別 やせ体質作り

※持病や疾患をお持ちの方や、体調に不安のある方は、医師にご相談の上、
ご自身の判断でエクササイズをおこなっていただきますようお願いいたします。

STAFF
ブックデザイン —— 鈴木大輔・江﨑輝海（ソウルデザイン）
撮影 —— 石川奈都子
ヘアメイク —— 櫻井理恵（JOUER）
スタイリング —— 古賀麻衣子
モデル —— 玉木ミユキ（gram）
DTP —— 山本深雪、山本秀一（G-clef）
校正 —— 文字工房燦光
編集協力 —— 薄葉亜希子
企画協力 —— 相川未佳（M&A）
編集担当 —— 今野晃子（KADOKAWA）

※衣装協力 XEXYMIX JAPAN
問い合わせ先：event@brandx.co.jp

1章

全身毒素流し

押す、もむ、気持ちよくのばす、でスッキリ！

体も肌も心もイキイキと元気!
いくつになっても若々しい自分でいるには
まずは巡りのよい体を作ることから。
この章では、僕の整体塾でもとくに人気の
「毒素流しメソッド」を集めました。
難しいものはひとつもありません。
状態をチェックするポイントから始まり、
上半身、下半身、顔。それぞれの毒素流しの方法と
毒素流し後におすすめの姿勢矯正を紹介。
溜まった毒素(=老廃物)を流し切り、
軽やかにスッキリと! 毎日の習慣として始めてみましょう。

リンパの流れを促し、巡りを改善。〝毒素流し〟で全身を若返らせる

「健康キレイ」な体を作るために欠かせないのが、体の巡りのよさ。この「巡りがいい」とは、リンパや血液がスムーズに流れている状態のこと。リンパが滞りなくきちんと流れて毒素（＝老廃物）を排出し、さらに血流がよく酸素や栄養がすみずみに行き渡ると、体は健やかに調子よく、顔もイキイキと明るくなるものです。

ところが、姿勢の悪さや体の使い方のクセ、日ごろの運動不足などから**筋肉が固まり硬直すると、筋肉の間を流れるリンパや血液の流れが滞ってしまいます。**

老廃物が溜まり、水分の排出が悪くなる。すると体の機能や免疫力が落ち、顔や体にいろいろな不調が現れてきます。さらに水分溜まりでむくみが増し、筋肉の動きが縮こまるため、ますます毒素を溜め込む悪循環に……。当然、肌荒れや顔のたるみなどの悩みも増えて、「健康キレイ」から遠ざかってしまいます。

体に溜まった毒素を流すためには、**リンパの滞りを招くガチガチの筋肉の硬直を解くことが先決！**　この後のメソッドで詳しく紹介しますが、コリ固まったところをグーッと押してゆる

め、ほぐしていきます。大事なのは押す位置や押し方。さらにほぐしながら、体を気持ちよく動かしてストレッチ。**グッと圧をかけてからのばすという順番がとても大切です。**

1日にいくつもやる必要はありません。ひとつの見開きは1メソッドで完結しているので、気になる部位を選んで試してみましょう。またやりすぎも禁物ですから、「もうちょっとやりたいな」くらいに留めるのがいいでしょう。まずは続ける、習慣にすることを目標に取り組んでみてください。

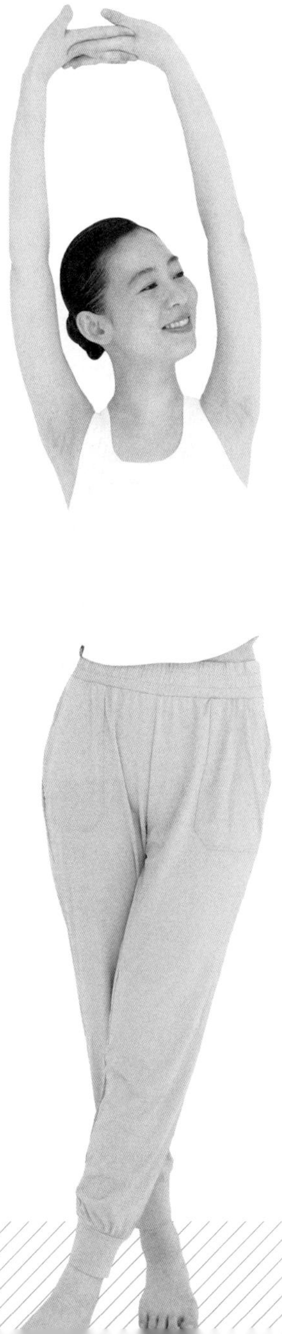

【状態チェック】

まずは硬くなっているところの状態チェックから①

1 こめかみ

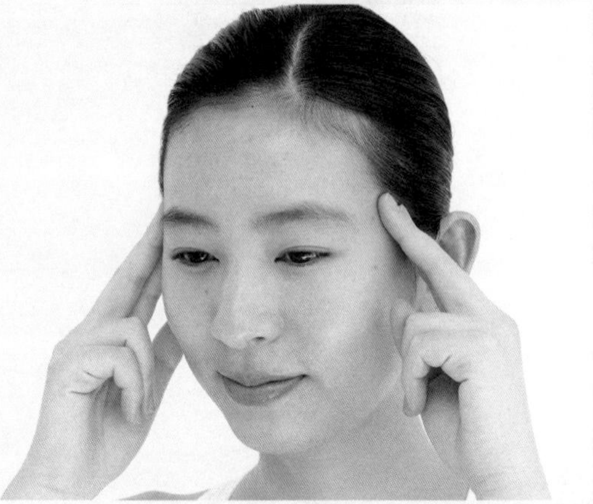

顔のリンパが通り、頭の大きな筋肉があるこめかみは硬くなりやすい場所。指先で押して硬さをチェック。

2 エラ

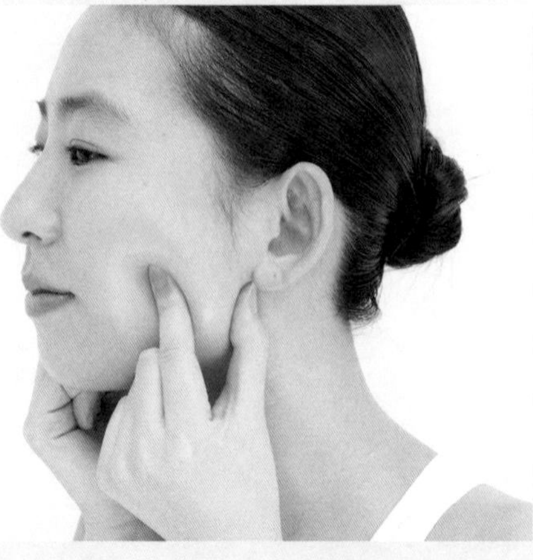

噛むときに働く筋肉があり、コリやすいエラ。耳下に親指を当てて人差し指でつまむ。痛い人も多い。

顔まわりの4つのチェックポイント

老廃物が溜まると体が硬くなりますが、顔まわりも同じです。とくに固まりやすいポイントがこめかみ、エラ、耳まわり、側頭部の4カ所。

耳まわり

耳のやわらかさはとても大切。指でつまんで回し、硬さや痛みがあるかをチェック。

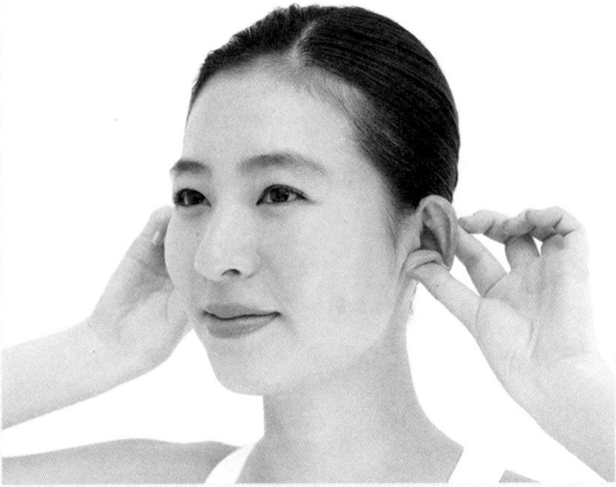

側頭部

指の腹で軽く押さえてぐるぐる動かし、動かせるかをチェック。コリがあって硬いとまったく動かないことも。

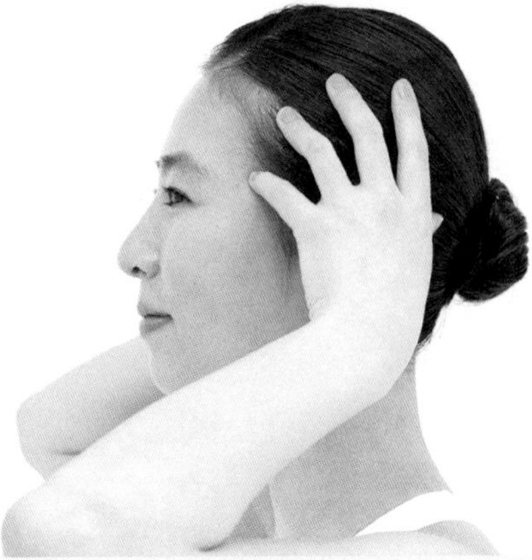

【状態チェック】

まずは硬くなっているところの状態チェックから②

1 首

首を大きく回したり、前後左右に動かしたりしてコリをチェック。どこが張っているのかも確認。

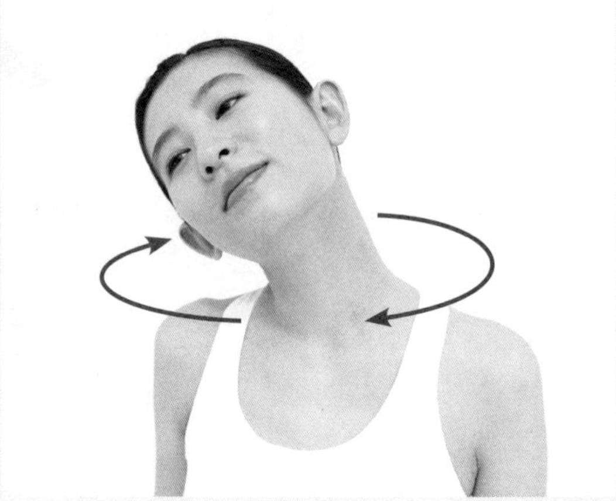

2 肩

手を肩にのせて腕をぐるぐると後ろ回しに。このとき、肩甲骨がしっかり動くかどうかもチェック。

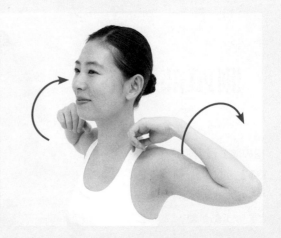

首、肩、腰の3つの動きをチェック

顔まわりに続いて下の3カ所が硬くなっていないか、スムーズに動かせるかを確認します。とくに首や肩、腰は痛みが出やすい部位なので、チェック後はしっかりと毒素を流して体をラクにしていきましょう。

3 腰

左右にひねったり、骨盤に手を当てて後ろに倒したりしてスムーズに動くかを確認。

POINT 左右にひねる

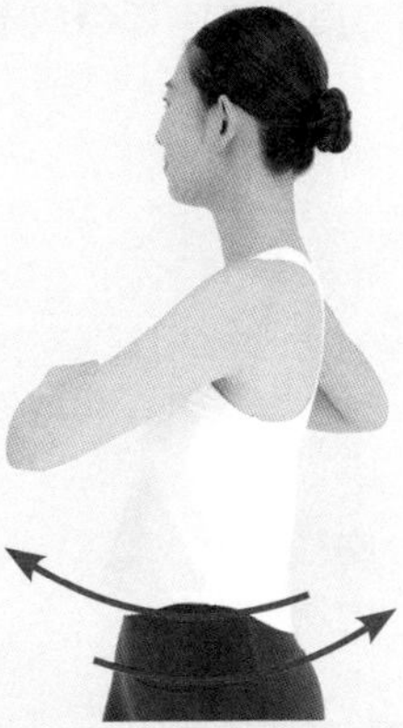

POINT 後ろに倒す

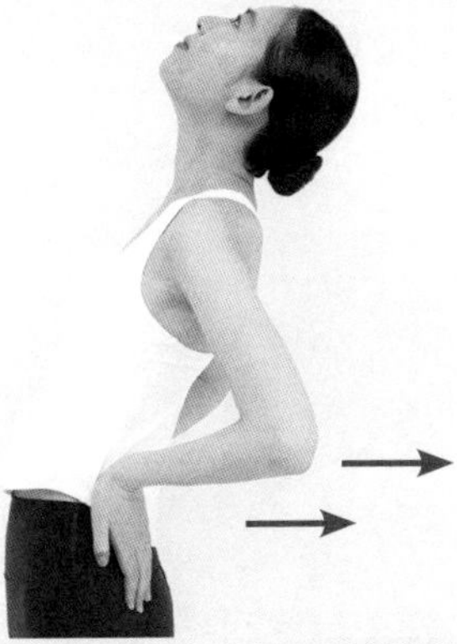

【上半身流し①】

リンパの2大ゴミ箱。
鎖骨をもみほぐす

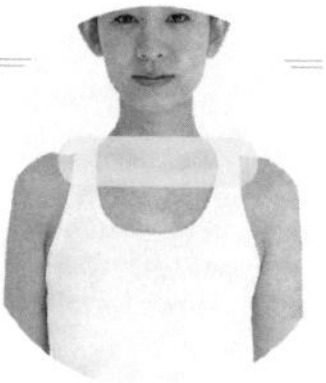

リンパのゴミ箱といわれ、老廃物が溜まりやすい鎖骨。周辺には首や背中、胸などの筋肉があります。鎖骨への刺激は筋肉を同時にほぐすことができて一石二鳥。コリがほぐれて毒素の溜まりも一気に改善！

1

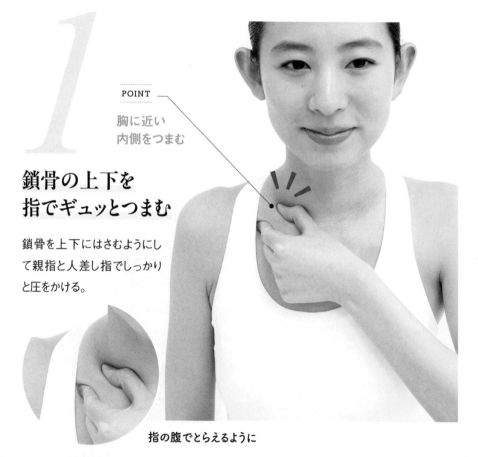

POINT

胸に近い
内側をつまむ

鎖骨の上下を
指でギュッとつまむ

鎖骨を上下にはさむようにして親指と人差し指でしっかりと圧をかける。

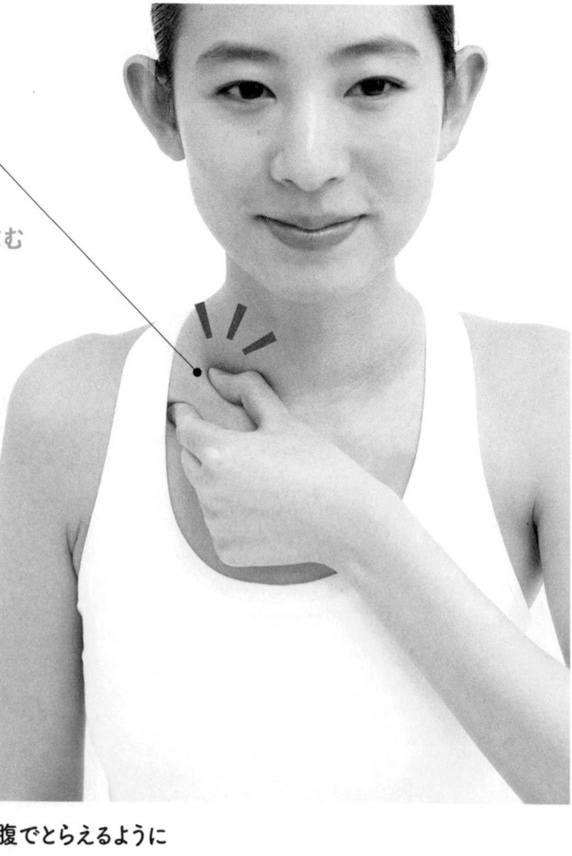

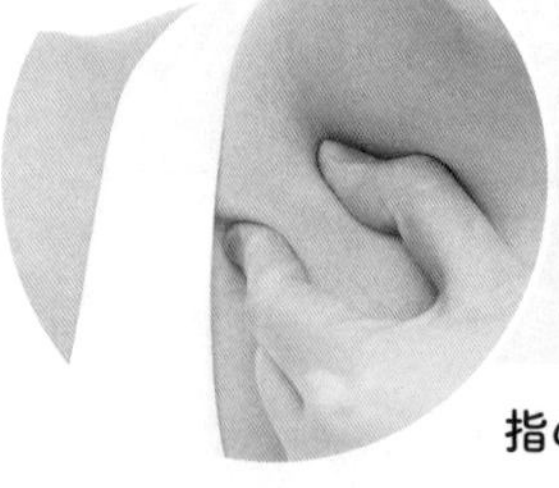

指の腹でとらえるように

2 指で圧をかけながら腕をぐるぐると回す

圧をゆるめず、呼吸を止めずに息をフーッと吐きながら、腕を大きく後ろに回す。15 秒続けたら、反対側も同様におこなう。左右差があるかも意識して。

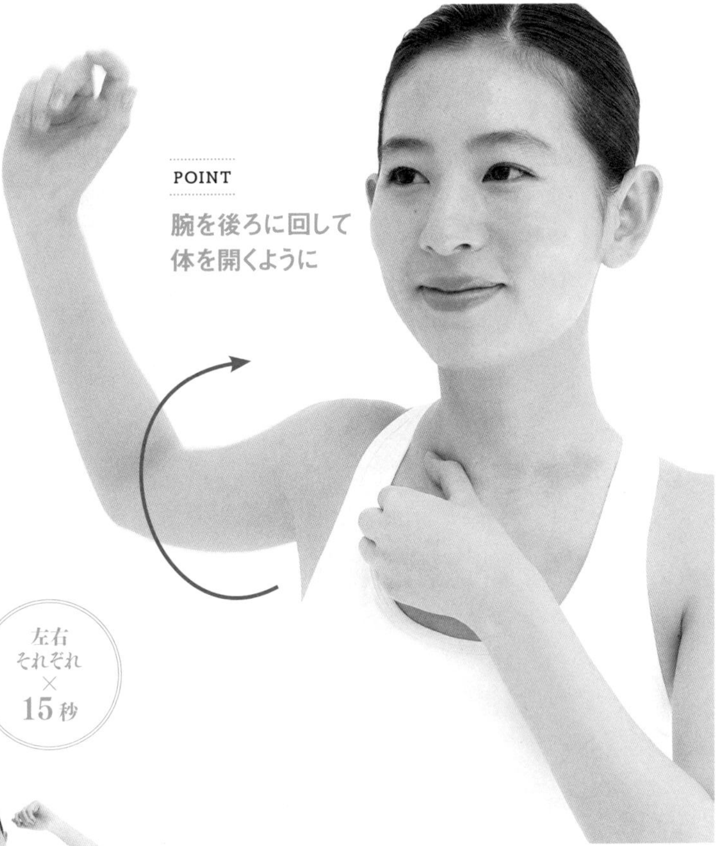

POINT

腕を後ろに回して体を開くように

左右それぞれ×15秒

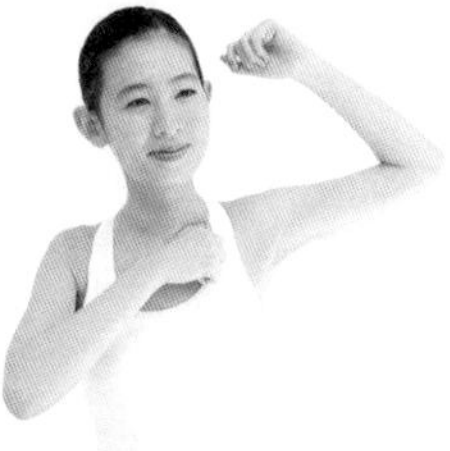

やりにくいほうはもう1セット！

【上半身流し②】

リンパの2大ゴミ箱。わきをもみほぐす

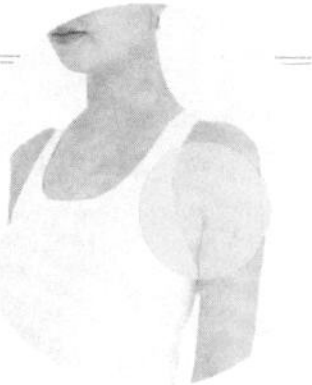

鎖骨と並ぶリンパのゴミ箱といえば、わき。前後の筋肉をそれぞれ、前側、後ろ側と分けてほぐすと効果的です。ガチガチに固まった筋肉をつかんで回し、ふわ～とゆるんで軽くなるのを感じて。

左右
それぞれ
×
15秒

1

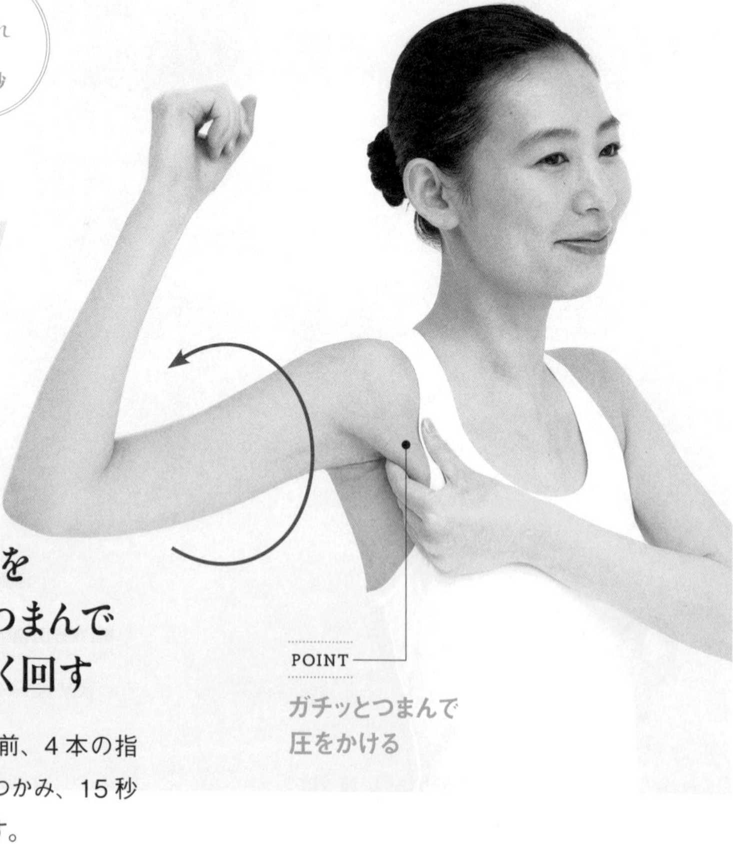

わきの前をギュッとつまんで腕を大きく回す

親指でわきの前、4本の指でわきの下をつかみ、15秒腕を後ろに回す。

2

わきの後ろをつまんで上下に腕を動かす

続いて後ろをほぐす。親指でわきの下、４本の指でわきの後ろをつかんで圧迫し、腕を上下に動かす。15秒続けたら、反対側も同様におこなう。

左右それぞれ×15秒

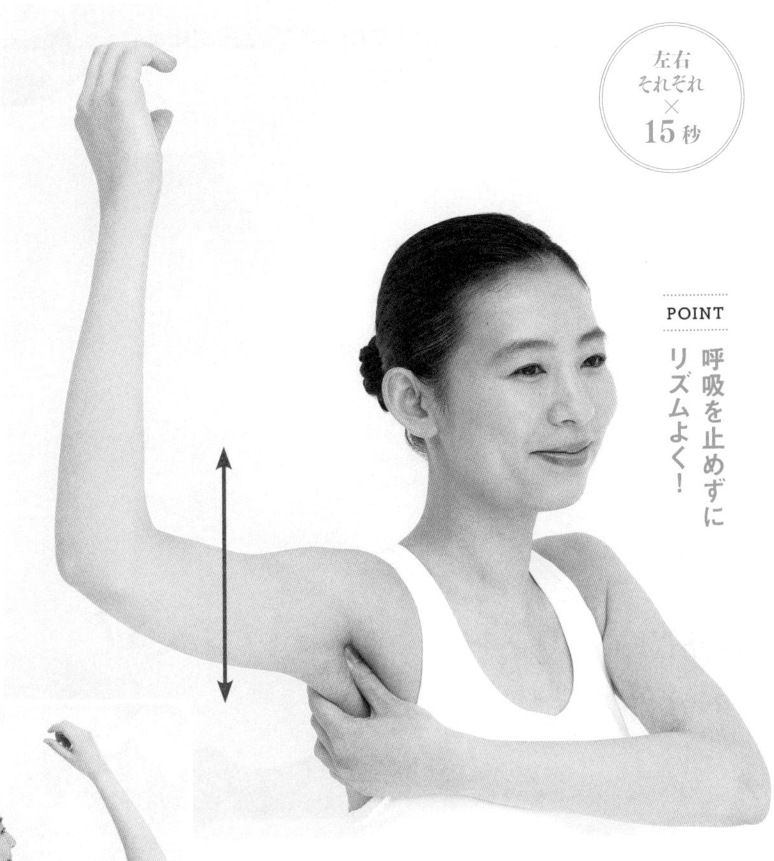

POINT
呼吸を止めずにリズムよく！

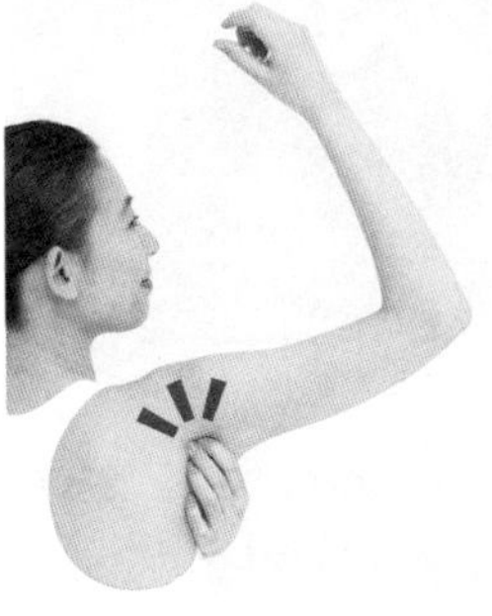

後ろから見ると……
つまむのはココ！

【上半身流し③】

お腹の深部のコリポイントをとらえてゆるめる

姿勢のくずれや体の使い方のクセで、疲労が溜まりやすいお腹のインナーマッスルのこわばりをほぐします。ココがやわらかくなると股関節が動かしやすくなり、上半身が軽くラクになります。

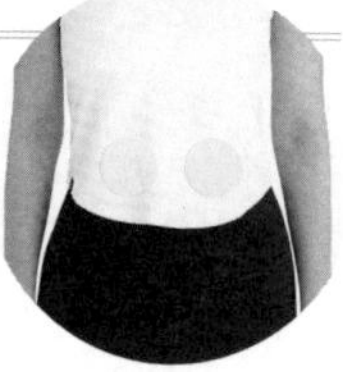

1

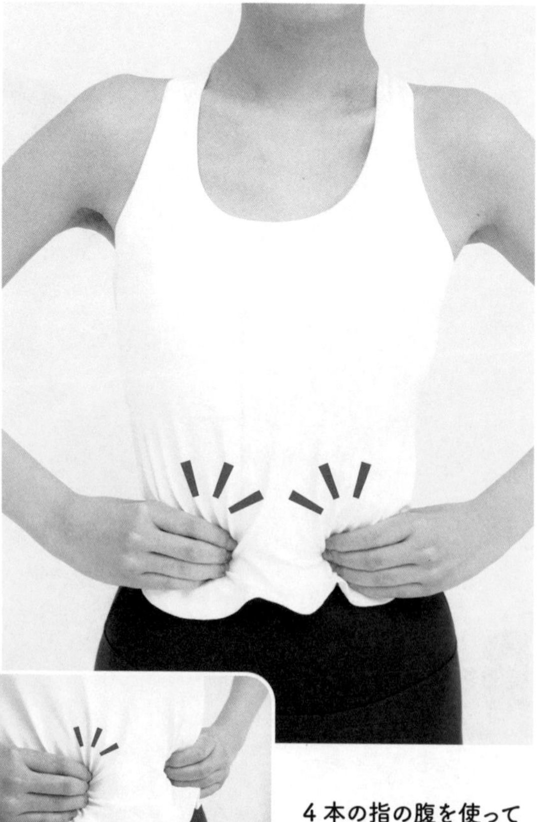

おへそから指4本分外側をギュッと押す

親指を当てて腰を支えながら、お腹の奥の筋肉をとらえるようにイメージして、グッと4本の指を差し込み、スタンバイ。

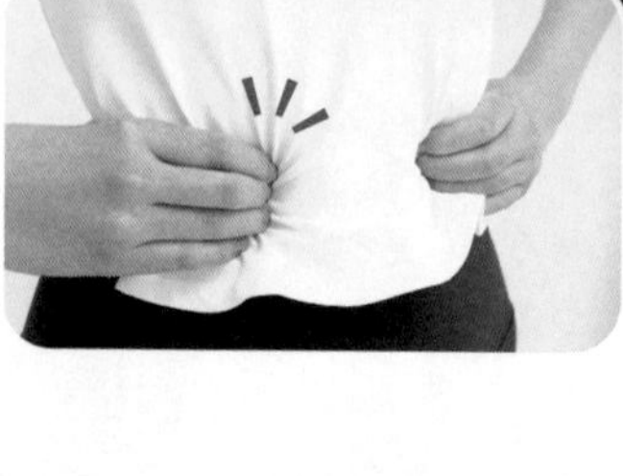

4本の指の腹を使ってしっかり押し込む

2

押し込んだまま
横にゆっくりと倒す

お腹の奥に圧をかけたまま、体をゆっくり左右に倒す。呼吸を止めないように注意し、左右に往復しながら15秒続ける。

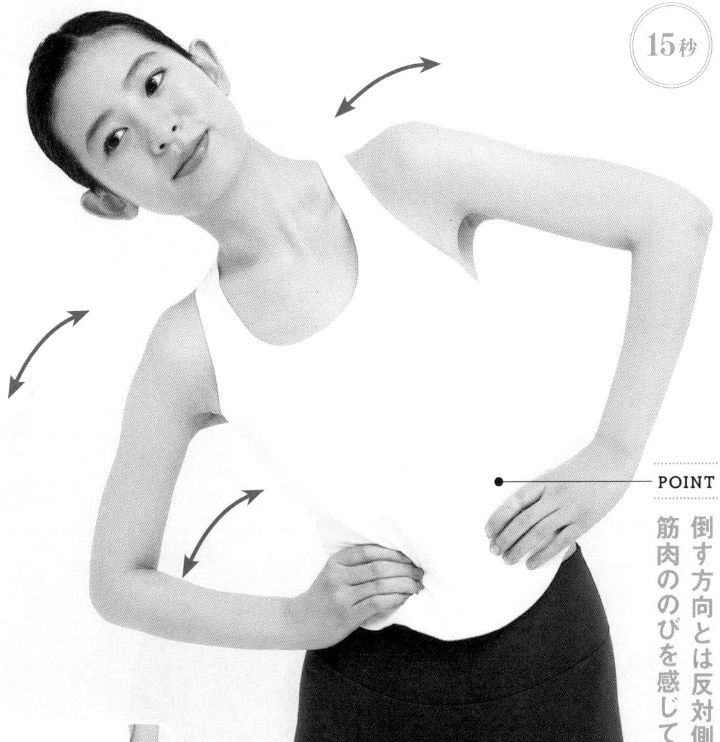
15秒
POINT
倒す方向とは反対側の
筋肉ののびを感じて！

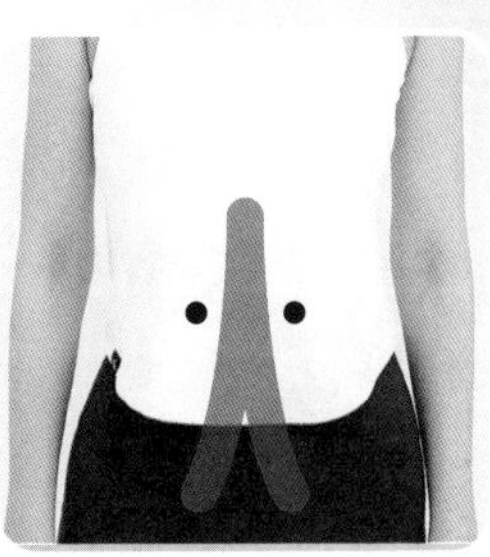

押すポイントはココ！
指4本分の幅にインナーマッスル（写真のピンクの部分）が。その外側をグイッと

【上半身流し④】

固まった腰の深部に
じっくり圧をかけてほぐす

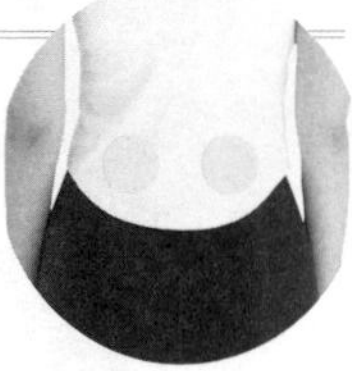

腰が痛い、硬くて動かしにくい。腰にゴリゴリしたものを感じること、ありませんか？　それをほぐすストレッチ法です。骨盤と背骨をつなぐ筋肉の緊張を取ると姿勢がよくなり、リンパも流れやすくなります。

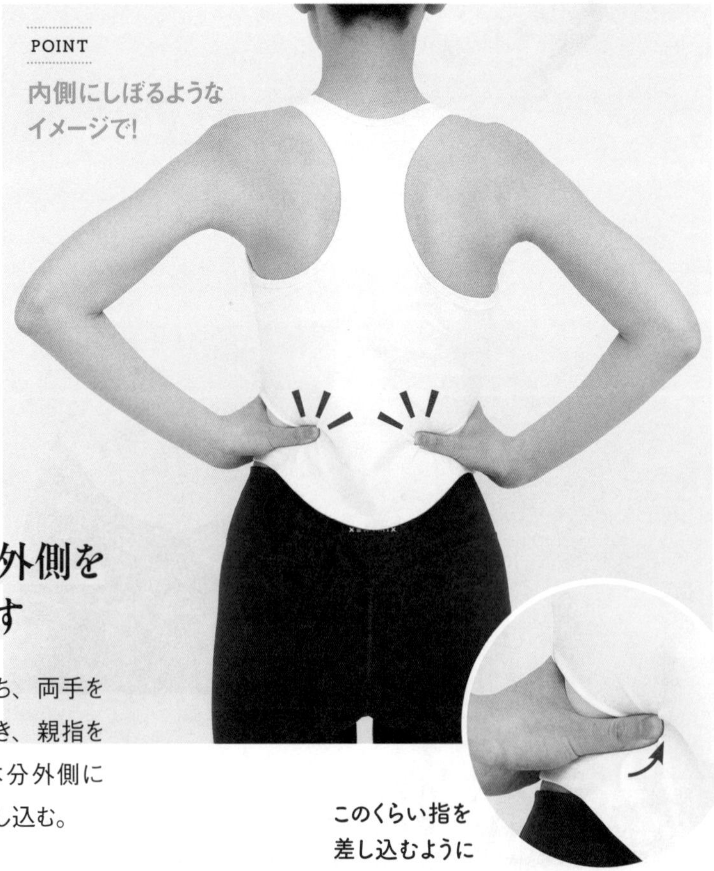

POINT

内側にしぼるような
イメージで!

1

背骨から
指４本分外側を
親指で押す

ラクな姿勢で立ち、両手を腰のくびれに置き、親指を背骨から指４本分外側に当ててグイッと押し込む。

このくらい指を
差し込むように

2

押し込んだまま
ゆっくりと横に倒す

腰の内側に向けて親指で圧をかけながら、ゆっくりと体を左右に倒す。倒したときに反対側の親指の圧はゆるめてOK。左右に往復しながら15秒おこなう。

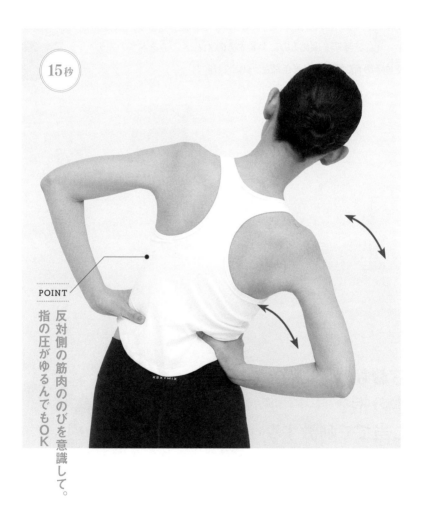

POINT

反対側の筋肉ののびを意識して。指の圧がゆるんでもOK

【上半身流し⑤】

みぞおちへの刺激で 呼吸を深め、代謝を促す

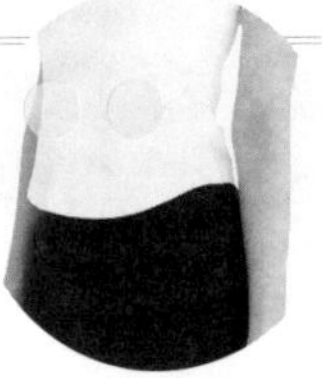

筋肉の緊張が続くと呼吸も浅くなってしまいがち。巡りも悪くなってしまいます。そこで呼吸を深めるのにおすすめのメソッド。みぞおちの奥の緊張をゆるめることで呼吸が自然とラクになります。

1

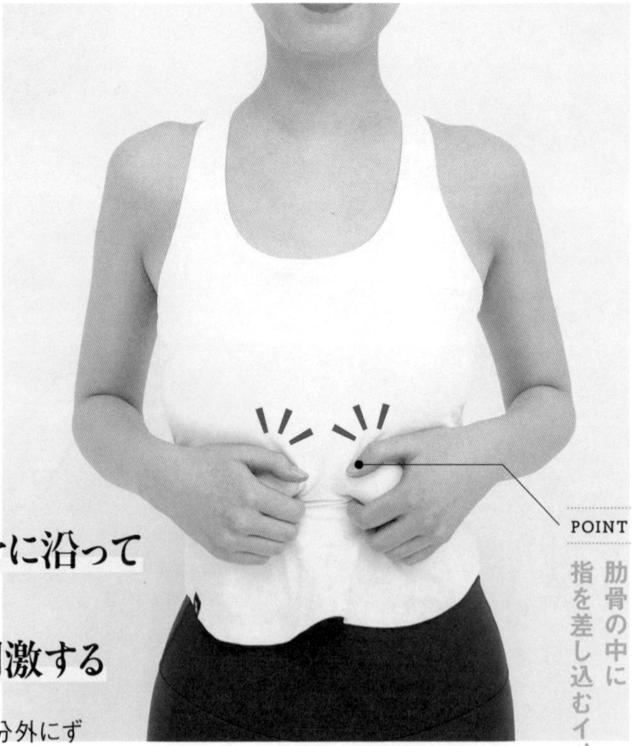
POINT
肋骨の中に指を差し込むイメージ

みぞおちの骨に沿って 4本の指を 押し当てて刺激する

みぞおちから指1本分外にずらし、肋骨に沿って4本の指を押し当てる。手を丸めて指の腹を使って。

2

指で押し込んだまま上半身を左右にひねる

グーッと押しながら、体をゆっくりと回し、みぞおちの奥を刺激する。ひねるときにフーッと息を吐いて。左右交互に15秒繰り返す。

15秒

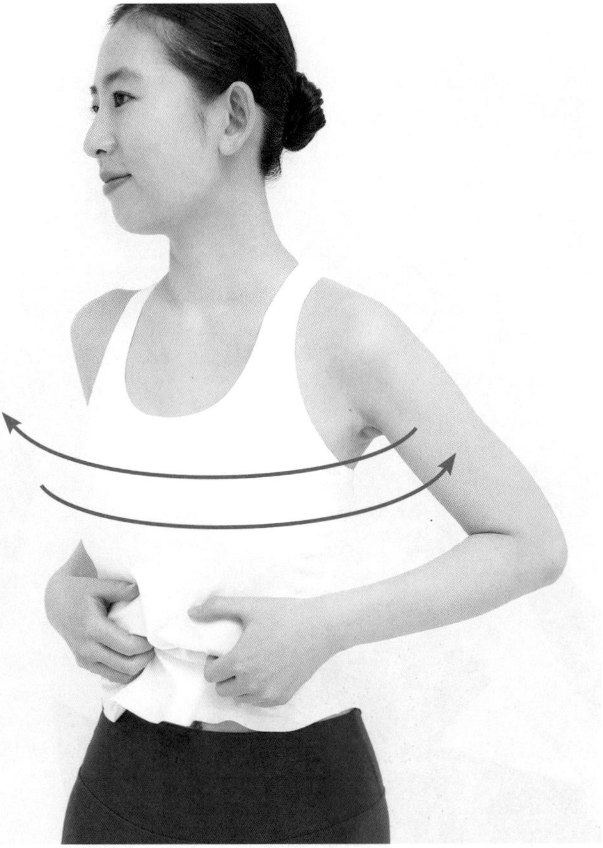

POINT

「骨盤は前」を意識して動かさず、腰から上をひねって

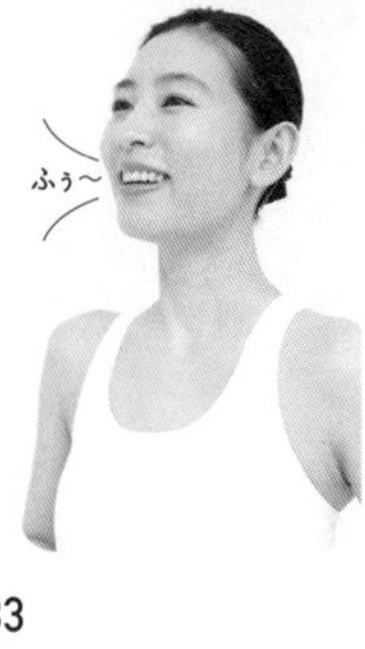

終わったら深呼吸。
お腹の緊張がゆるみ、
呼吸がラクになるのを感じるはず！

【下半身流し①】

おしりのばしで
股関節まわりに溜まる毒素を流す

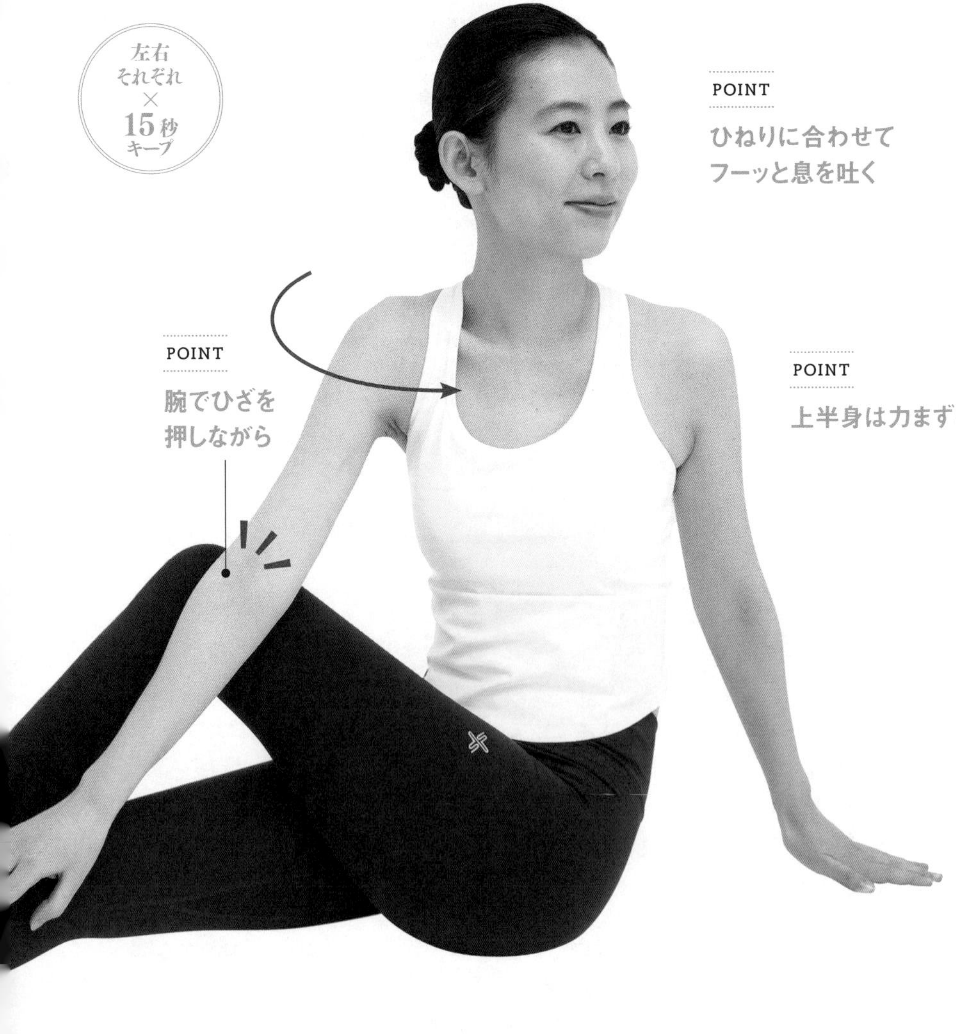
左右
それぞれ
×
15秒
キープ
POINT
ひねりに合わせて
フーッと息を吐く
POINT
腕でひざを
押しながら
POINT
上半身は力まずに

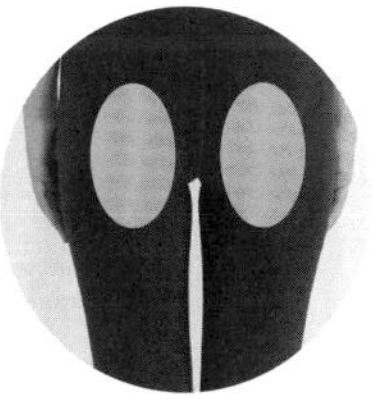

下半身の老廃物を流すキーとなるのが股関節。股関節の柔軟性とおしりの筋肉は密接に関係しているので、おしりの硬直をほぐすと股関節がやわらかくなって不要な毒素が流れ、代謝もアップ！

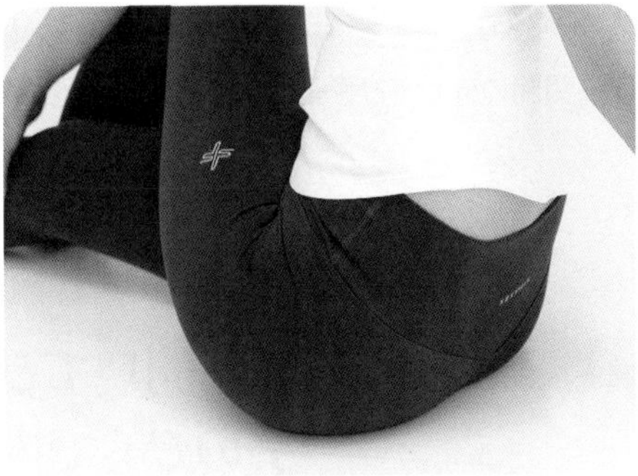

効かせるのはココ！　立てている脚のおしりをグーンとのばす

1

ひざを立てて脚を交差し 体をゆっくりひねる

床に座って脚をのばし、片脚を立てて交差させる。立てた脚のほうに体をひねり、腕でひざを軽く押しておしりをグーッとのばす。そのまま15秒キープ。脚を入れ替えて反対側も同様におこなう。

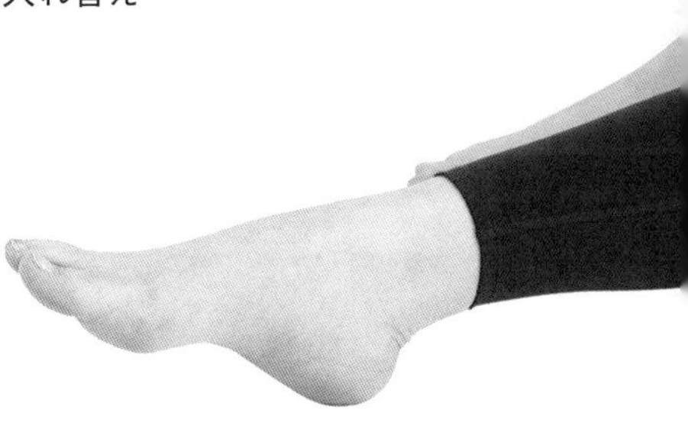

【下半身流し②】

内ももプッシュで
コリ溜まりを取ってスッキリ

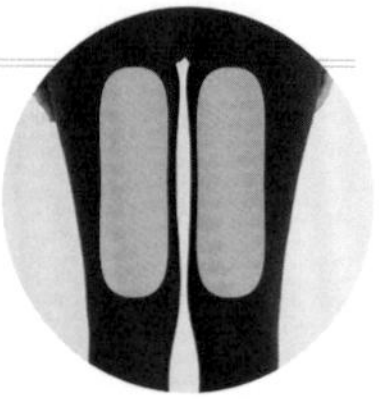

大きな筋肉が集まる太もも。体の重心のずれや歩き方のクセなどから筋肉が硬直しやすく、老廃物が溜まりやすい部位です。リンパの流れる股関節に向けてひざ上から押していき、ゆるめていきましょう。

1

脚を開いてひざを曲げ
手のひらで内ももを押す

床に座って片ひざを曲げ、もう片方の脚はラクにのばす。両手のひらを重ね、体重をグッとのせて押しほぐす。呼吸を止めずに1カ所につき10秒キープ。3カ所（P37上）ほぐしたら、反対側も同様に。

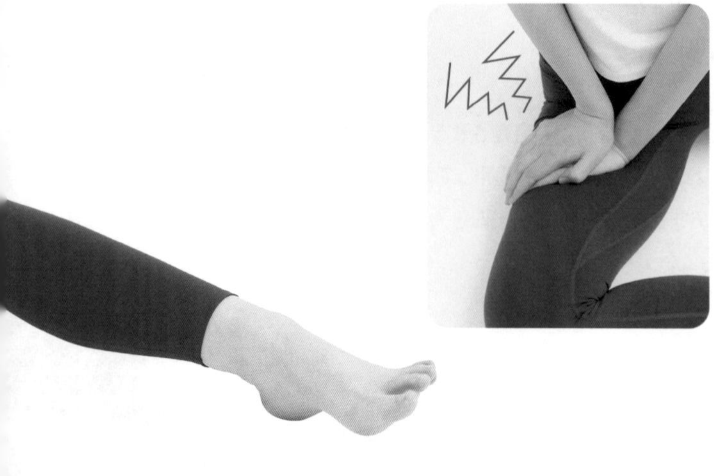

両手を重ねて
圧を1点に集中

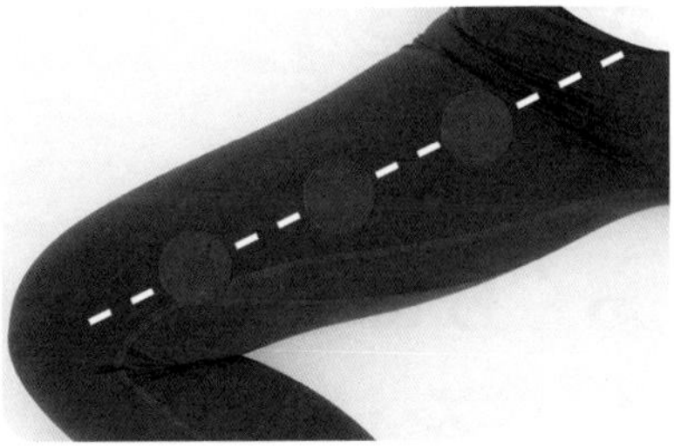

押すポイントはココ！
3カ所をギュギュッと

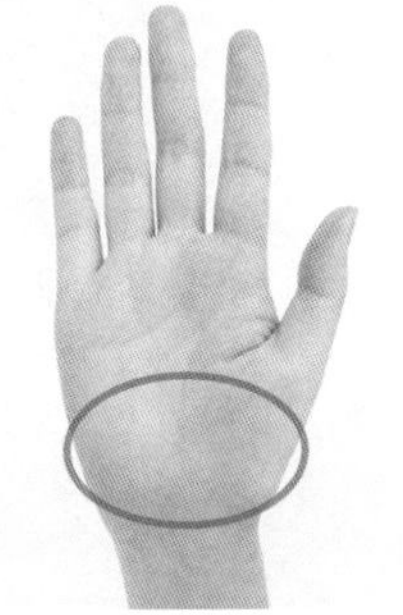

手のひらのココを使って！

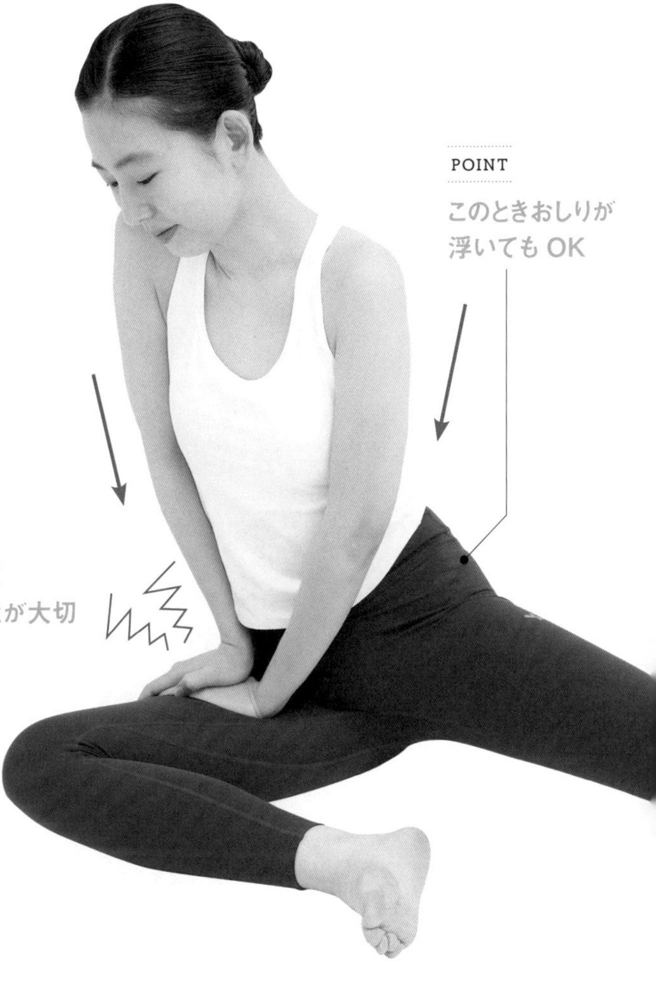

POINT

このときおしりが
浮いてもOK

POINT

腕の力だけでなく
体重をのせることが大切

左右
それぞれ
10秒キープ
×
3カ所

【下半身流し③】

第2の心臓・ふくらはぎに圧をかけてリンパを流す

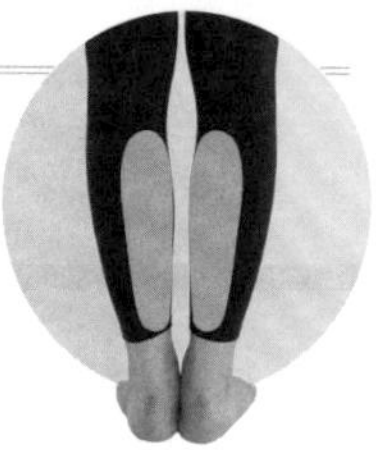

体の使い方のクセからねじれが生じやすいふくらはぎ。筋肉のコリや偏りによってリンパが流れにくく、むくみやすい部位です。親指を使い、点でプッシュしてしっかりと効かせ、流していきましょう。

左右それぞれ
硬いところ
×
10秒

POINT

呼吸を止めない。押すときにフッと息を吐いて

POINT

硬いところを見つけて集中的におこなう

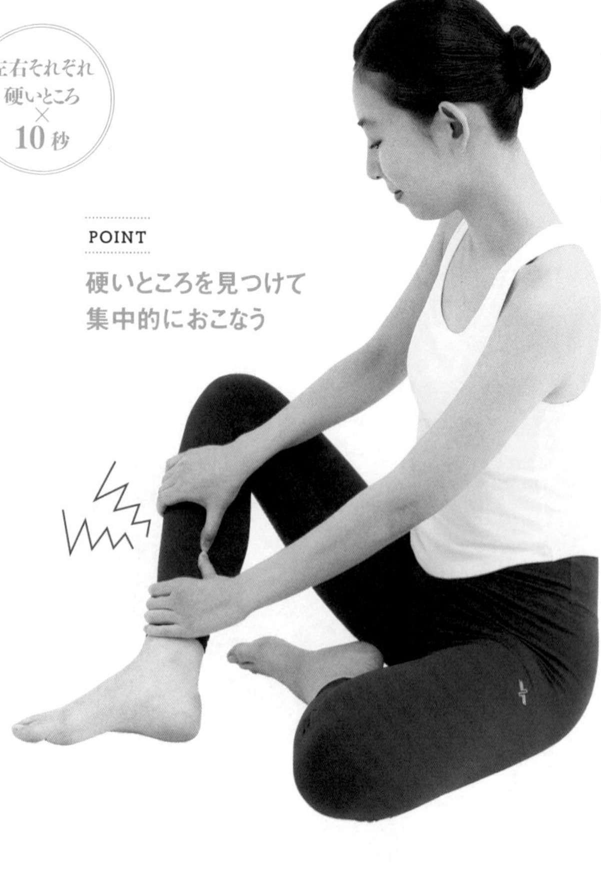

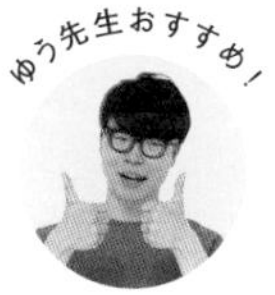

特に血圧の高い人におすすめです

血流を巡らせるポンプ機能を持つふくらはぎ。ココが硬いと心臓に負担がかかり血圧が上がりやすくなることも。詰まりを取り去るイメージでギュッと圧をかけていきましょう。

1

ふくらはぎのすねの骨に沿って親指で圧迫する

床に座り、片ひざを軽く立てて、もう片方の脚はラクにする。ひざ下のちょうど真ん中にある、すねの骨に沿って両手の親指で10秒押し込む。硬いところを見つけながらおこない、反対側の脚も同様に。

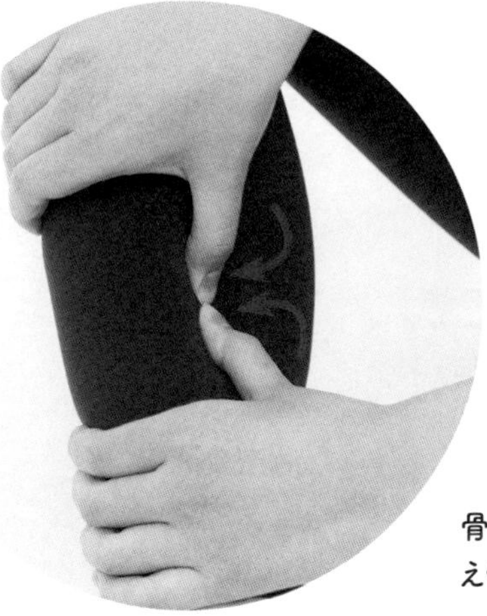

骨の内側に向かって
えぐるように押す

【顔流し①】

顔周辺の下がりやすい筋肉を ほぐして持ち上げる

顔の毒素排出には、こめかみとエラのコリを狙って。硬直した筋肉をほぐしながら、下がってきた位置を引き上げて戻し、キープします。顔が引き締まり、リフトアップしているのを実感するはず！

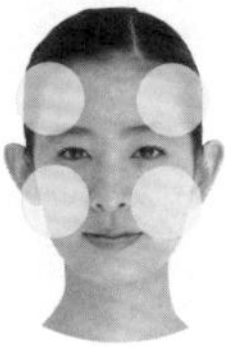

15秒
キープ

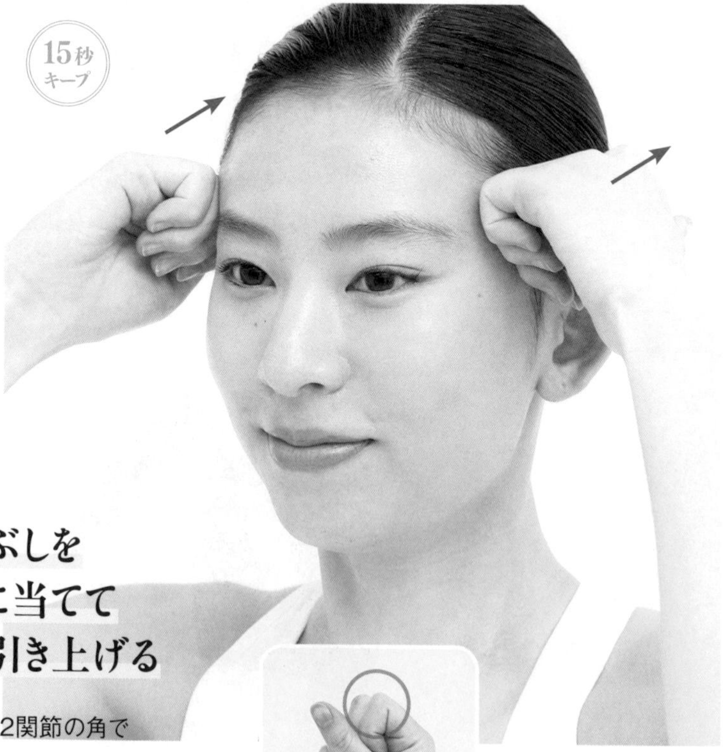

1

両手のこぶしを こめかみに当てて 斜め上に引き上げる

こぶしを作り、第2関節の角でこめかみを押さえる。そのまま斜め上に引き上げて15秒キープする。

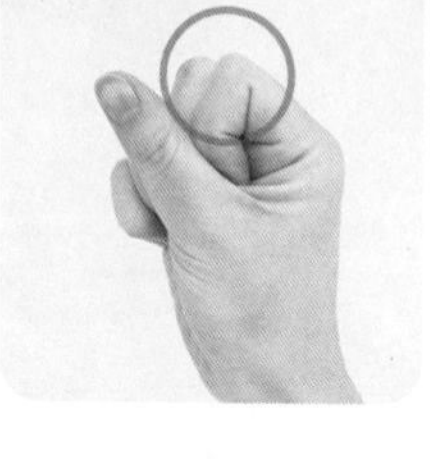

グーの角を使って圧をかけて

2

エラの筋肉をつかんで斜め上に引き上げる

ほお骨の下のかむときに使う筋肉にアプローチ。親指を耳下に、人差し指をほおの下のへこみに当てて、圧をかける。そのまま引き上げて 15 秒キープ。

15秒
キープ

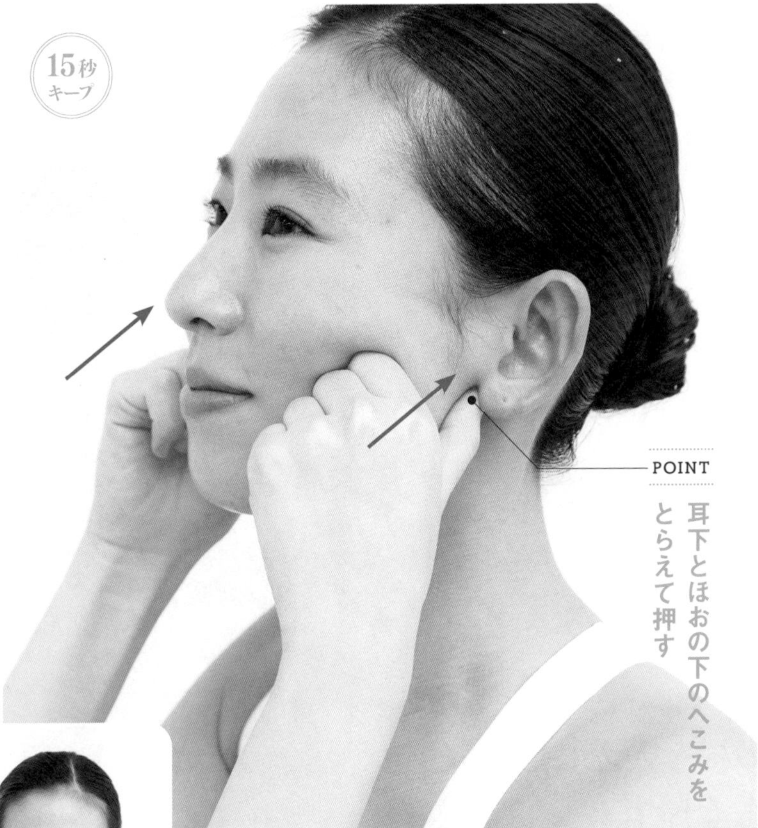

POINT

耳下とほおの下のへこみを
とらえて押す

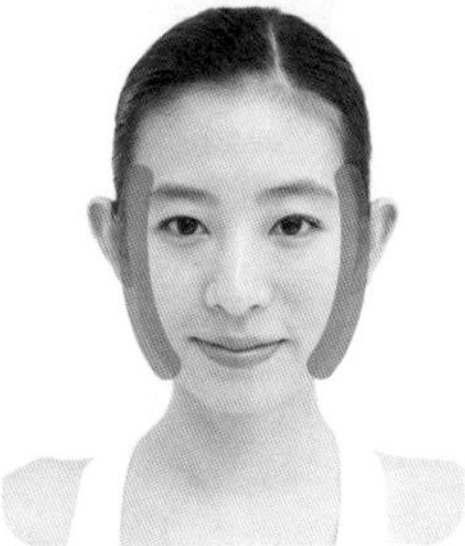

顔流しは顔の周辺からアプローチするのが大切。
鏡を見て引き上がったことをチェック

【顔流し②】

顔の表情を作る
中心の筋肉を引き上げる

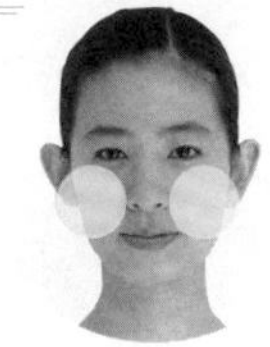

リンパが滞ると顔がむくみ、たるみまで引き起こしてしまうもの。顔を縦に引き上げる筋肉にアプローチして不要な老廃物を流しながら、たるみも和らげるメソッドです。指の腹でしっかりとらえて。

15秒
キープ

1

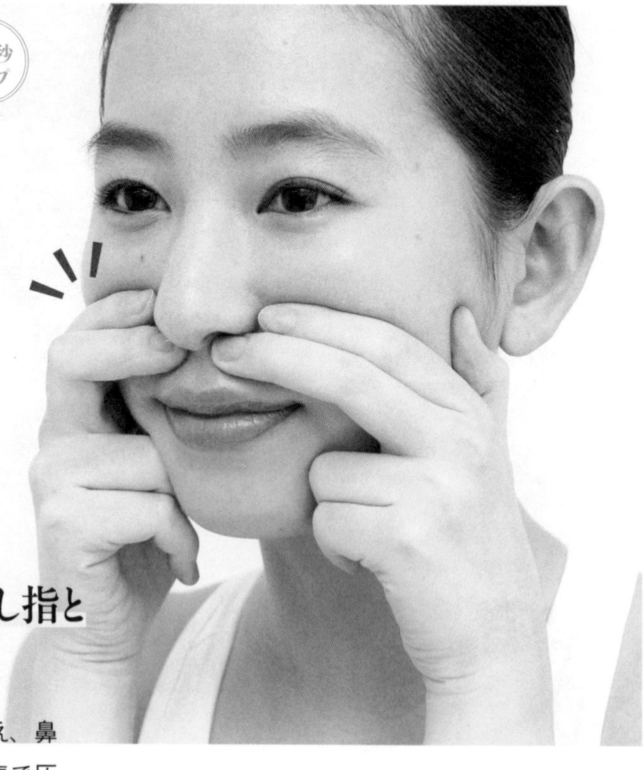

鼻の横を人差し指と中指で押す

人差し指と中指をそろえ、鼻の横と斜め下を指の腹で圧迫。その状態から少し上に持ち上げる。15秒キープする。

POINT　呼吸を止めやすいので
吸って吐いて～を忘れずに

2

ほお骨の下に2本の指の腹を当てて押し込む

続いて鼻から指2本分横、ほお骨の下に指先を入れ込むようなイメージで押す。軽く上へ持ち上げるように15秒キープ。呼吸を止めないように意識して。

15秒キープ

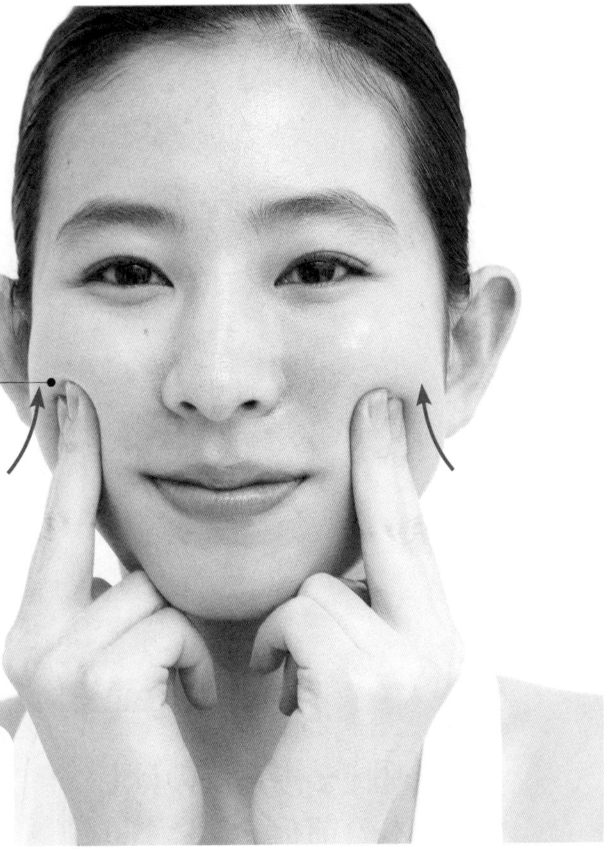

POINT

骨の下に入れ込むようなイメージでおこなう

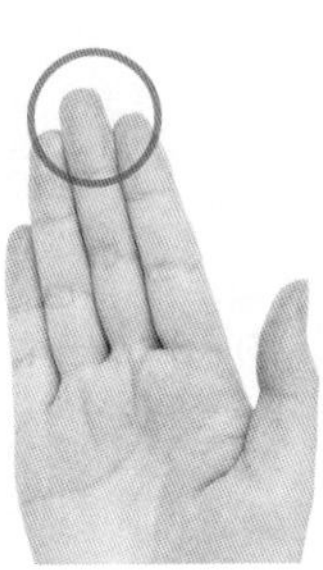

使うのはココ！
中指と人差し指の腹でじっくりと

全身毒素流しの +α

おまけの姿勢矯正で
デトックス効果を長持ちさせる！

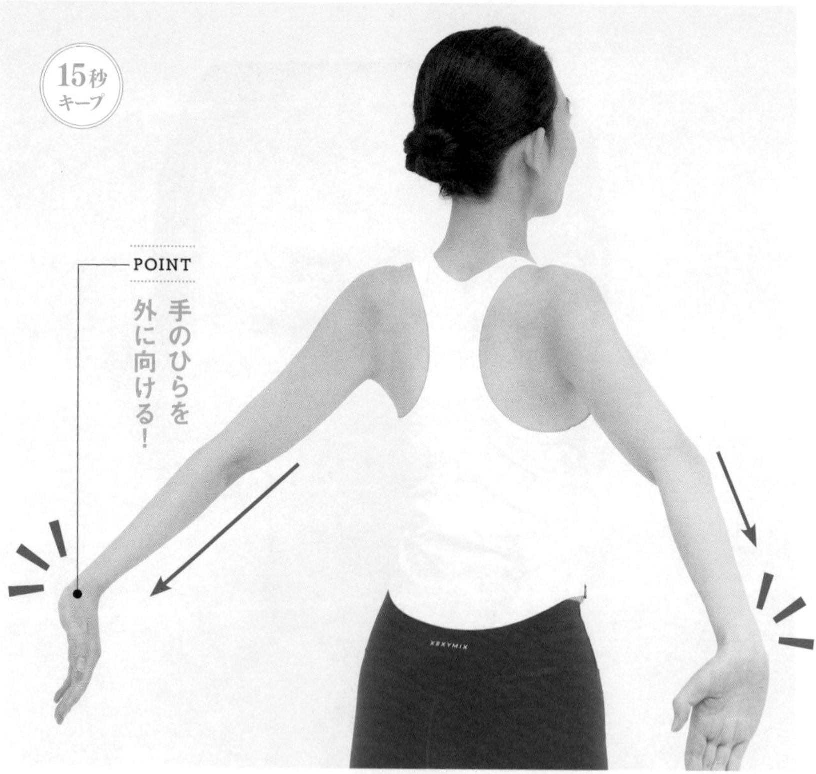
15秒
キープ
POINT
手のひらを外に向ける！

1

両腕を後ろにのばし
体の前側を大きく開く

両手首を外側に返してひじをのばす。そのまま両腕をグーッと目一杯開く位置まで広げる。呼吸を繰り返しながら、15 秒キープする。胸を大きく開くよう意識して。

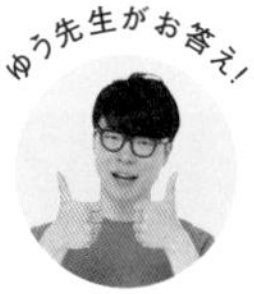

なぜ、手のひらを開くの?

首～鎖骨～指先まで体の前側の筋膜はつながっています。手のひらを外に向けて指先をのばすと、首もとまで筋膜のストレッチ効果がアップ！ 毒素流しの効果も長続きします。

15秒

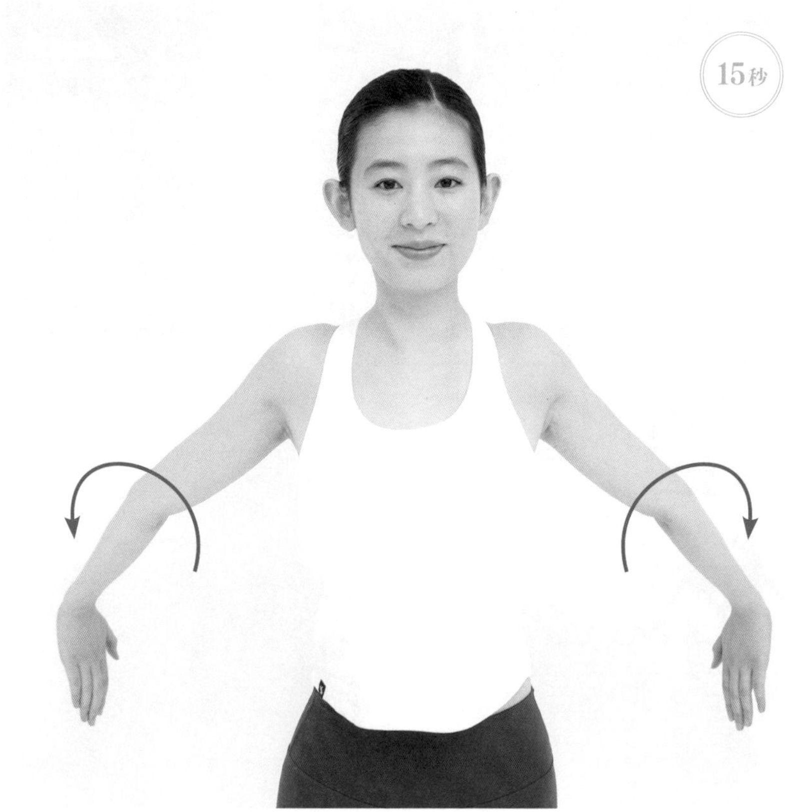

2 両腕をのばしたまま ぐるぐると大きく回す

1 で 15 秒キープしたら、一旦ラクな姿勢に戻る。さらにもう一度手のひらを返して両腕を大きく広げて、後ろ向きに回す。15 秒繰り返す。

2章

あきらめていた顔の悩みをみるみる解消！

お悩み別
顔美容整体

「年々たるみや目のまわりのゆるみが気になってくる」
「肌がくすんで顔の印象が冴えない」などのよくある顔のお悩み。
年齢を重ねるとともに実感が増し、
「どうしたらいい?」という声をよく聞きます。
スキンケアではあまり効果が得られないと感じたときこそ、
顔美容整体がおすすめです。
悩みを招く根本的な原因である筋肉のコリや骨格のゆがみに
働きかけることで、顔の印象がグンと若返ります。
顔美容整体をスタートさせて
「健康キレイ」な毎日を送りましょう。

〝血流配りお姉さん〟を育てて顔のすみずみに栄養を届け、活性化！

たとえば、ストレートネックや猫背の人、いつも口がポカンと開いている人はたるみやシワなどの顔の悩みが出やすいといわれています。一体、なぜでしょう？

それは**姿勢が顔の老化と深く関係しているからです。**というのも、老化とは筋肉や脂肪、皮膚など全体が下へ下へと向かってしまうこと。これは体の機能が低下し、循環が悪くなるのが大きな要因です。

極端なたとえですが、冬山で凍えそうになったとします。危機的状況のとき、まず手足から冷えて凍傷になっていきます。それは生命を維持するために内臓を守ろうとするから。つまり内臓から遠い部分から血流が巡らなくなるんです。

顔にも同じことがいえます。日ごろから姿勢がくずれ、コリやむくみが慢性化していると循環が悪くなるため、顔に必要な酸素や栄養が行き届きにくくなってしまう。姿勢が悪いと顔の老化が進む、というわけです。

そこで、**この顔美容整体では、顔のまわりの筋肉のマッサージや姿勢の矯正、むくみ取りと**

いったメソッドを数多く紹介しています。具体的には鎖骨や肩甲骨、首もと、耳まわり、側頭部をよくほぐすことがポイント。次のページで解説しますが、顔周辺の大きい筋肉からほぐすことが血流をよくするためには欠かせません。**筋肉の強ばりや筋膜のゆがみを整えてスムーズに栄養を巡らせる、〝血流配りお姉さん〟を自分の中に育てるようなイメージです。**

また姿勢を整えると同時に、二重あごを引き締めるあご下の筋肉、目もとを引き上げる目のまわりの筋肉など硬くなった筋肉をゆるめ、パーツのずれを正しい位置に戻すことも大切。それぞれの悩みに合わせたお手入れを組み合わせた、とっておきのメソッドをお届けします。

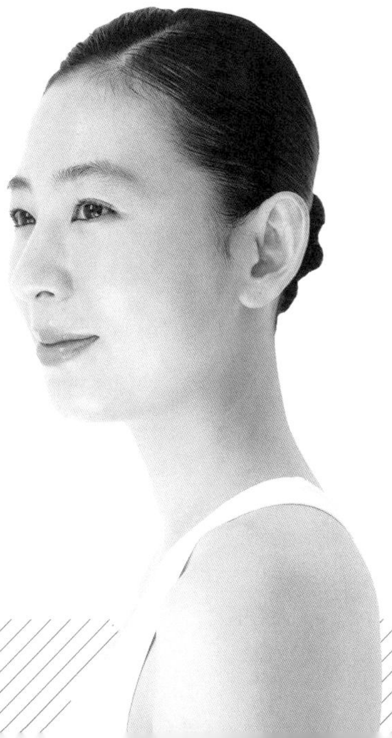

顔美容整体でアプローチするのはココ！

まずは顔美容整体メソッドの概要を簡単に紹介します。

ほうれい線 P52～P59

皮膚のたるみを招く筋肉のコリをリセットし、神経を活性化！

顔のシミ P60～P67

いかに老廃物を溜めないかが重要。鎖骨や首もとをしっかり流す

顔のたるみ P68～P77

周辺の筋肉のコリが顔を下げる原因。ぐいぐいと少し強めの圧を

顔のむくみ P78～P81

顔から胸までのリンパの流れを促進し、むくみポイントを刺激

二重あご P82～P91

原因は脂肪よりもむくみ。流す、ほぐす、プチ筋トレで引き締める

目の下のたるみ P92～P99

目のまわりの筋肉をどう鍛えるか、眼輪筋トレーニングがカギ！

眉間・おでこのシワ P100～P109

眉間、おでこ、頭皮のトラブルは三位一体。セットでほぐすのが重要

パサパサ髪 P110～P117

健やかな髪は頭皮の健康から。耳、首、頭皮の3大ほぐしを解説

顔美容整体の5大筋肉

血流をよくするためには大きな筋肉をほぐし、ゆるめることが大切です。
とくに押さえておきたい筋肉がこちらの5つ。
このほかの細かい筋肉については各お悩みのメソッドで解説していきます。

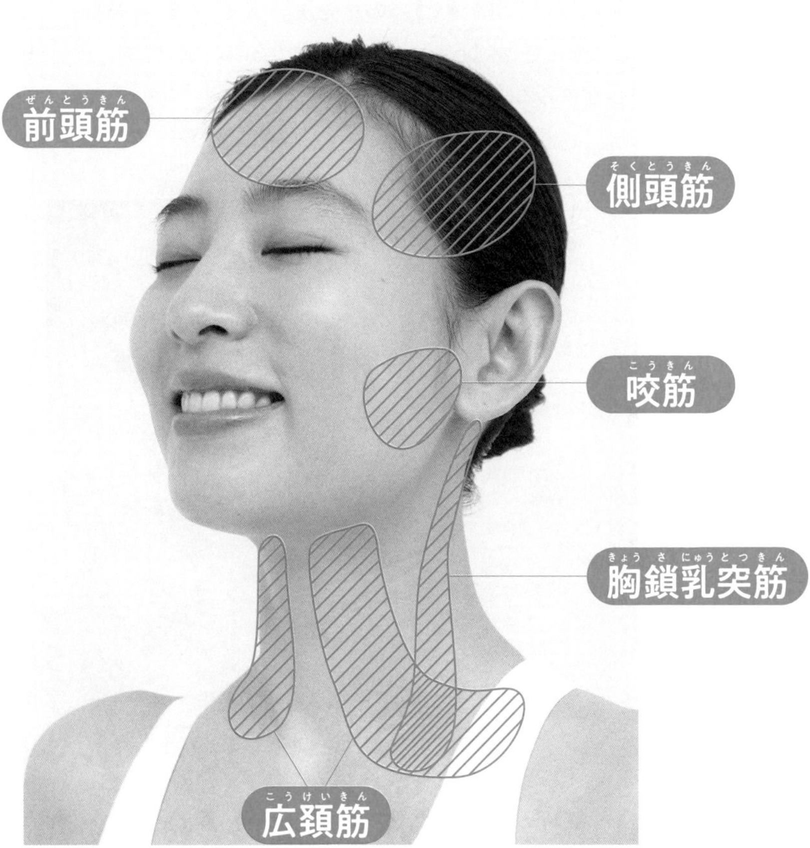

【ほうれい線①】

刻まれたシワを薄くする

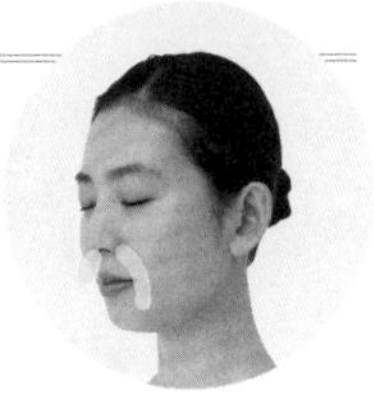

ほうれい線はくっきりついた跡を薄くするのが先決。寄ってしまった皮膚をのばすようにつまんでいきましょう。さらに内側からふくらませます。簡単なのでスキンケアのついでにやるのもおすすめ。

左右それぞれ
上→下
×
2セット

POINT
刻まれたシワを
薄くするイメージで！

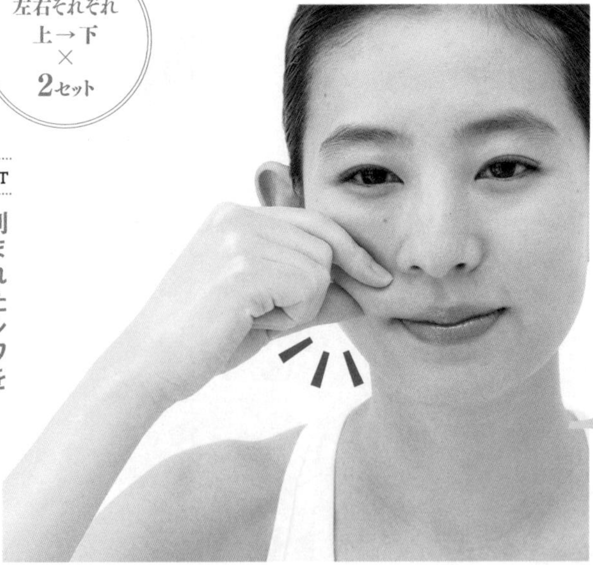

1

ほうれい線に沿って指で縦につまむ

鼻の横から口もとに向かって上から下へ移動しながら、ほうれい線をのばすようにつまむ。親指と人差し指の指先を使いやさしいタッチでおこなう。左右2セットずつ。

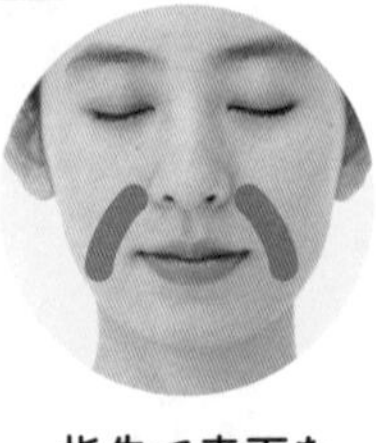

指先で表面を
つまむように

2 内側からふくらませ ほおをピンと張るように

口の中に空気を入れるようにしてほおをぷ～っとふくらませる。左右交互にふくらませて、刻まれたほうれい線のくっきりジワを内側からのばす。10 回おこなう。

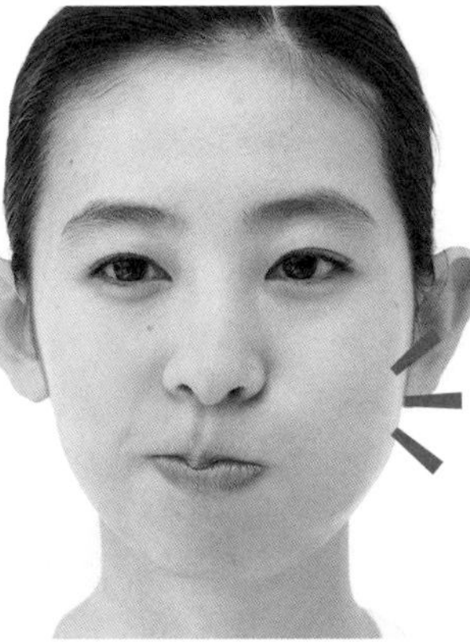

左右
交互に
×
10回

左右
それぞれ
×
15秒

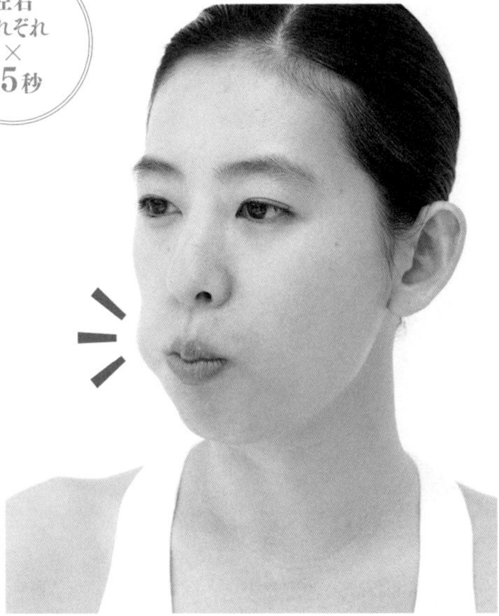

3 舌で内側から ほうれい線を押す

ほうれい線のシワを狙って舌で内側から押す。力加減は強すぎないことがポイント。上から下へ左右それぞれ 15 秒ずつ動かす。

【ほうれい線②】

顔周辺の筋肉のコリをほぐして引き上げる

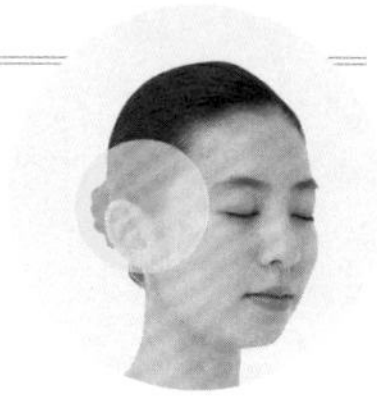

顔全体の筋肉が下がってくることも、ほうれい線ができる原因です。こめかみや耳まわりの筋肉のコリをほぐすことがポイント。おちょぼ口を作り、口もとの筋肉も刺激するとより効果的です。

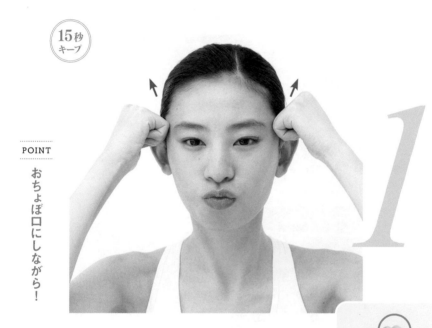

15秒
キープ

1

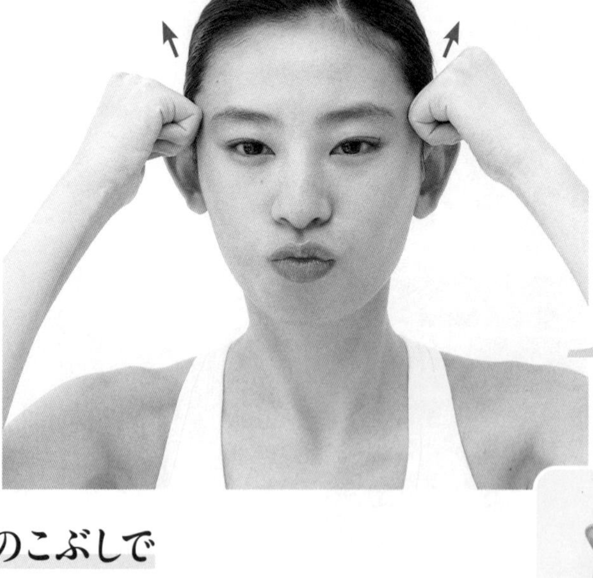

POINT

おちょぼ口にしながら!

両手のこぶしでこめかみを引き上げる

「う」を発音するときのおちょぼ口を作る。両手のこぶしをこめかみに当てて上へ上へと圧をかける。斜め上に引き上げた状態で15秒キープ。

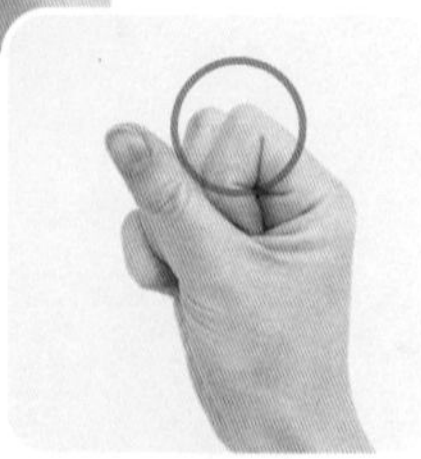

手をグーにして
角で刺激!

2 同じように両手のこぶしで側頭部を引き上げる

両手のこぶしで斜め後ろに持ち上げる。*1* と同じように「う」のおちょぼ口を作り、ほうれい線のシワをのばしながらおこなうのがポイント。15 秒キープ。

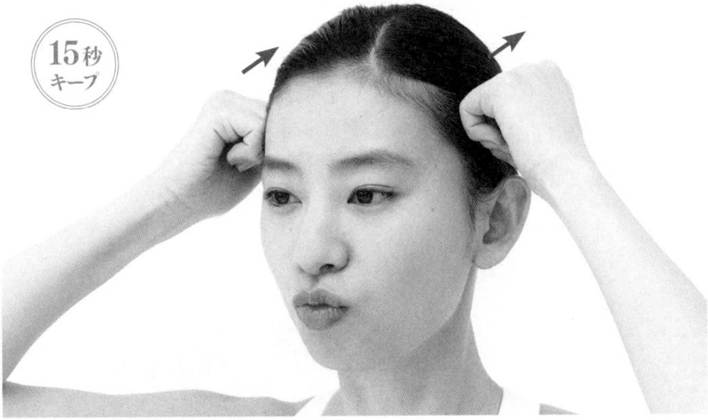

3 耳全体をつかんで斜め上に引き上げる

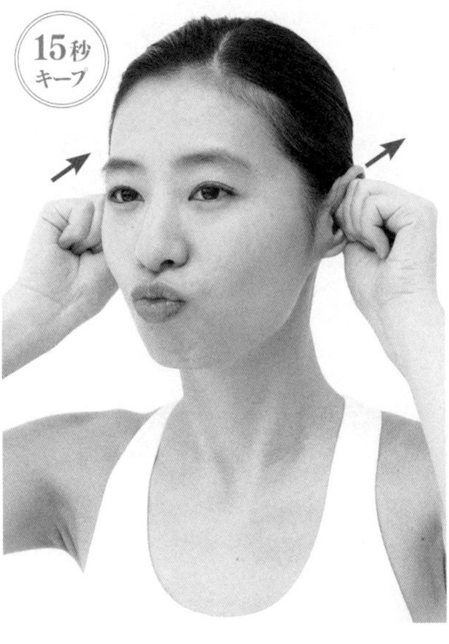

POINT

ギューッと引っ張るように

耳まわりのほぐしもほうれい線ケアには大切。同様におちょぼ口を作り、斜め後ろに向かって引っ張る。15 秒キープ。

【ほうれい線③】

顔の神経をたたき
活性化して引き締める

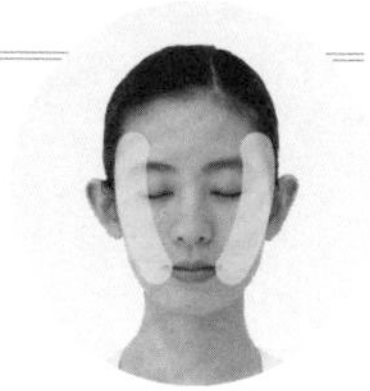

パタパタとタッピングして顔の神経を活性化。硬直した筋膜もゆるみ、ほうれい線の要因となる筋膜の癒着も解けてきます。あくまでも力加減はやさしく、リズミカルにおこないましょう。

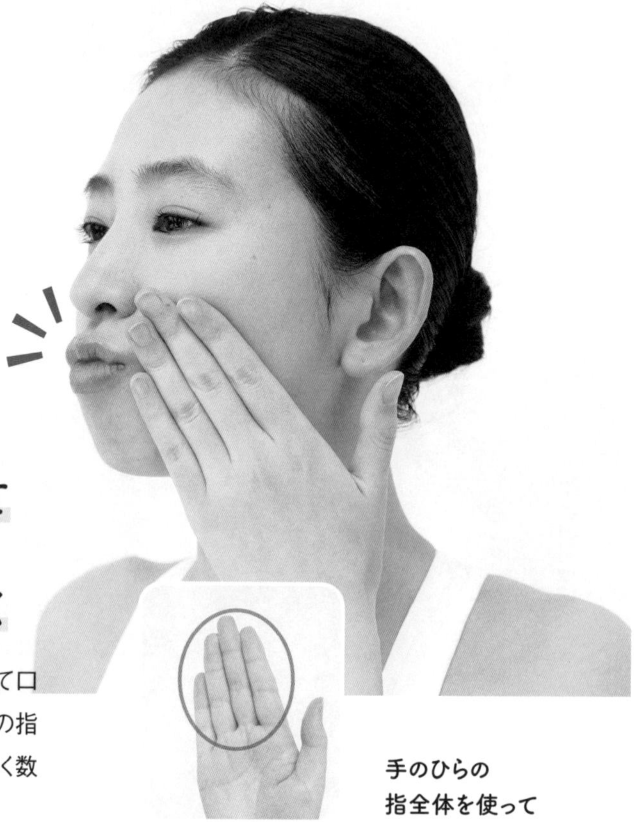

1

おちょぼ口にして
顔を手のひらで
パタパタとたたく

「う」のおちょぼ口を作って口もとを軽く持ち上げ、4本の指をそろえてパタパタとやさしく数回タッピング。

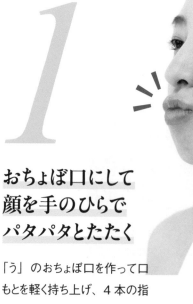

手のひらの
指全体を使って

2 外に向けてたたきながら こめかみまでおこなう

ほお骨に沿ってたたき、こめかみまで。写真は片側のみだが、左右同時におこなってもOK。おちょぼ口でほうれい線をのばしながら、15秒繰り返す。

左右 それぞれ × 15秒

POINT

おちょぼ口をキープ。口まわりの筋肉も同時に刺激

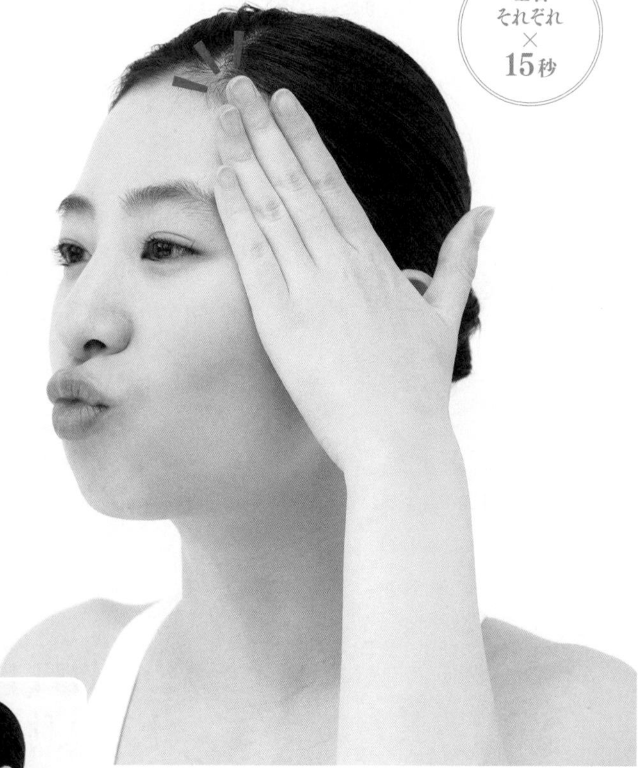

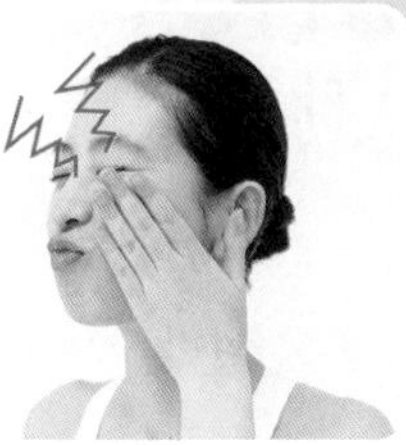

✖ NG!

強くたたかないよう注意

【ほうれい線④】

口もとの筋肉・口輪筋を鍛えてリフトアップ

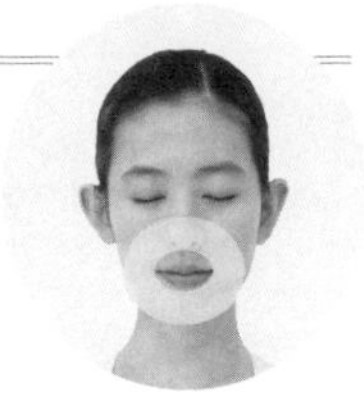

口をぐるっと囲む「口輪筋」。ココが衰えると口もとのゆがみやたるみを招き、ほうれい線の原因にもなります。鍛える方法は2つ。動かすときにあごを使わないよう、口輪筋だけで持ち上げるのが秘訣。

POINT　口のまわりの筋肉で持ち上げるイメージで

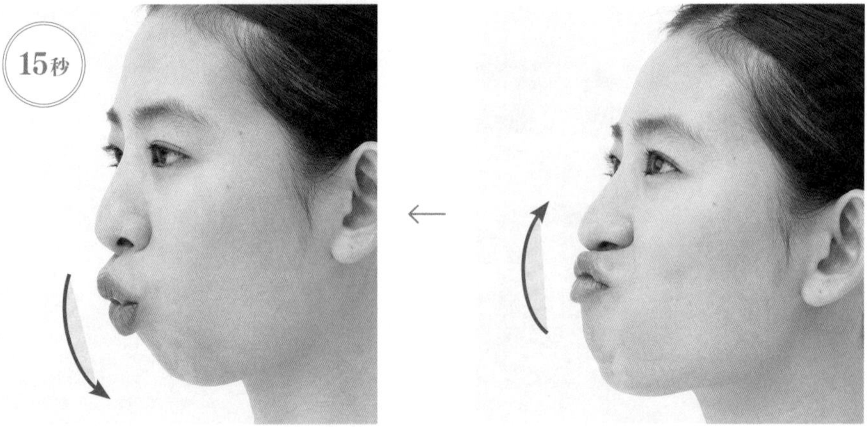

✖ NG!

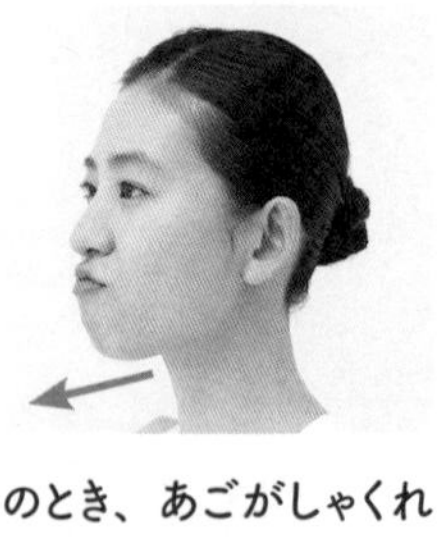

このとき、あごがしゃくれないよう注意

1

おちょぼ口を作り上下に動かす

上げるときは「う」の発音、下げるときは「お」の発音の口の形にすると、スムーズにできる。「う、お、う、お」と声を出しながら15秒繰り返す。

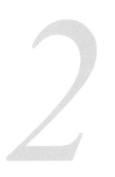

2 鼻の横を指先で押さえてアヒル口を作ってキープ

アヒル口のときに口角が横に広がらないように注意。「う」のおちょぼ口を作り、口角をキープしたまま、上唇を突き出す。鼻の横の筋肉をほぐし、15秒キープ。

15秒キープ

POINT

口角をキュッと引き上げるように

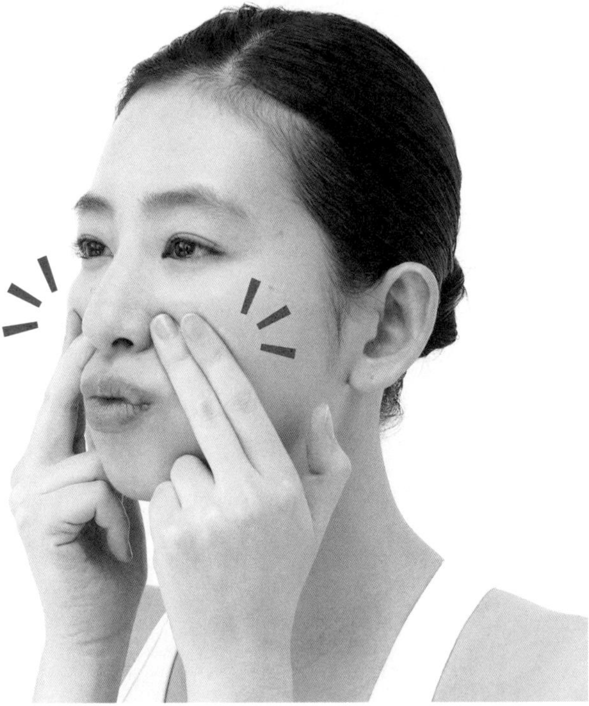

口輪筋とは…

口のまわりを円状に囲む表情筋。口の開閉や口もとのさまざまな表情を作る役割を果たす。ココを鍛えると口角がキュッと上がり、口もとの印象が引き締まる。

【顔のシミ①】

鎖骨まわりの老廃物を流して顔のくすみをオフ

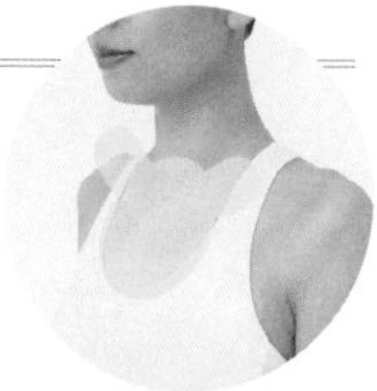

シミやくすみ対策は、いかに顔の老廃物を流すかが勝負。そのため、鎖骨まわりをゆるめ、顔から流れてくる老廃物を排出させることが大切です。鎖骨をほぐすときのポイントを3つ紹介します。

1 胸の上の皮膚をつまみ上下にゆらす

15秒

鎖骨とつながっている胸まわりをほぐす。親指と人差し指、中指でつまんで 15 秒軽くゆらす。

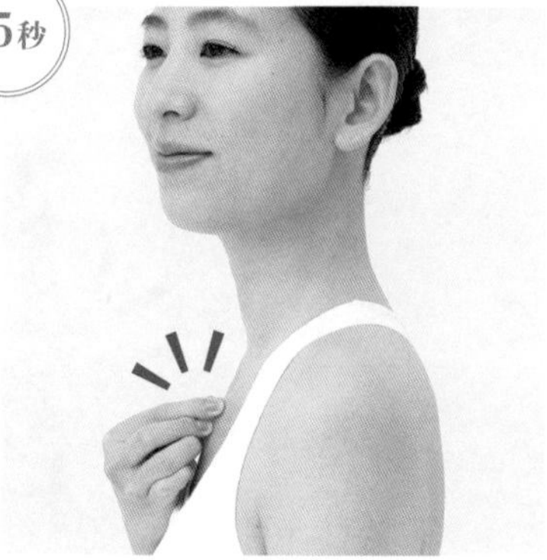

POINT 張りついた皮膚をはがすようなイメージで

左右それぞれ×15秒

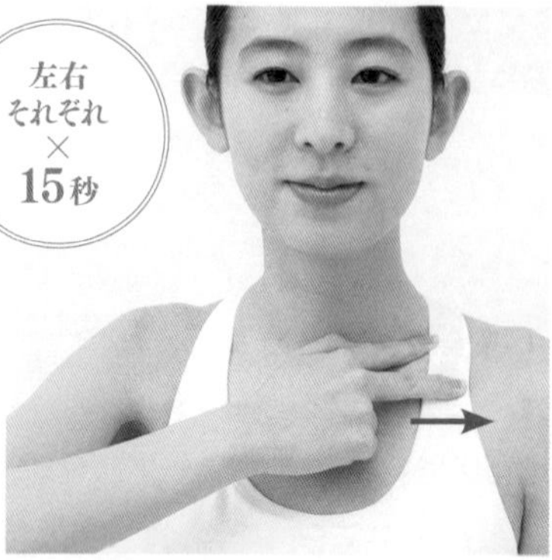

2 ピースを作り鎖骨をつまんで横にゆらす

人差し指と中指の腹を押し当てて密着させたまま、左右に動かす。15 秒おこない、反対側も同様に。

3 両腕を開いて後ろへ引き、肩甲骨を寄せる

肩甲骨を寄せ、胸が開くよう姿勢を整える。両腕を軽く曲げて後ろに引き寄せ、肩甲骨の間に力が入ったのを感じたら 15 秒キープ。

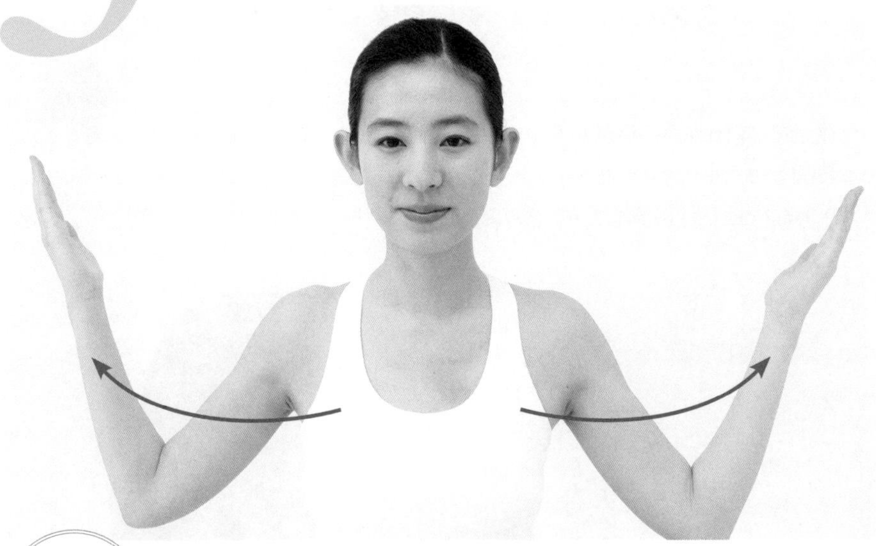

15秒
キープ
×
2セット

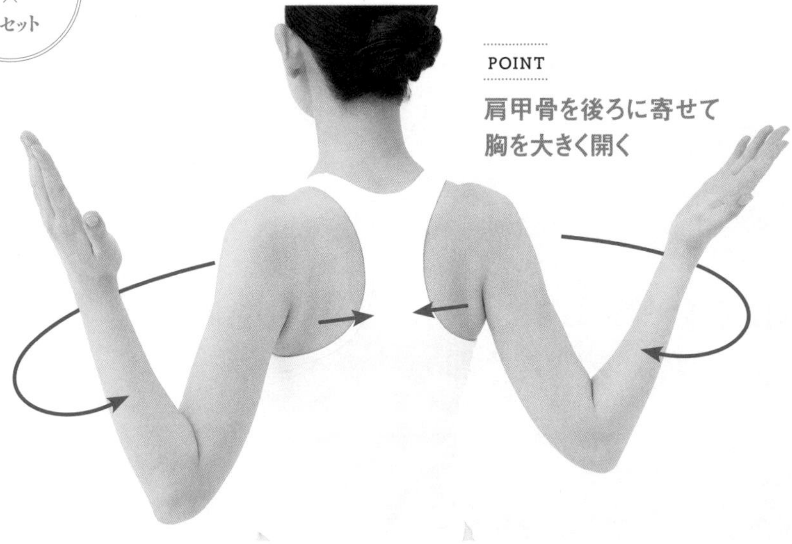

POINT

肩甲骨を後ろに寄せて
胸を大きく開く

【顔のシミ②】

首&耳まわりをゆるめて毒素を流し、顔色を明るく

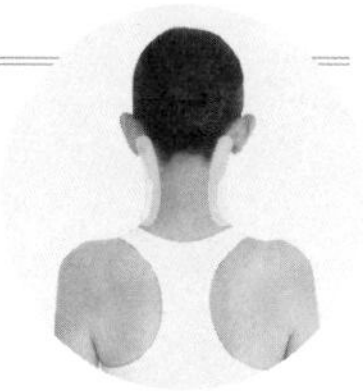

日常生活では前かがみの姿勢が多くなりがち。首の筋肉が前にずれ、耳まわりもカチコチになりやすいもの。首や耳まわりをゆるめて老廃物を流すのも、実はシミのお手入れには必須です。

15秒キープ

1

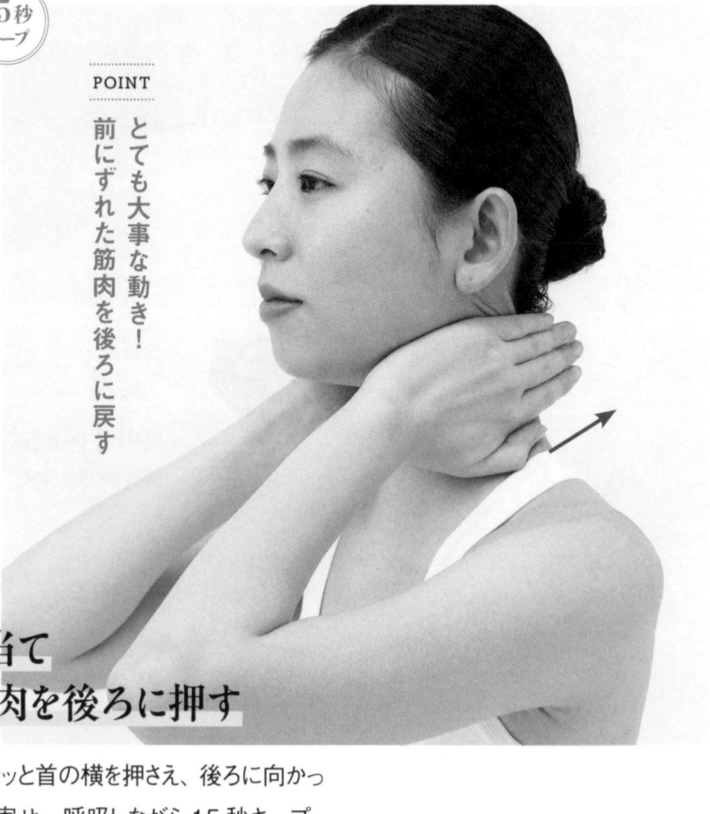

POINT

とても大事な動き！前にずれた筋肉を後ろに戻す

首に手を当て首横の筋肉を後ろに押す

両手のひらでガシッと首の横を押さえ、後ろに向かって筋肉をグーッと寄せ、呼吸しながら15秒キープ。前に落ちて硬直した首の筋肉&筋膜を元に戻す。

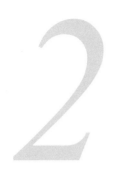

2

耳下に親指を当てて刺激し、耳をはさんで上下に動かす

リンパの通り道でもある耳まわり。親指をあごのラインに合わせて押し、人差し指と中指で耳をはさんで15秒上下にマッサージ。左右同時におこなってもOK。

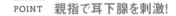

POINT 親指で耳下腺を刺激!

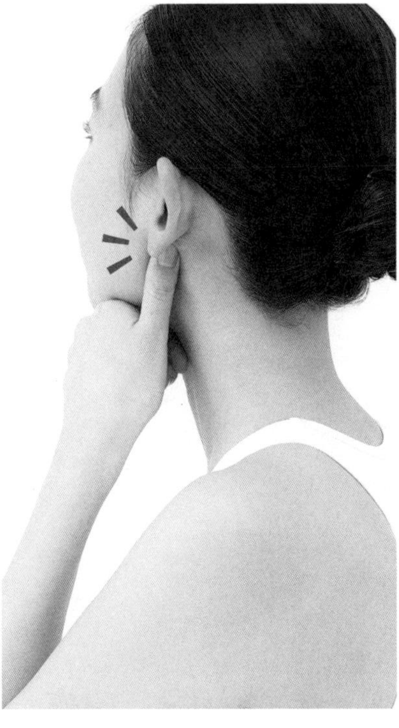

←

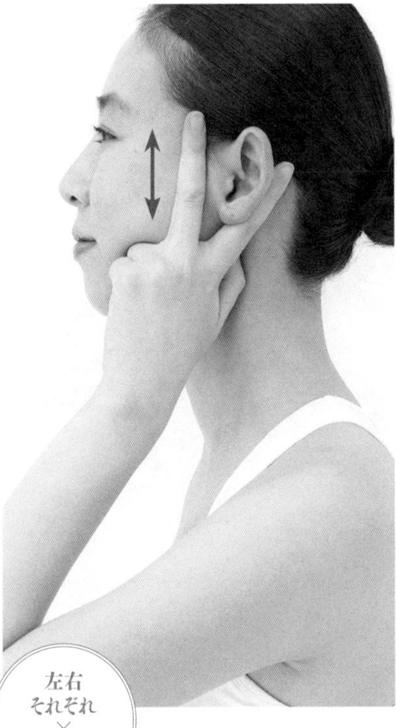

左右それぞれ×15秒

【顔のシミ③】

カチコチ側頭部をほぐして
顔全体の血流を巡らせる

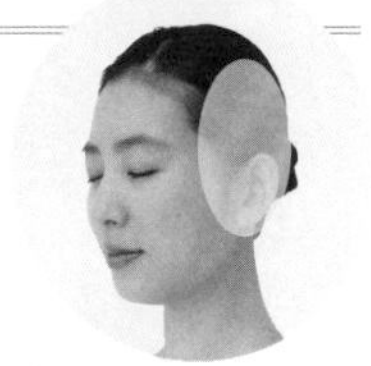

顔の血流をアップさせて栄養を行き渡らせ、シミやくすみを感じさせないイキイキ肌を育む。それには側頭部をほぐすのが効果的です。耳回しで準備体操して頭をほぐすとぽかぽかに。

左右
それぞれ
×
15秒

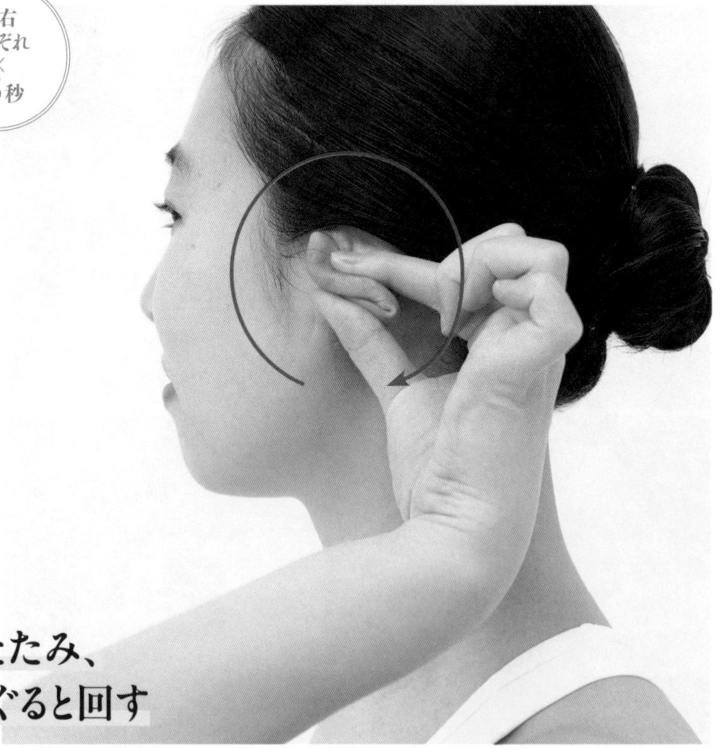

1

まず耳をたたみ、
さらにぐるぐると回す

親指と人差し指でぎょうざのように耳をたたむ。その状態のまま後ろ回しにぐるぐると。左右同時におこなってもOK。15秒。

POINT　耳はツボがいっぱい！
耳ぎょうざ→耳回しで
効率よく刺激する

2 指の腹で側頭部に圧をかけ後ろ回しにする

5本の指を広げて側頭部をとらえ、指を密着させた状態でくるくると後ろに回す。硬い人はできる範囲でOK。15秒頭皮全体を大きく動かすように回す。

15秒

POINT

血行がよくなり
頭皮がぽかぽか
するのを感じて

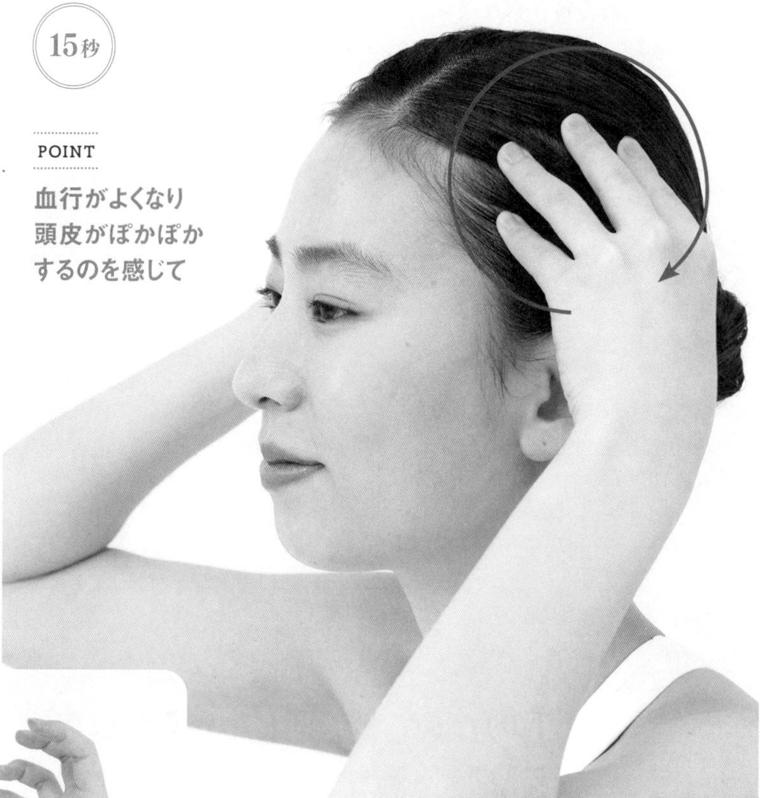

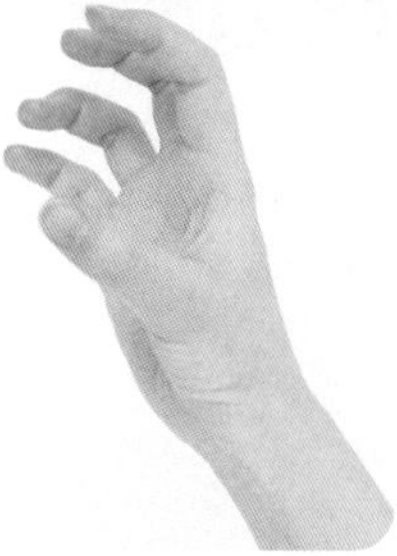

手を熊手のように開き、
指の腹でグッと押し込む

【顔のシミ④】

やさしくさすり、ゴミ流し!
細胞を若返らせる

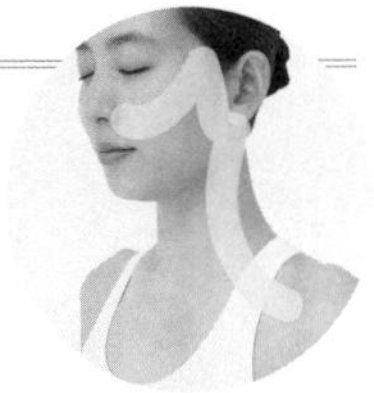

シミ悩みの締めのケアとして、普段のスキンケアに取り入れるのもOK。顔のリンパ（右の黄ライン）をスッキリ流します。強く圧をかける必要はありません。皮膚の表面を軽くなでるだけで効果は十分。

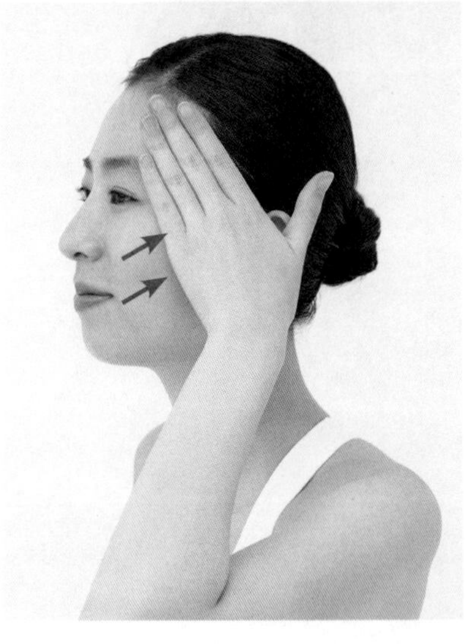

←

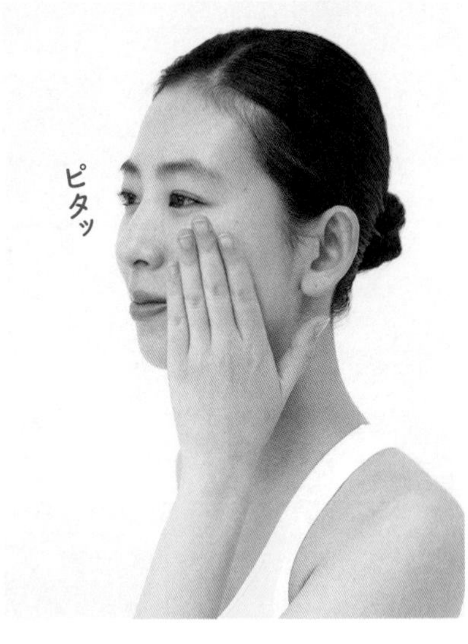

1 手のひらで軽く押しながらすべらせ老廃物を流す

手のひら全体を使ってリンパを流す。まず口もとに当ててこめかみに向かってスーッと流す。

POINT

クリームやオイルをつけると◎。
皮膚をこすらずに
やさしくすべらせる

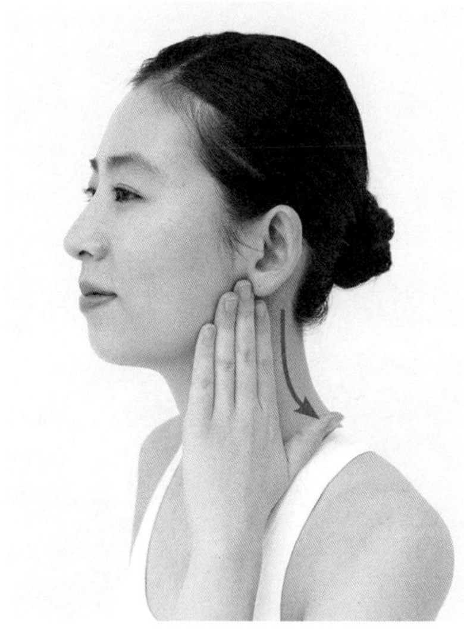

POINT

途中で止めずに
リンパ節のある鎖骨まで
ていねいに流すことが大切

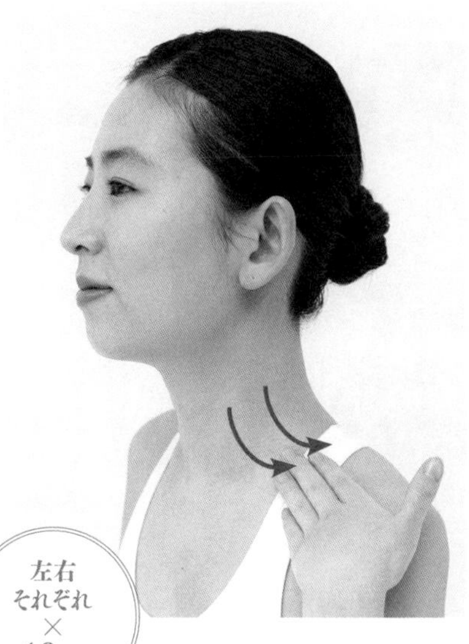

左右
それぞれ
×
10回

2 こめかみ〜耳の下を通って鎖骨まで流す

こめかみまで流したら、耳の下へ。さらに首を通って鎖骨の内側〜外側までなで下ろす。顔に詰まったゴミを流すイメージで 10 回。

【顔のたるみ①】

たるみと関係の深い鎖骨まわりのむくみを取る

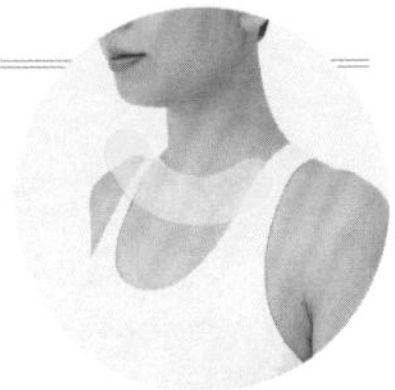

スマホやパソコンで何かと首まわりが固まってしまう現代、首コリ由来のたるみも引き起こりがち。首からつながる鎖骨の筋肉をゆるめ、むくみを取ることでたるみ解消に働きかけます。

左右それぞれ×15秒

POINT
親指と人差し指ではさみ、ギュッと圧をかけながら

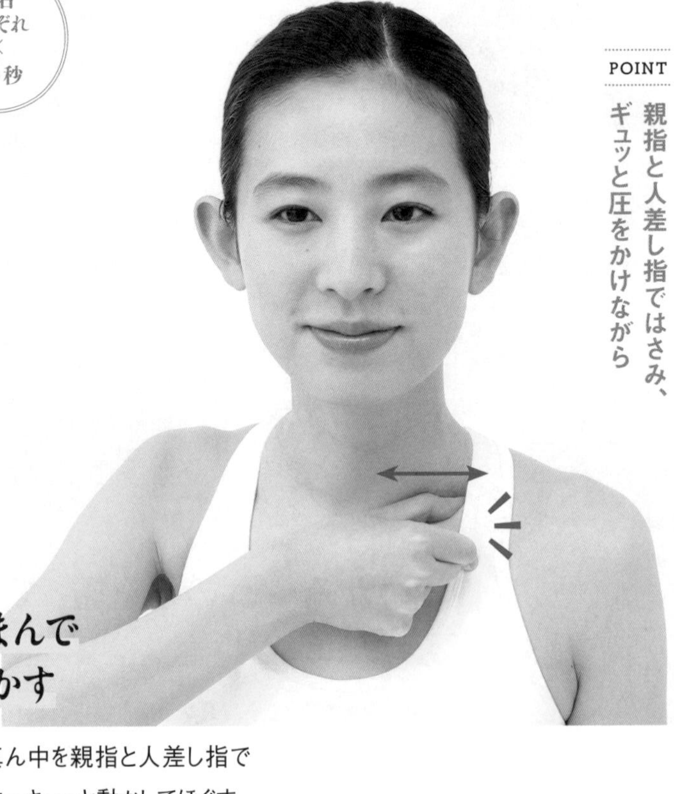

1

鎖骨をつまんで左右に動かす

鎖骨のちょうど真ん中を親指と人差し指でつかみ、左右にキュキュッと動かしてほぐす。15秒おこない、反対側も同様に。

ゆう先生がお答え！

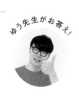

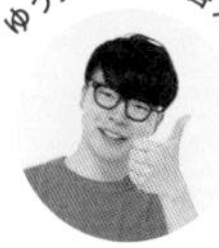

なぜ、鎖骨に手を引っかけるの？

首の前に広がる「広頚筋」。この筋肉の張りをなくし、しっかり働かせることがたるみ解消のポイント。鎖骨を押さえることでのびる動きを感じられ、ストレッチ効果も上がります。

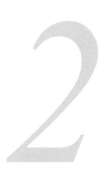

2 鎖骨に両手を引っかけてグーッと上を向く

1 で鎖骨周辺がほぐれてきたら、首の前をストレッチ。4本の指で鎖骨の上を押さえ、上を向いて鎖骨〜首の前をのばす。15 秒キープ。

15秒キープ

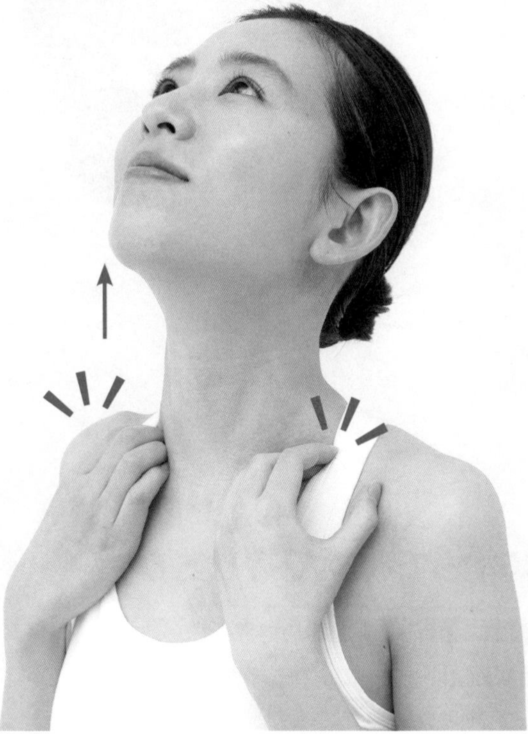

【顔のたるみ②】

フェイスラインの深部をほぐし リンパの滞りを改善する

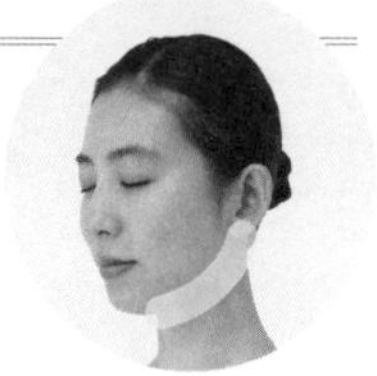

顔周辺の筋肉をほぐすことで溜まった老廃物を流し、むくみのないフェイスラインを叶えましょう。まず輪郭に沿って、次に首の胸鎖乳突筋（P51）を、最後に耳を刺激してリンパの滞りを改善。

15秒キープ

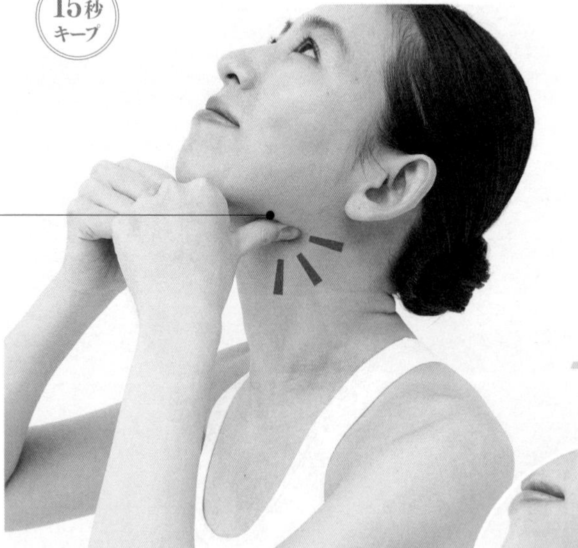

POINT

エラの下のへこんでいるポイントを刺激

1

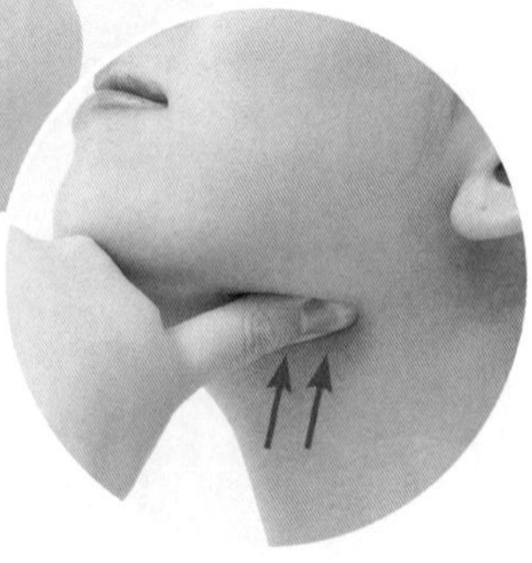

これくらいグッと押し込んで

顔の輪郭に沿って親指で押し込む

あごの下、顔の輪郭に合わせて親指の腹で押さえる。エラの下のコリをとらえながら15秒キープ。少し痛みを感じるが、効いている証拠。無理せずおこなう。

2 胸鎖乳突筋をつまんで前後にゆする

首〜鎖骨にある胸鎖乳突筋（P51）もたるみと関係の深い筋肉。親指と人差し指でキュッとつかみ、前後（水平方向）にゆらす。15秒おこない、反対側も同様に。

左右それぞれ×15秒

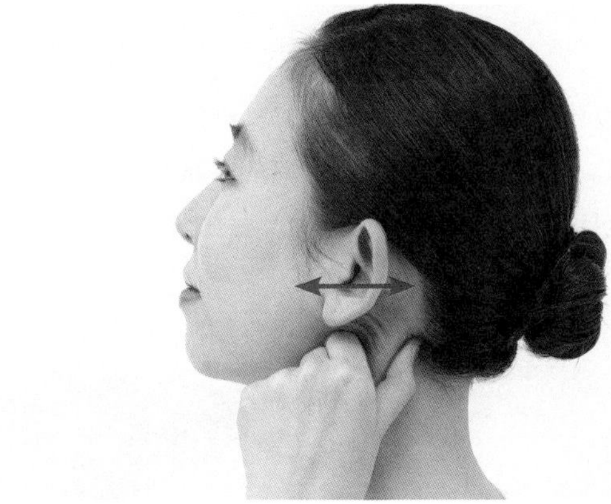

3 耳を斜め上に引っぱりながら首をゆっくり倒す

POINT

耳の下がグーとのびるのを感じて

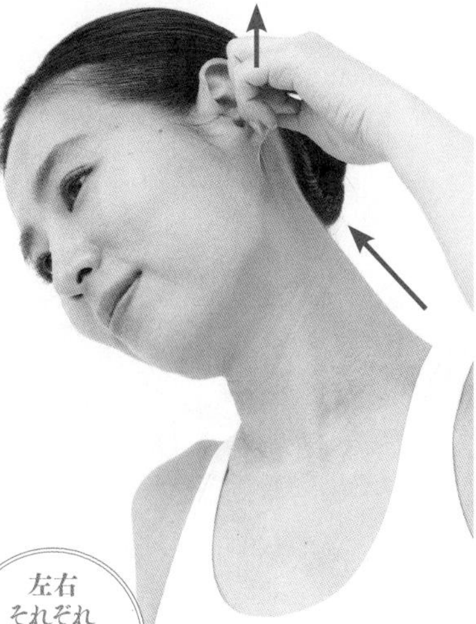

左右それぞれ×15秒キープ

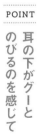

耳の下をストレッチ。耳たぶを指でつかみ、耳下の皮膚をのばしながら斜め上に引き上げて15秒キープ。反対側も同様に。

【顔のたるみ③】

頭の筋肉をほぐして引き上げる

～前頭筋と頭頂部～

たるみを招く大きな原因が頭の筋肉のコリ。頭には「前頭筋」、「側頭筋」、「後頭筋」の3つの筋肉がありますが、まず前頭筋のほぐし方から。生え際と頭頂部をほぐすと、たるみ解消のほか、目もともスッキリ！

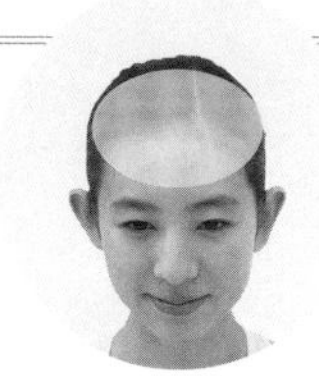

15秒
×
左右
2カ所

1

両手のこぶしで生え際を押しながら持ち上げる

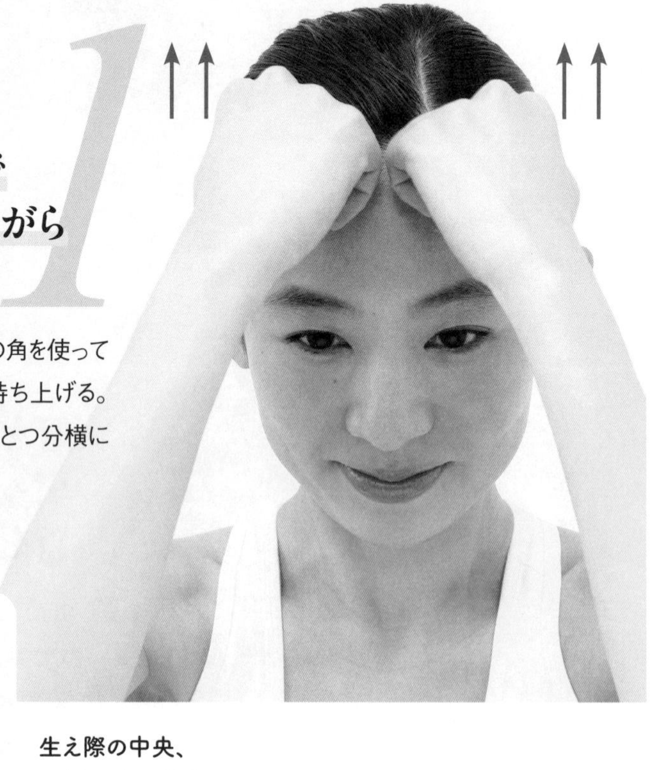

こぶしを作り、第2関節の角を使ってキュッキュッと上方向に持ち上げる。15 秒続けたら、こぶしひとつ分横にずらして同様に。

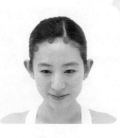

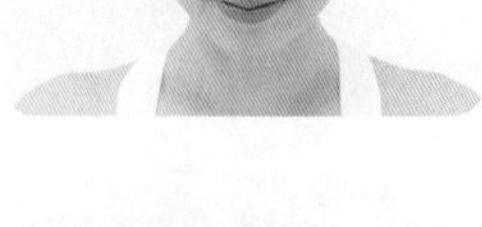

生え際の中央、
こぶしひとつ分隣の
4カ所をほぐす

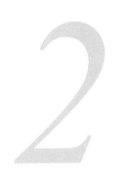

2 頭頂部を両手のこぶしでとらえ、グッと中央に寄せる

頭頂部から指２本分横にこぶしの第2関節を当てる。真ん中に寄せた状態で上方向にキュッキュッと持ち上げる。15 秒間。前後ひとつずつずらして3カ所同様に。

POINT

**指２本分外側に当て
中央に向かって持ち上げる**

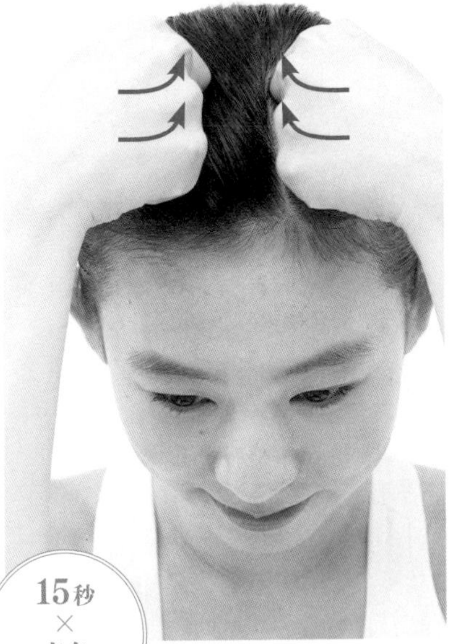

←

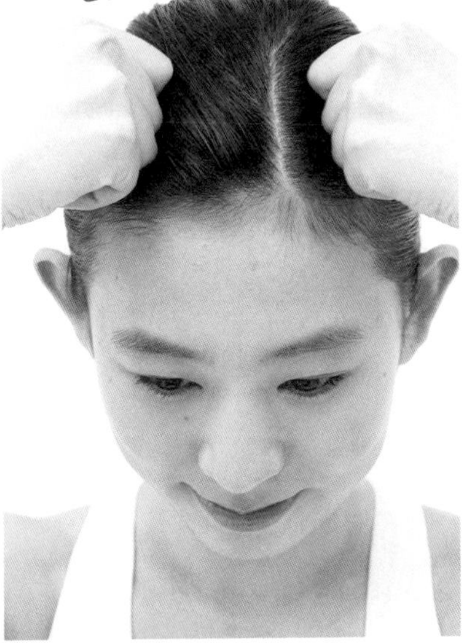

15秒
×
左右
3カ所

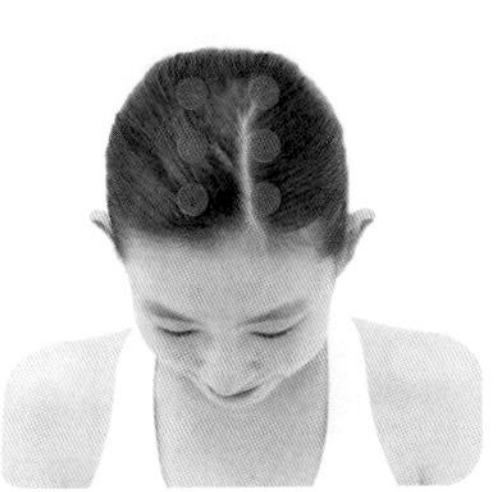

頭頂部と
その前後の
6カ所を
押しほぐす

前頭筋とは…

前頭筋はおでこの上に広がる、眉や目の動きを作る表情筋の一部で、頭と顔をつないでいる。ちなみに頭頂部には筋肉はなく、帽状腱膜という筋膜がある。

【顔のたるみ④】

頭の筋肉をほぐして引き上げる

～側頭筋と後頭筋～

側頭部のほぐしはこの本で何回か出てきますが、ここではよりピンポイントに押す位置を紹介します。後頭部は緊張すると固まりやすいため、下方向に動かすのが秘訣。

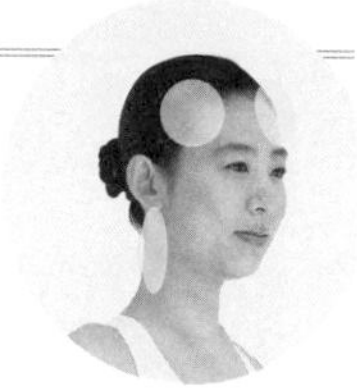

15秒
×
2セット

POINT
側頭筋の上部を
イメージして

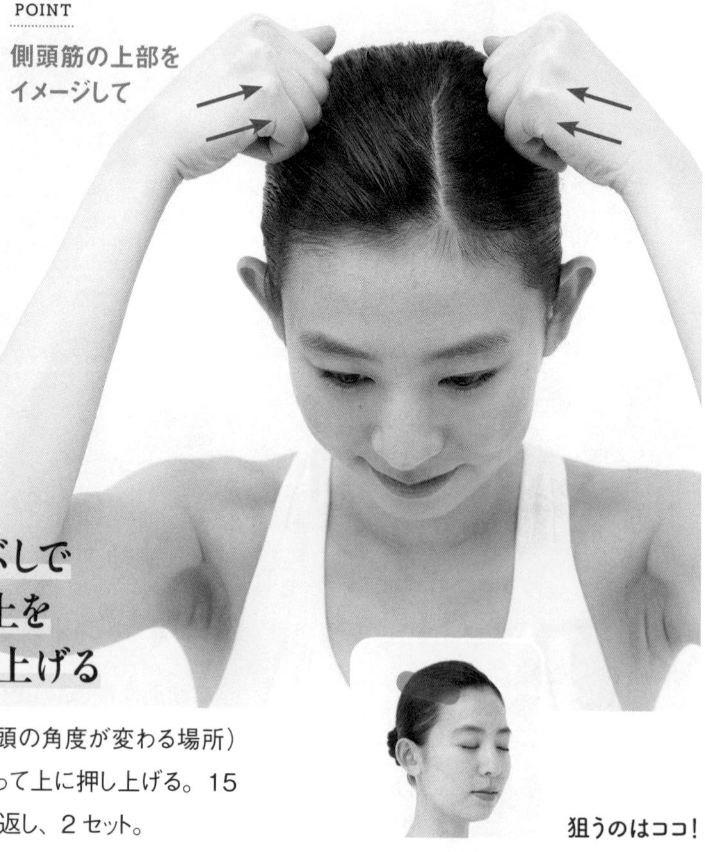

1

両手のこぶしで側頭部の上を押して持ち上げる

側頭筋の上部（頭の角度が変わる場所）をこぶしの角を使って上に押し上げる。15秒キュキュッと繰り返し、2セット。

狙うのはココ！

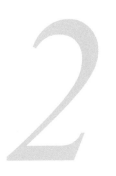

2 後頭部に両手のこぶしを当てて押し込みながら下げる

首のつけ根のへこんでいる部分にこぶしを当てて下方向に15秒ゴシゴシと動かす。こぶしひとつ分横にずらして同様におこなう。下に動かすのがポイント。

15秒
×
左右
2カ所

POINT
へこんでいるところに人差し指の角を当てながら

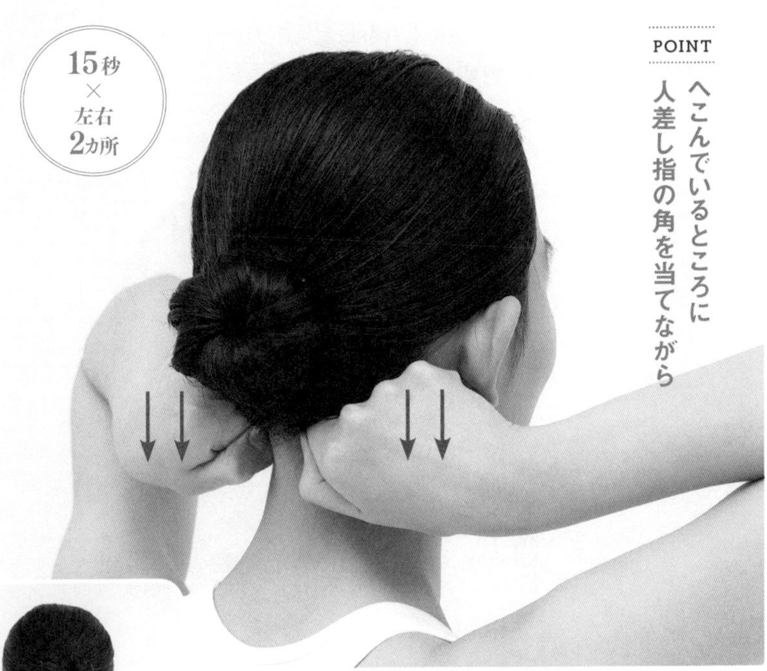

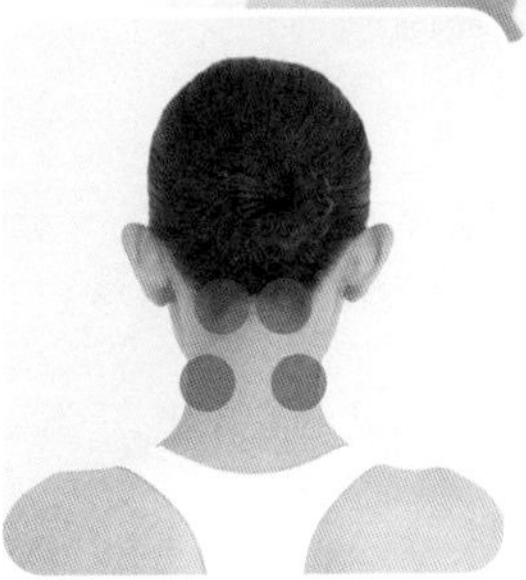

刺激するのは
中央とその左右外側!

側頭筋と後頭筋とは…

こめかみの上に広がる側頭筋は噛むときに使う筋肉で、ストレスや緊張で硬くなりやすい。首のつけ根にある後頭筋は頭の動作に関わり、目の疲れが現れやすい場所。

【顔のたるみ⑤】

顔全体の下がった筋肉を上に持ち上げてキープ

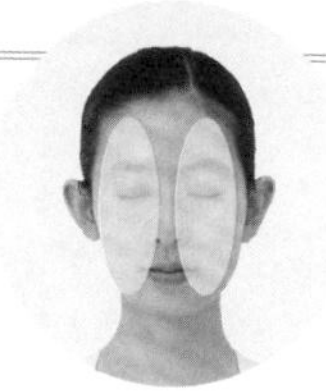

たるみケアの締めにおすすめ。①～④で顔周辺の筋肉のコリをほぐしたら、筋肉の位置を正しくキープ。力を入れる必要はありません。手のひら全体でグーッと持ち上げて呼吸を繰り返します。

POINT

呼吸を止めずにスッと吸い込む

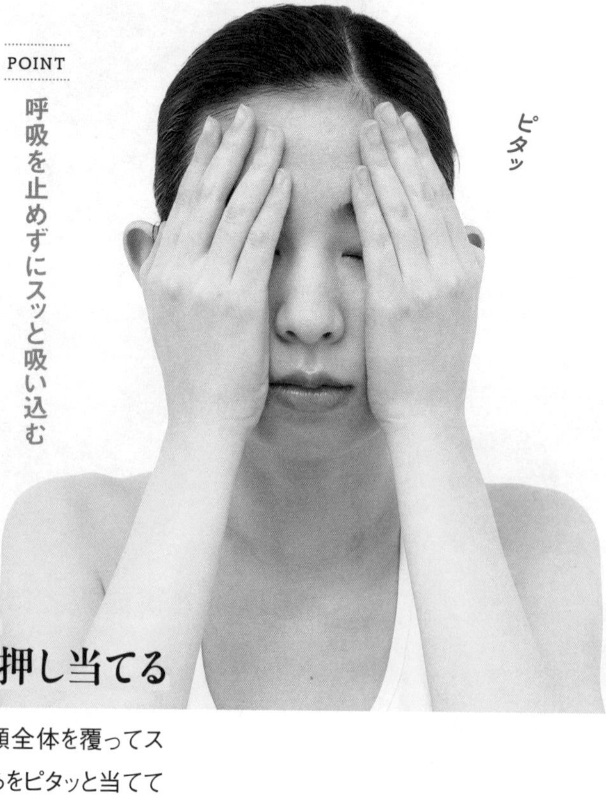

1

手のひら全体を ほお～おでこに押し当てる

目を閉じ、両手のひらで顔全体を覆ってスタンバイ。ほおに手のひらをピタッと当てておでこまで密着。

2

手のひらで皮膚全体を上に持ち上げる

「う」の発音をするときのおちょぼ口を作り、皮膚全体を持ち上げる。15秒キープ。たるみのほか、ほうれい線の解消にも効果的。

POINT

おちょぼ口にするとより引き上げ効果がアップ！

15秒キープ

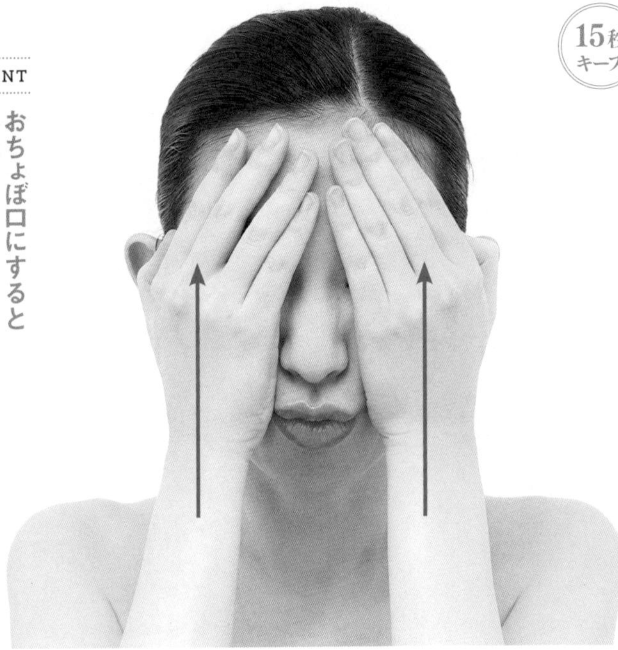

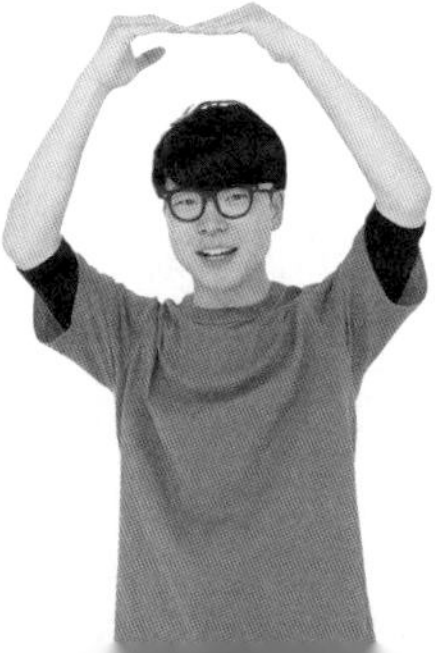

おちょぼ口にすることで口輪筋も一緒に鍛えられます！

【顔のむくみ①】

むくみの原因となる老廃物を
スッキリ流す

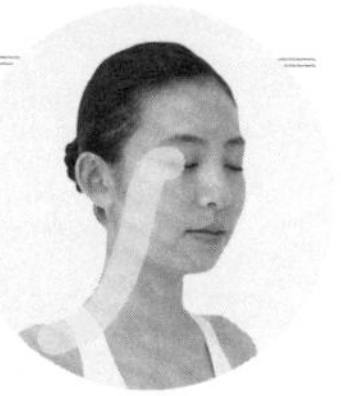

むくみは、1章の全身毒素流しでもお話ししたように、余計な水分が溜まることが要因。そこでリンパの滞りを解消し、スムーズに流していきましょう。目もと～鎖骨まで15回ほど繰り返します。

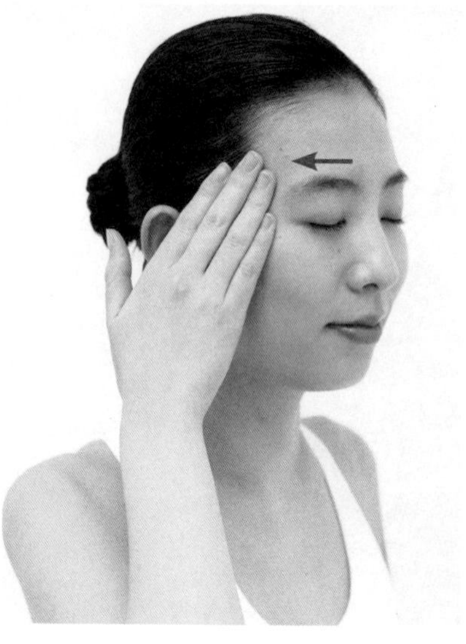

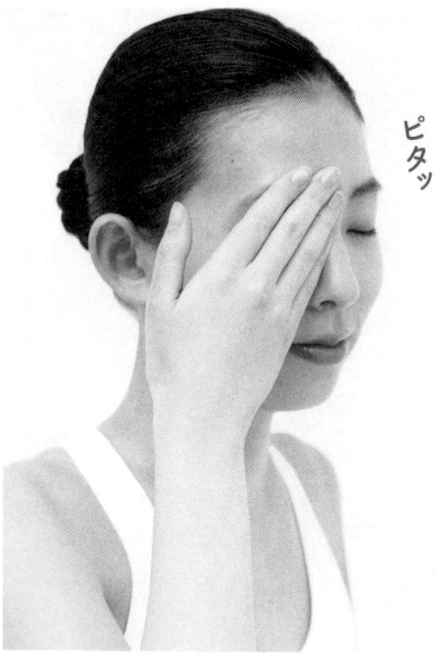

1 目もとから
指先で軽くさすって流す

4本の指先をそろえ、目の上にピタッと当てる。そのまま軽くこめかみまでスーッとさする。こめかみでごく軽く圧をかけて耳の下へ。

ゆう先生おすすめ!

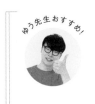

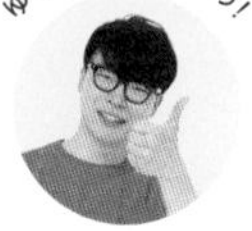

朝の習慣にして
1日を気持ちよく始めよう

流すときの注意点は皮膚をこすらないこと。クリームなどをつけておこないましょう。朝のスキンケアのときの習慣にすると続けやすく、むくみの取れた顔で1日を始められます。

POINT

こめかみ、耳下のリンパのポイントを通って

左右
それぞれ
×
15回

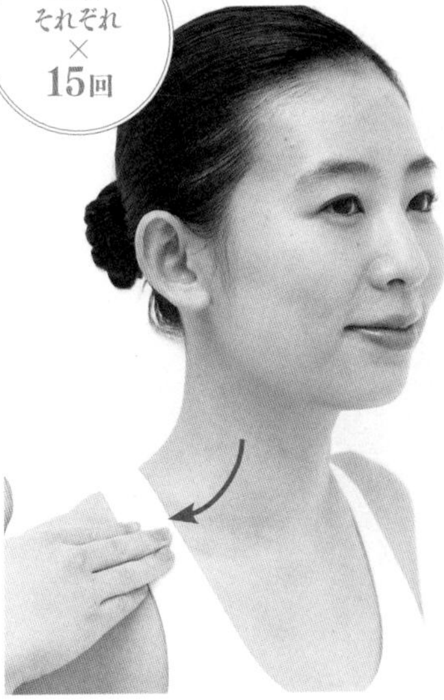

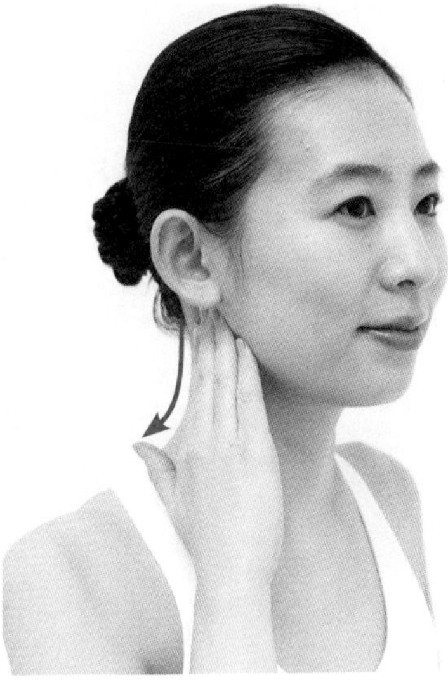

2 鎖骨の外側までしっかり流す

耳の下は必ず通って。指先で軽くプッシュしてそのまま鎖骨の外側に向かって流し切る。左右それぞれ15回。同時におこなってもOK。

【顔のむくみ②】

フェイスラインの手ごわい滞りを流してシャープな輪郭に

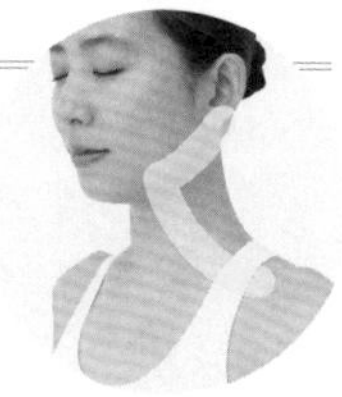

普段からよく使うあご下の筋肉は、硬直しやすい場所。詰まりをオフしてむくみを取るとフェイスラインが引き締まるのはもちろん、二重あごの予防にも。骨の下に指を入れ込むイメージで！

POINT

圧のかけ方はほどほどに。しっかり骨に沿わせることが大切

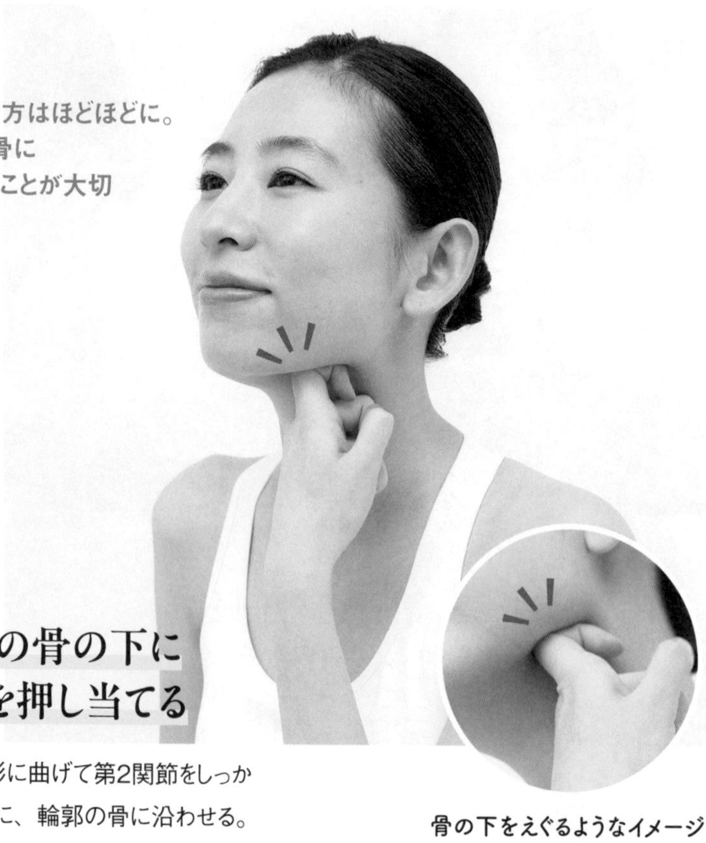

1

顔の輪郭の骨の下に人差し指を押し当てる

人差し指をカギ形に曲げて第2関節をしっかり押し当てるように、輪郭の骨に沿わせる。

骨の下をえぐるようなイメージでググッと押し当てる

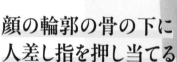

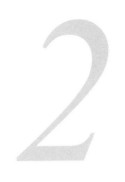

2 軽く押しながらすべらせ、耳下〜鎖骨まで流す

耳の下から胸鎖乳突筋に沿って刺激しながら鎖骨へ流す。最後に鎖骨を軽くプッシュして。15 回ずつ左右同時におこなっても OK。

POINT

最後、鎖骨を流すときは指ではさんで上下から刺激する

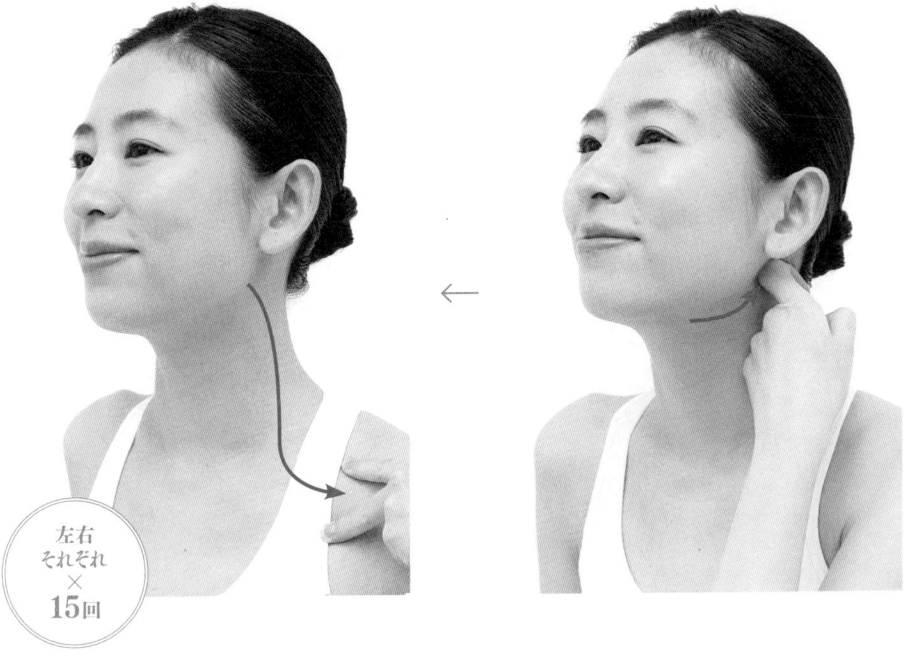

【二重あご①】

原因は脂肪じゃなくてむくみ。老廃物を溜めないことが必要

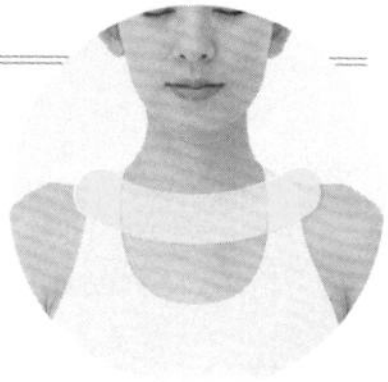

脂肪がついて二重あごになっていると思われがちですが、実はむくみが原因というケースが多いもの。悪姿勢からくる、むくみをほぐすことが大切です。まずは姿勢のチェックから！

1 まずは横から見たときの姿勢をチェック

左のように首まわりの筋肉が前にずれてしまっている人がとても多いです。右のように耳が肩のライン上にのっていることが理想。

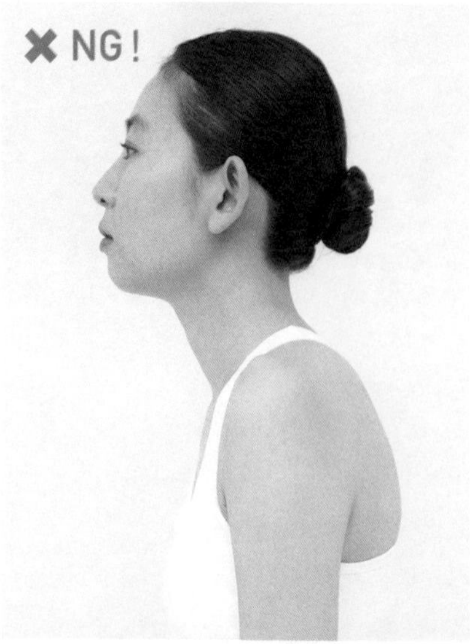

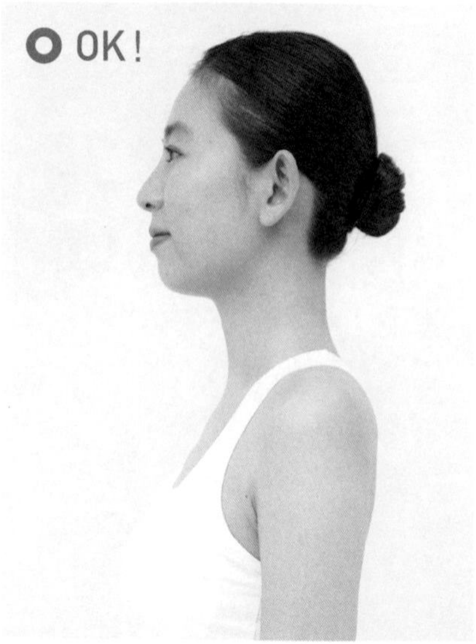

2 姿勢を正したら、鎖骨はがしで筋膜をゆるめる

首やあご下の筋肉を正すには、筋肉がついている鎖骨の筋膜ほぐしから。鎖骨を親指と人差し指でつまみ、皮膚をゆらす。少しずらして左右4～5カ所ずつ15秒おこなう。

左右それぞれ×15秒

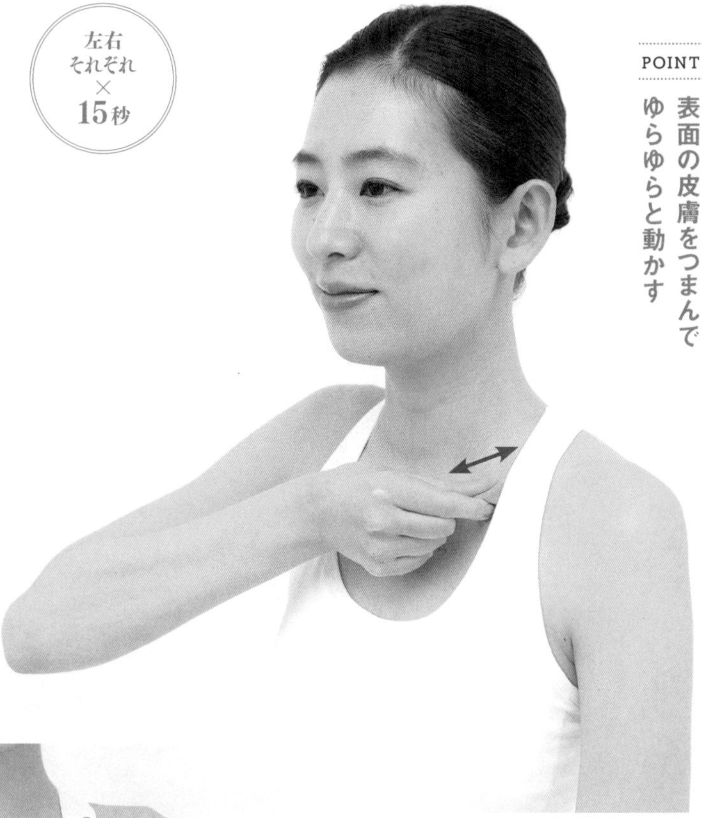

POINT

表面の皮膚をつまんでゆらゆらと動かす

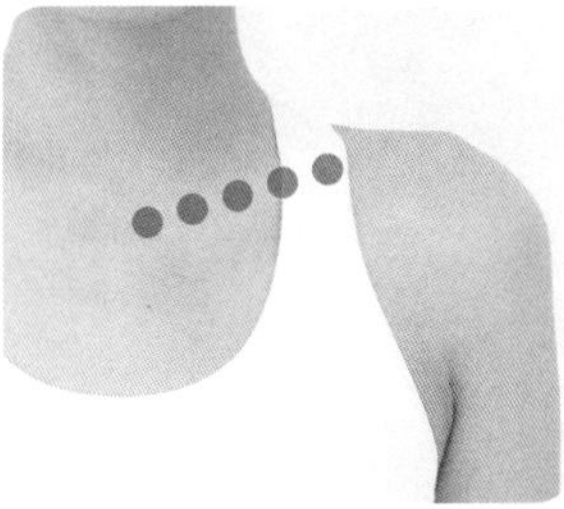

鎖骨の内側→外側に向かって4～5カ所にアプローチ

【二重あご②】

縮こまりやすい
胸と首前の広頚筋をゆるめる

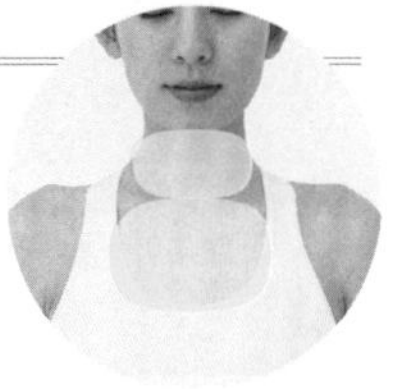

二重あごと首のシワのケアにも効くのがこのメソッド。首もとの筋肉「広頚筋」をストレッチしていきますが、その前に胸の筋肉を大きく動かしほぐすことで効果がよりアップします。

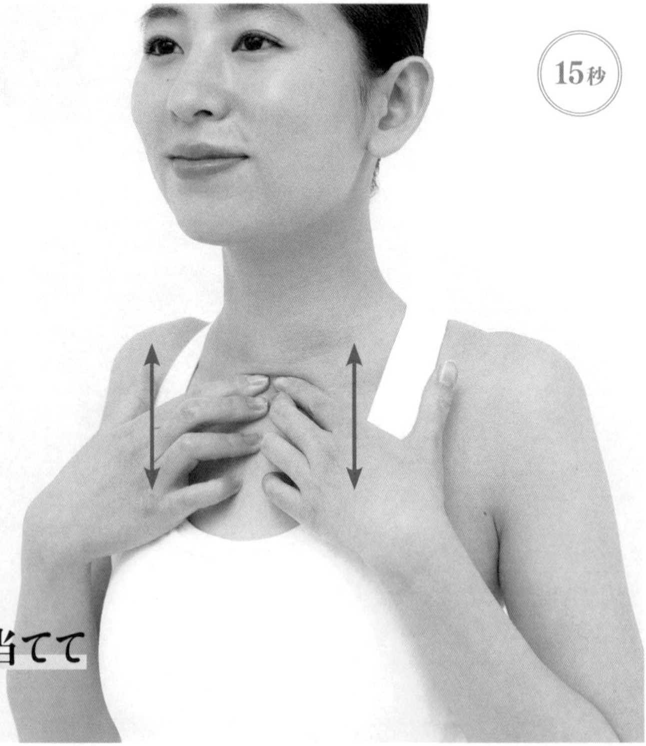

POINT
指の腹で
筋肉をとらえる

15秒

1

胸に指の腹を当てて上下にゆする

4本の指の腹を胸の筋肉に密着させて手を縦方向に動かす。15秒テンポよくおこなう。動きに合わせてフッフッと呼吸を。

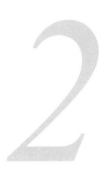

2 鎖骨に両手を引っかけて上を向き、あごをしゃくれさせる

胸に続いて首もとを気持ちよくのばす。鎖骨に両手を引っかけて上を向いてストレッチ。あごを前に出すとさらにのびを感じるはず。15秒キープ。

15秒キープ

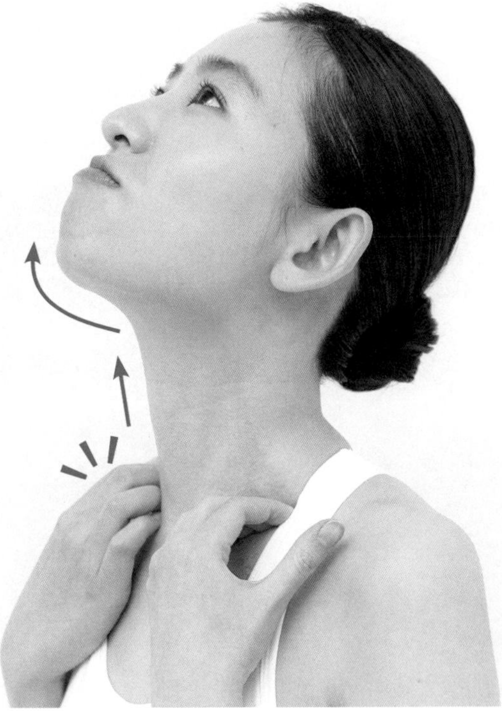

POINT

あごのしゃくれを加えることで首もとの広頚筋がしっかりのびる

広頚筋とは…

首の前にある皮膚のすぐ下にある筋肉。この筋肉の弾力を取り戻すことでフェイスラインにハリが出て、口もとの表情も豊かになる。

【二重あご③】

胸鎖乳突筋ほぐしで顔の輪郭をシャープに整える

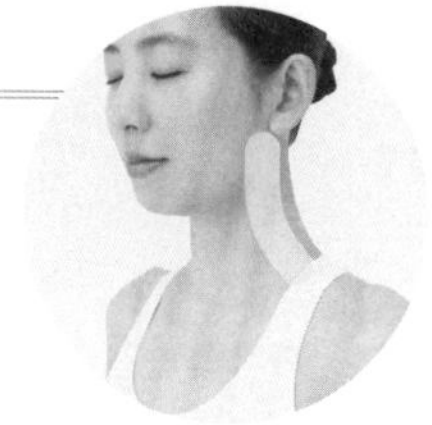

むくみ取りといえばすでに何度か登場している胸鎖乳突筋をほぐすことが欠かせません。リンパを流してコリを取る。このメソッドでは２段階でアプローチしていきます。

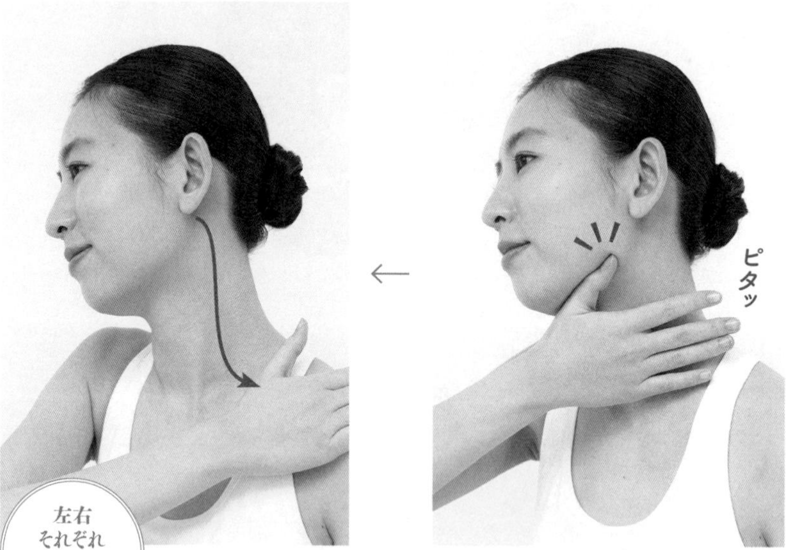

POINT

流す前にエラの下を軽くプッシュして刺激

左右それぞれ×15回

1

親指でさするイメージであご下～耳下～鎖骨まで流す

輪郭の骨に沿わせるように親指を当ててエラを軽く刺激。そのまま耳の下～鎖骨まで老廃物を15回ほどしっかり流す。反対側も同様に。

2 胸鎖乳突筋をつまんで上下に動かす

リンパを流したあとはコリほぐし。親指と人差し指でつまみ、上下に細かく動かすのを5秒。上から順に指をずらしながら4カ所おこない、反対側も同様に。

左右それぞれ
5秒
×
4カ所

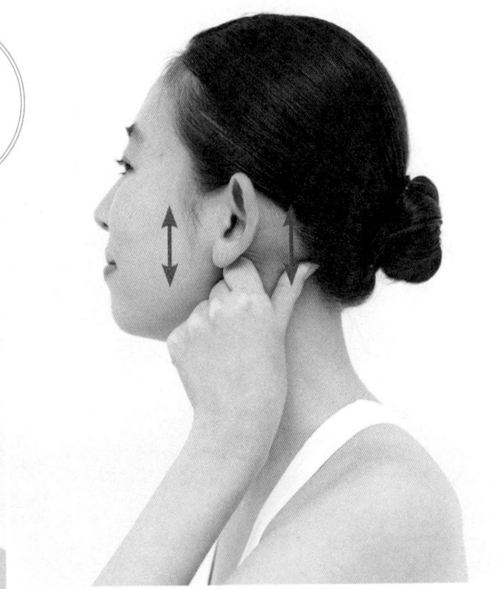

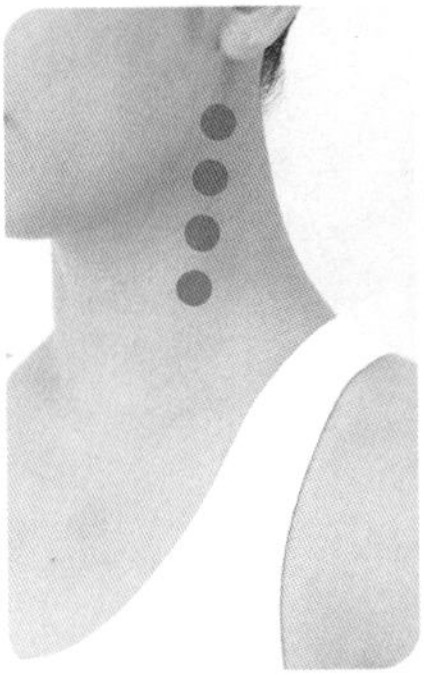

上から下に向かって
4カ所おこなう

胸鎖乳突筋とは…

耳の後ろから鎖骨に向かってのびている筋肉。リンパの通り道でもあり、ここをほぐすと、顔のたるみやくすみのケアにつながるまさに“美の筋肉”！

【二重あご④】

あご下の筋肉を鍛えて引き締める

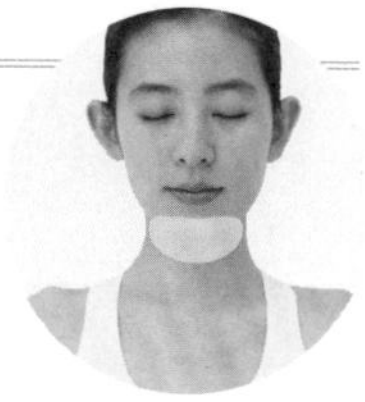

むくみケアと並んで大切なのが、あご下の筋肉を鍛えること。加齢で衰えやすい場所なので意識していきましょう。筋トレといっても大きな動きは必要ありません。舌を上につけて動かすのがポイント！

15秒
キープ

POINT

指先で軽くあご下をつまみ
筋肉をとらえながら

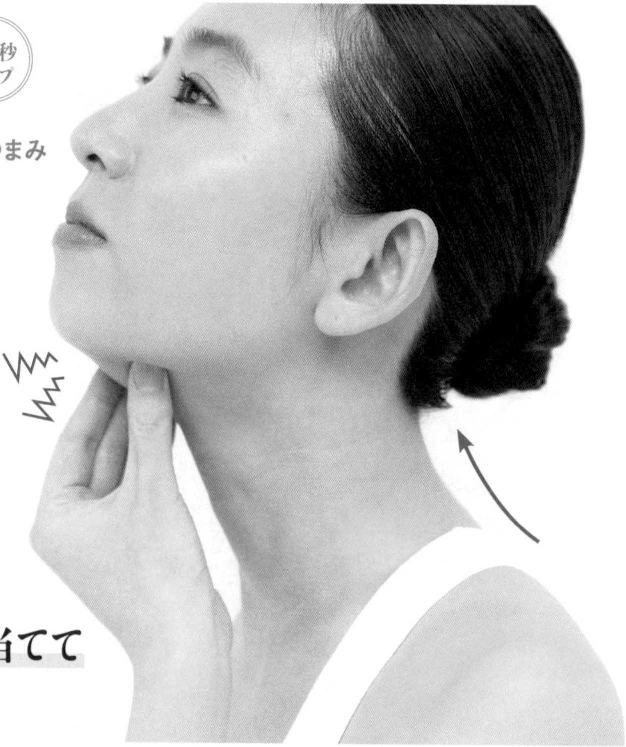

1

舌を上あごに当てて しっかりと押す

軽く顔を上げ、舌を上あごにつけて、手前（歯のほう）ではなく、奥に押し当てるようにするとより効果的。15 秒キープ。

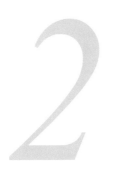

2 舌を上あごにつけたまま左右にワイパーのように動かす

1 の舌を上あごにつけた状態のまま左右に動かして、あご下の筋肉を動かしていく。ワイパーのイメージでテンポよく。15 秒繰り返す。

15秒

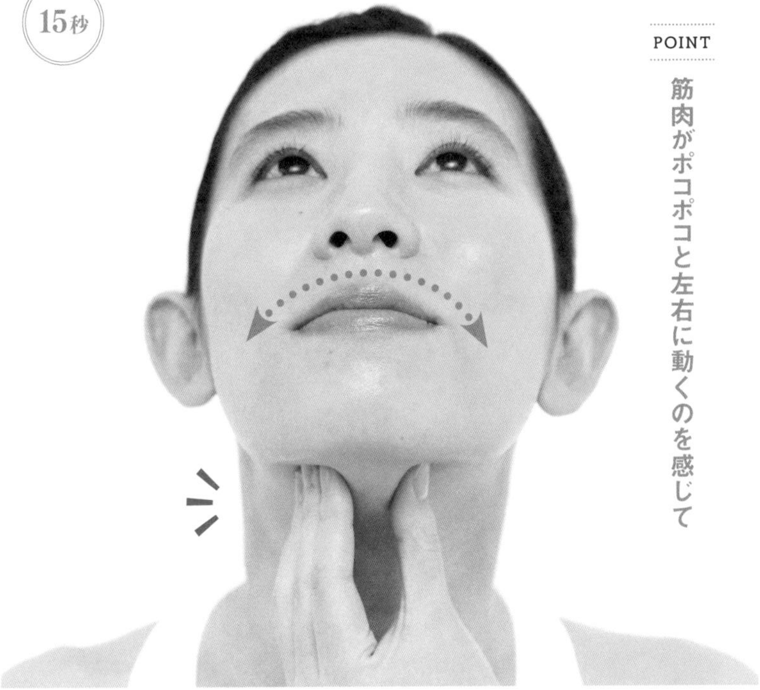

POINT

筋肉がポコポコと左右に動くのを感じて

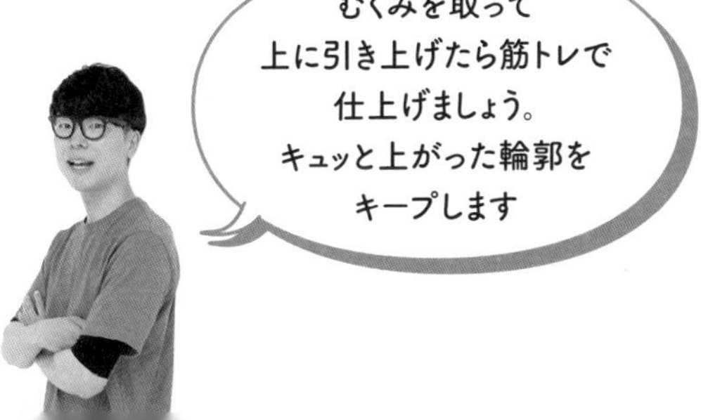
むくみを取って
上に引き上げたら筋トレで
仕上げましょう。
キュッと上がった輪郭を
キープします

【二重あご⑤】

噛む筋肉・咬筋のまわりのむくみを押しほぐす

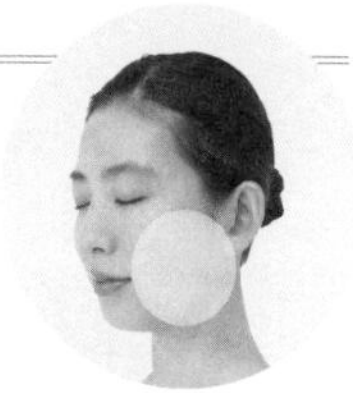

咀嚼に使う筋肉の「咬筋」は顔の中でも大きな筋肉。ここが硬直すると骨格をゆがませ、むくみや二重あごを招くことに。しっかり押しほぐしていくとみるみる顔の横幅がシェイプされ、小顔が実現します。

1

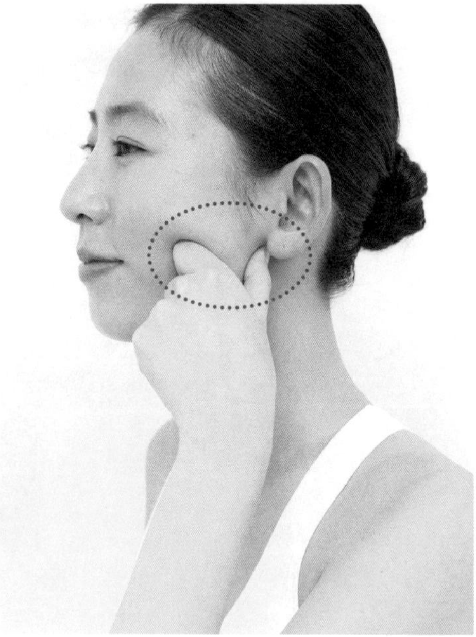

咬筋がどこにあるか、指でつまんでチェックする

ほおの下あたり、エラの部分にある筋肉。グッと噛むと出てくる筋肉があるのでそこを親指と人差し指でつまんで確認する。

咬筋とは…

あごを引っ張り上げる働きを持つ、力の強い筋肉。食いしばりなどの負荷もかかりやすい。ほぐすことで二重あごやエラ張りの改善にもつながる。

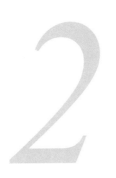

2

咬筋の前後と上下の4カ所を指で押してほぐす

人差し指の第2関節でほぐす。「手前」「後ろ」の順に縦方向に軽く動かし、「上」「下」の順に横方向にゆする。 10 秒ずつ4カ所おこない、反対側も同様に。

後ろ

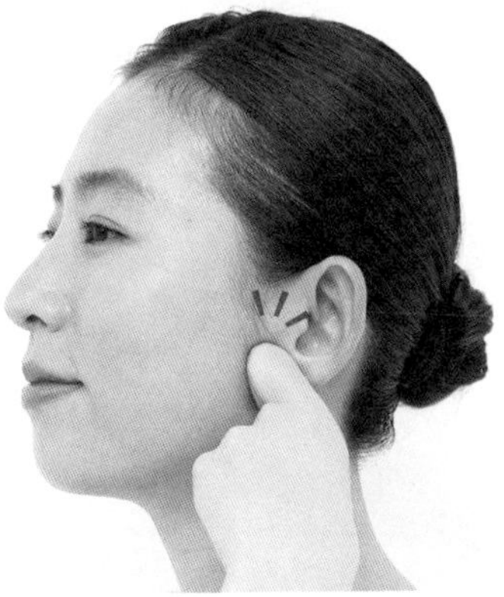

手前

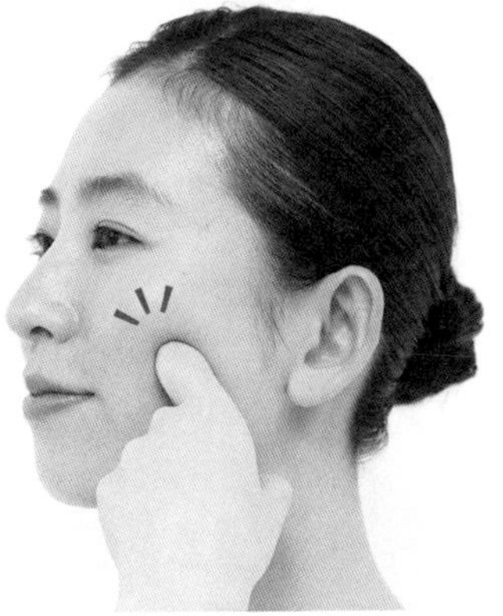

下

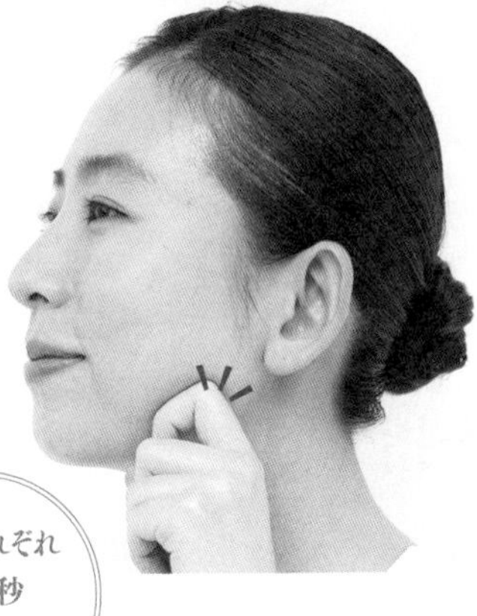

上

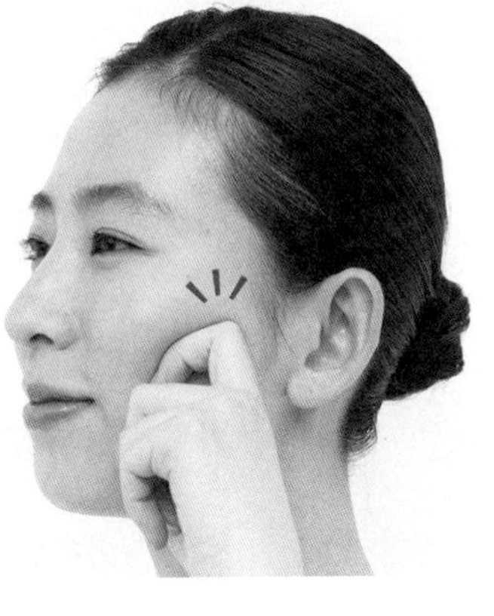

左右それぞれ
10 秒
×
4 カ所

【目の下のたるみ①】

目の周辺の筋肉がターゲット。コリをゆるめて流れやすく

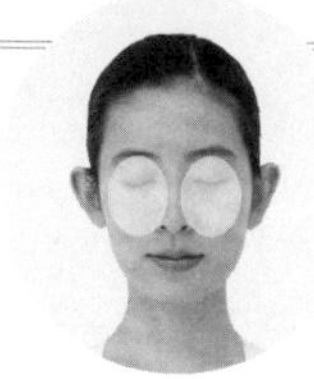

たるみには目のまわりの眼輪筋が大きく関わりますが、まずはその筋肉を支える周辺のケアから始めましょう。鼻の横の筋肉、目もとのゴミ流しをおこない、最後に目もとの左右のコリをほぐします。

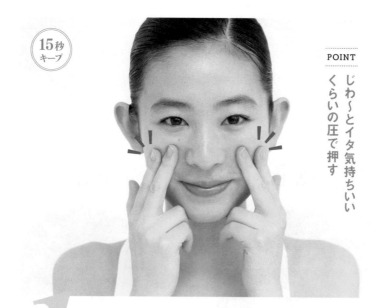

15秒キープ

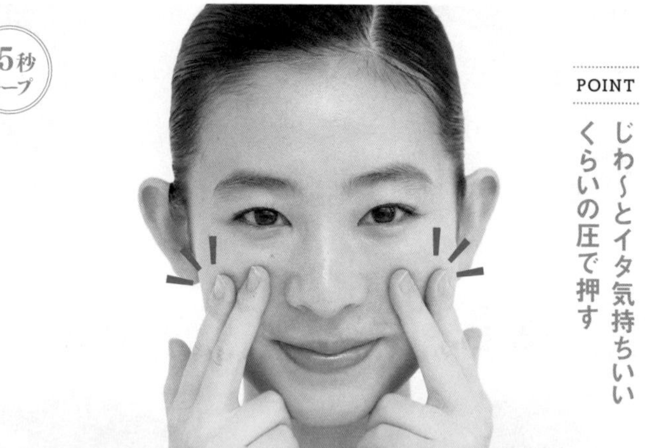

> POINT
> じわ〜とイタ気持ちいいくらいの圧で押す

1

鼻の横の筋肉を指先でプッシュする

目の下の筋肉にアプローチ。まず人差し指と中指をそろえ、鼻から指１本分横の筋肉に押し当てる。グッと押して上方向に持ち上げて15秒キープ。

2 目もと～鎖骨にかけて老廃物を流す

続いて目の下のむくみを取る。目もとに３本の指の腹を当てて皮膚の上をやさしくすべらせる。こめかみ～耳の下、胸鎖乳突筋を通って鎖骨まで。15回繰り返す。

15回

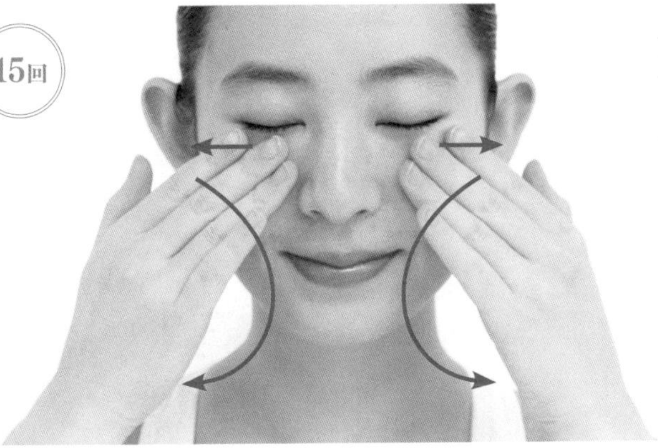

POINT

耳の下～鎖骨まで
すべらせて

15秒
キープ

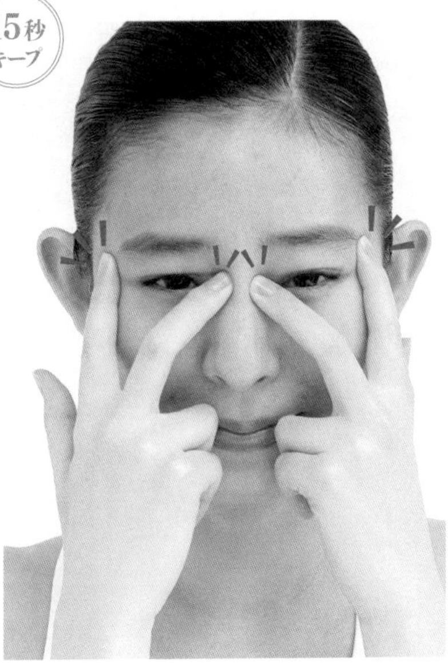

3 目頭と目尻を指でとらえて軽く持ち上げる

目頭と目尻の2点に指を当てて軽く上に引き上げ15秒キープ。目の下の筋肉を左右に広げ、ストレッチするようなイメージ。

【目の下のたるみ②】

眼輪筋のこわばり取りには こめかみほぐしがポイント！

目もとを引き上げるメソッド。引き上げる第１のポイントがこめかみです。筋膜をゆるめたあと、筋肉のコリをほぐすマッサージを。２段階で目の周囲にある眼輪筋のコリにアプローチします。

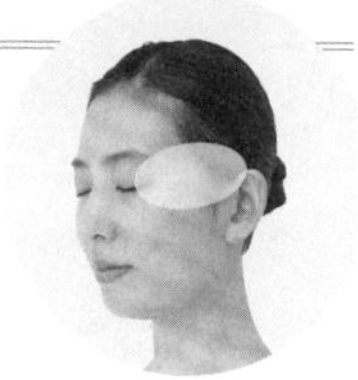

左右
それぞれ
×
15秒

POINT

皮膚をつまんではがすように

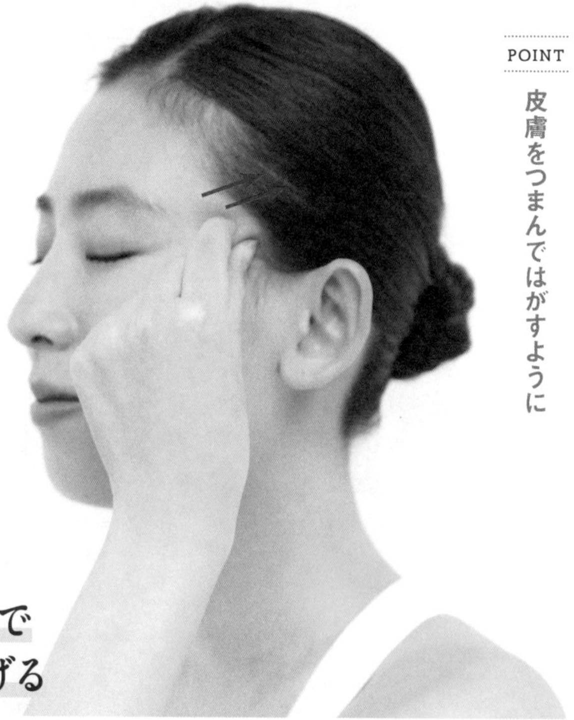

1

こめかみをつまんで クックッと引き上げる

親指と人差し指でこめかみの皮膚をつまみ、斜め上方向に15秒細かく動かす。眼輪筋をやわらかくする効果が。左右同時でもOK。

2 両手のこぶしをこめかみに当てて押しながら持ち上げる

1 でほぐしたあとは、筋肉自体をクーッと上に持ち上げる。こぶしを作り、眼輪筋の外側を上の位置に戻すようなイメージで。15 秒キープ。

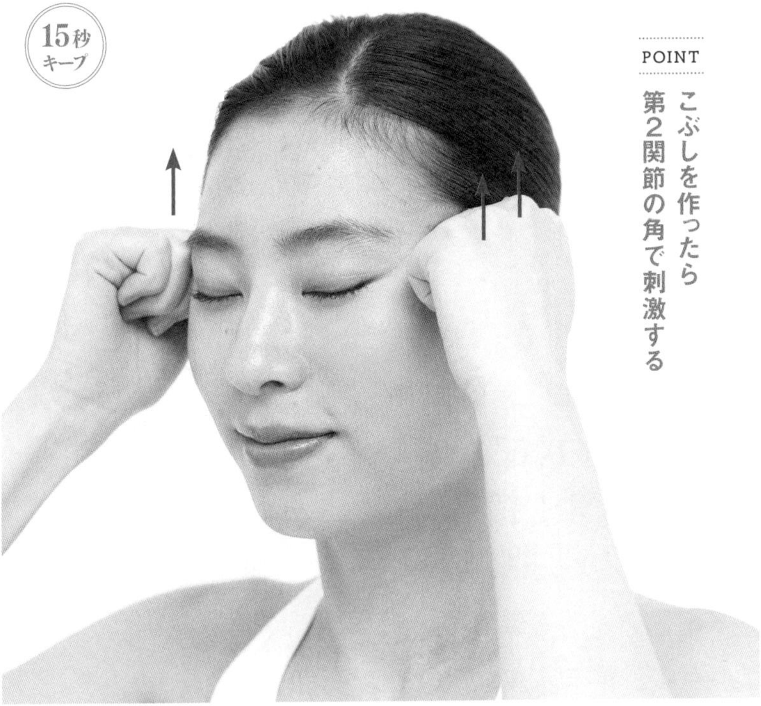
15秒
キープ
POINT
こぶしを作ったら第2関節の角で刺激する

眼輪筋とは…

目のまわりを囲む、まぶたを開けたり閉じたりするときに働く筋肉。加齢とともに衰えやすく、また現代のデジタル生活によっても負荷がかかりやすい。

【目の下のたるみ③】

目のまわりの骨・眼窩を刺激して目もとパッチリ！

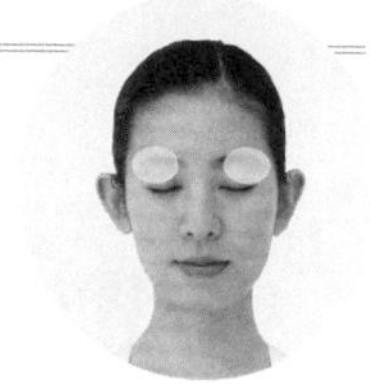

下がった状態が定着してしまった目もとを上げるには、骨への刺激も有効。「眼窩」と呼ばれるくぼみを指で押さえます。骨と筋肉のWでアプローチすることでより目もとがパッチリ。疲れ目にも効きます。

15秒
キープ

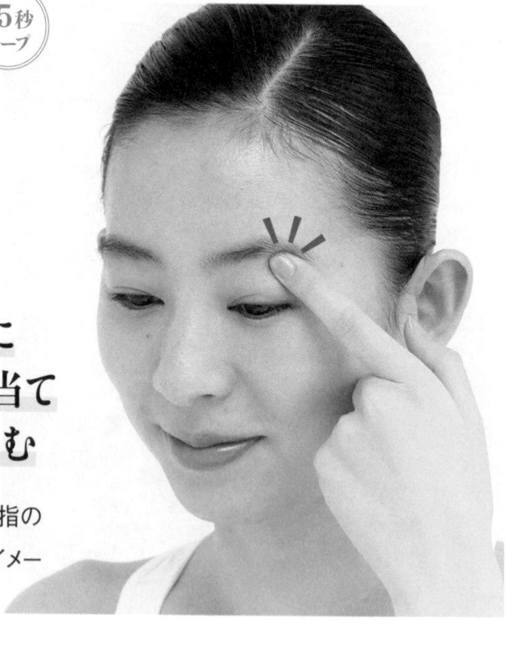

1

目のくぼみに人差し指を当てクッと押し込む

目の外側（目尻側）のくぼみを人差し指の腹で押す。骨の内側に差し込むようなイメージで押さえ、15秒キープ。

眼窩とは…

目の周囲にある頭蓋骨のくぼみ。この骨の下にある脂肪が老化によって出てくるのも、目のたるみやクマの原因といわれる。

2 反対側の目も同様にして目のまわりの骨を刺激する

続いて反対側も同様に。目がスッキリしてまぶたを持ち上げやすくなるのを感じるはず。指の腹でやさしく、気持ちよく感じる程度の圧をかけて 15 秒キープ。

POINT

眼球を押さないように注意して

15秒キープ

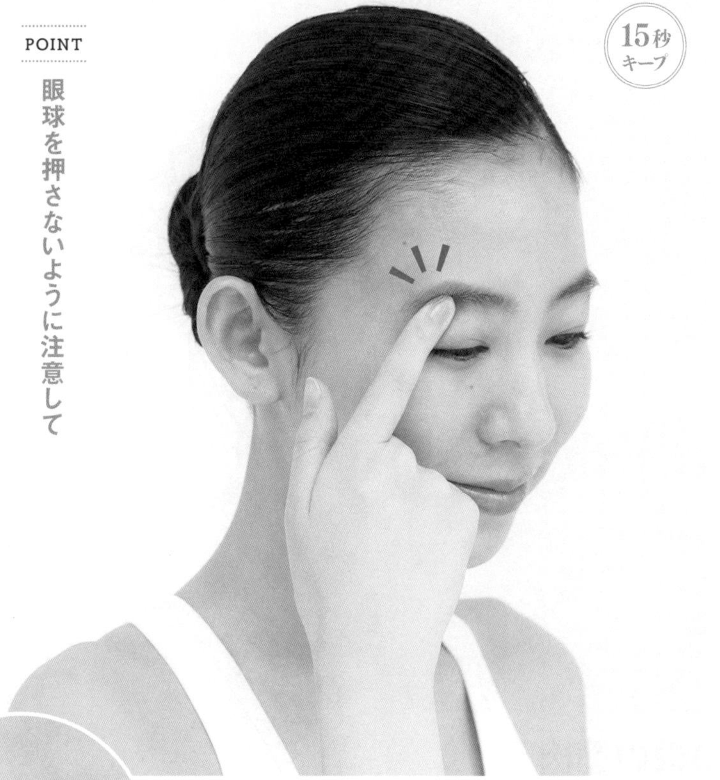

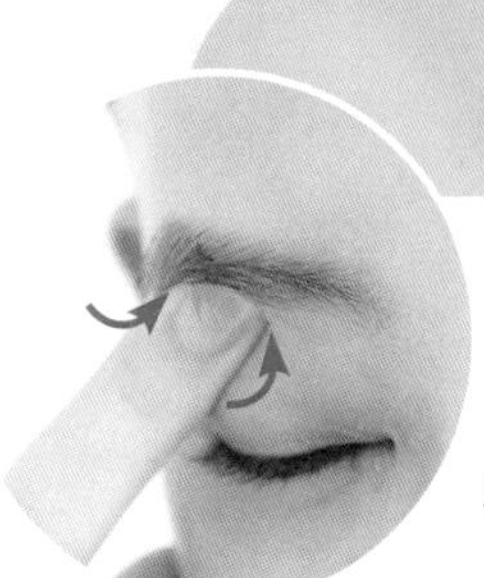

指先を骨の内側に入れるようなイメージでそっと押す

【目の下のたるみ④】

目の下をピンポイントで鍛え 目もとをリフトアップする

これはズバリ、目の下の筋トレ！　下まぶたをしっかり使えていない人がとても多いんです。下まぶたの筋肉だけを使うように、指で押さえた状態でクッと持ち上げていきます。コツをつかめば簡単。

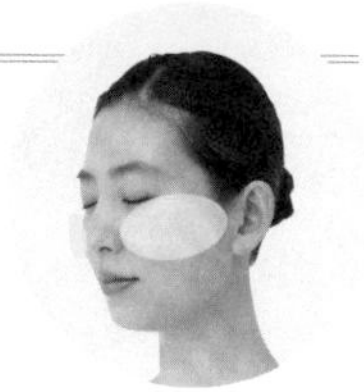

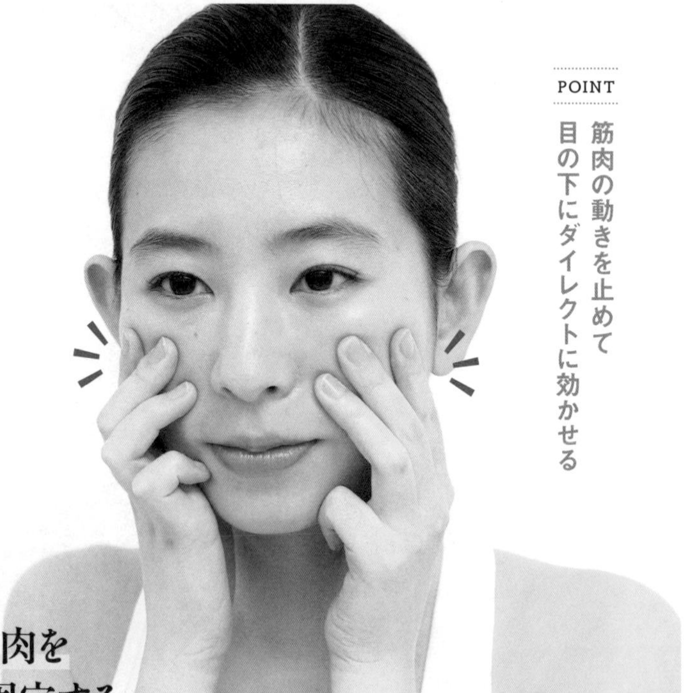

POINT

筋肉の動きを止めて
目の下にダイレクトに効かせる

1

鼻の横の筋肉を指で押して固定する

周辺の筋肉で目の下の筋肉を動かしてしまうのを防ぐ。鼻の横の筋肉を指の腹で押さえ、そのまま軽く下に押し下げてスタンバイ。

2 目の下の筋肉の動きだけで下まぶたを引き上げる

軽く下に引いたまま、下まぶたの筋肉を使って持ち上げる。上下に引っ張り合うような形にし、ピンポイントで下まぶたに効かせる。15 秒キープし、2 セット。

15秒キープ × 2セット

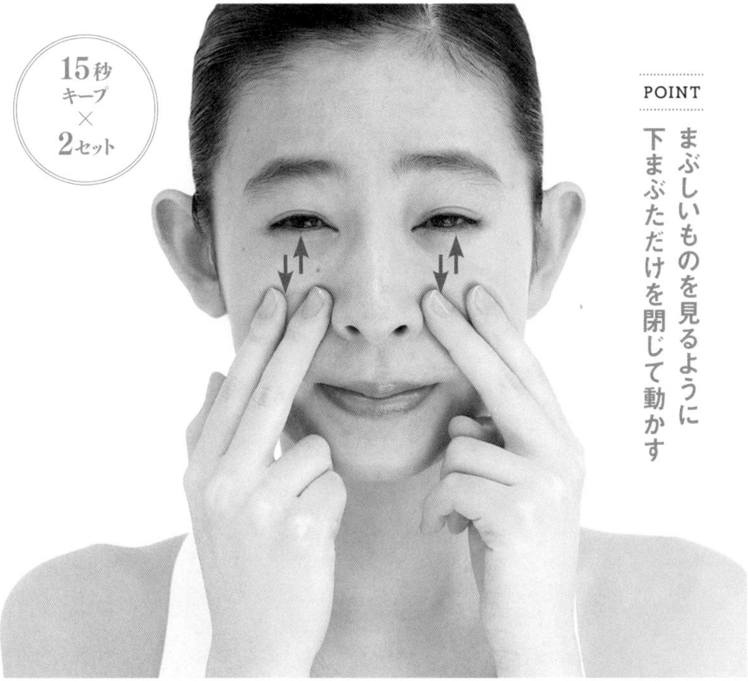

POINT

まぶしいものを見るように下まぶただけを閉じて動かす

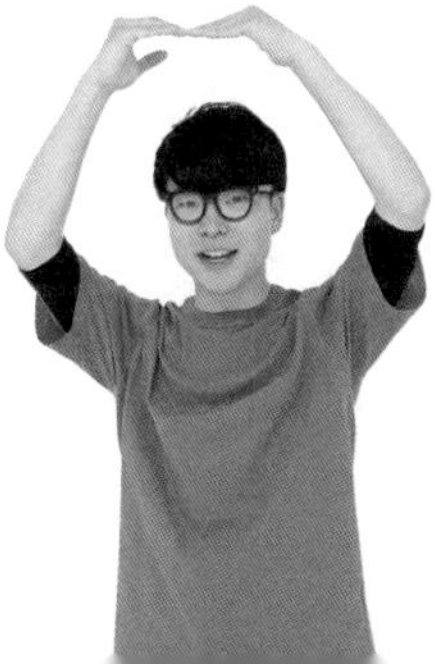

コレ、最初は難しいかもしれません。何度か続けて慣れてくるとできるようになりますよ

【眉間・おでこのシワ①】

とにかく疲れが元凶。
目のまわりのツボ刺激で軽く!

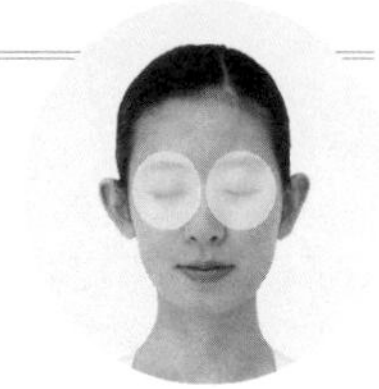

深く刻まれた眉間やおでこのシワは取れにくい印象ですが、顔美容整体で縮こまった筋膜をゆるめれば対応可能。目の疲れを取る効果もあり、まぶたのたるみにも有効なメソッドです。

10秒キープ
×
3セット

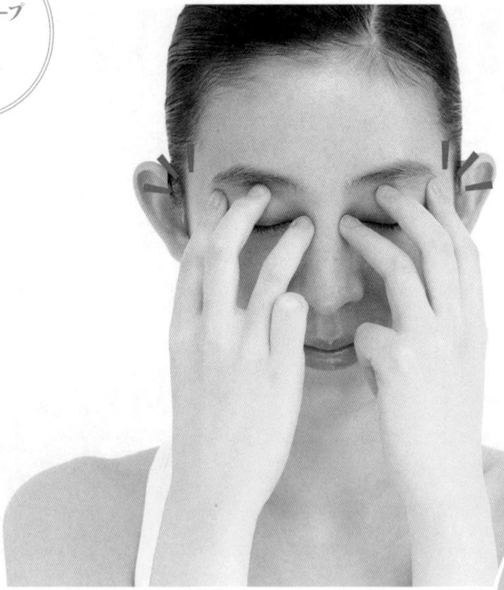

1

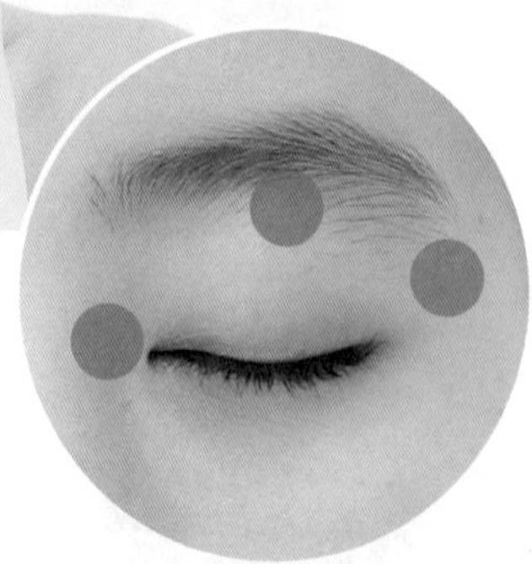

目のまわりの骨に沿って
3カ所を指で押す

軽く刺激して準備運動。目のまわりのくぼみ3カ所に指の腹を当てる。両目同時におこない、10 秒キープを3セット。リンパが流れる場所でもあり、これだけでも目がスッキリ!

目頭、目の上、目尻の
3カ所をとらえて

2

目のまわりの上下を5本の指先でトントンたたく

目のまわりには疲労を取るツボや自律神経を整えるツボがたくさん。5本の指を熊手のようにして、指先で軽くたたく。15秒リズミカルにトントンおこなう。

15秒

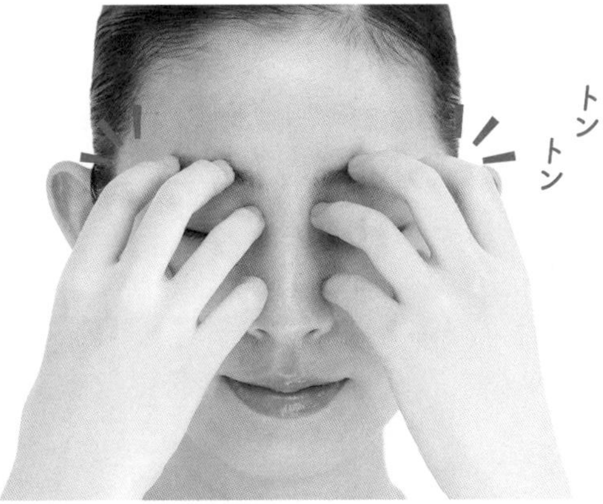

POINT

親指と小指も使って目の下もしっかりトントン

左右それぞれ×15秒

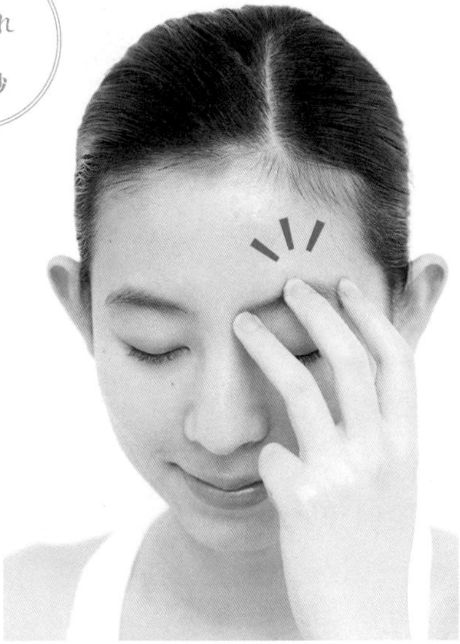

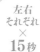

3

眉毛を3カ所指先でプッシュする

眉毛も疲れが溜まる場所。ほぐすと目がスッキリする。眉頭、眉尻、中央の3カ所を押し、軽く横にゆらして15秒刺激。

【眉間・おでこのシワ②】

硬直したおでこの筋肉を押しほぐしてやわらかくする

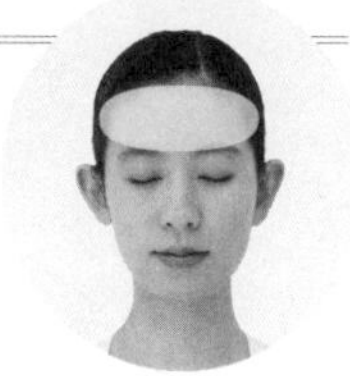

顔のたるみケアでも登場した「前頭筋」。この大きな筋肉をほぐすことはおでこのシワにも効果てきめん。より効かせるために眉毛から指２本分上の3点を刺激してコリを取っていきます。

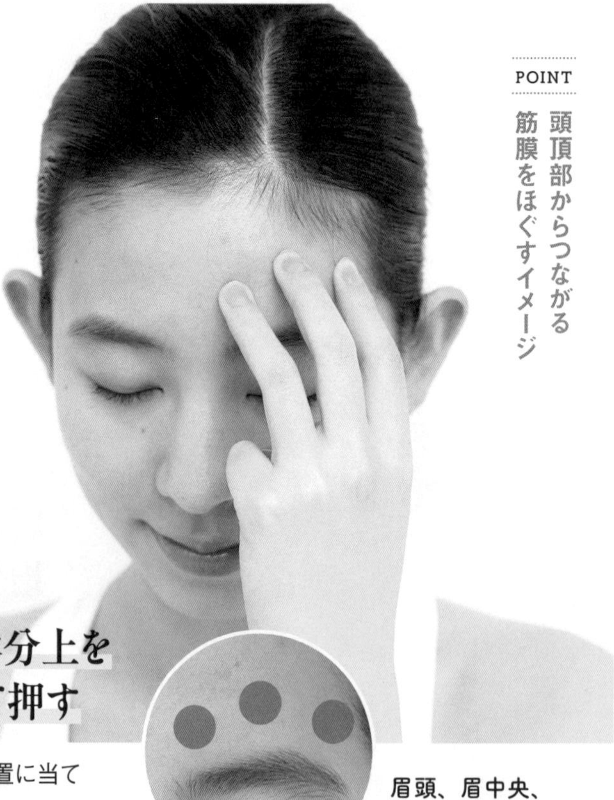

POINT
頭頂部からつながる筋膜をほぐすイメージ

1

眉毛から指２本分上を指の腹でとらえて押す

３本の指を右の写真の位置に当てる。眉毛から指２本分上ちょうどおでこの中央を押さえる。

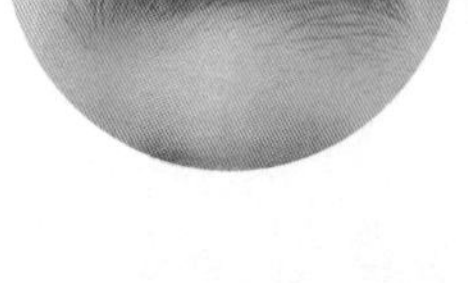

眉頭、眉中央、眉尻の3カ所から指２本分上を押し込む

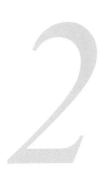

2

指で押し込んだまま軽く引き上げ、さらに横に動かす

指先で圧迫したまま、軽く上に持ち上げ、その状態で左右に細かく動かす。指先でおでこの筋肉をとらえ、離れないようにする。15 秒ほぐし、2セット。

左右それぞれ
15秒
×
2セット

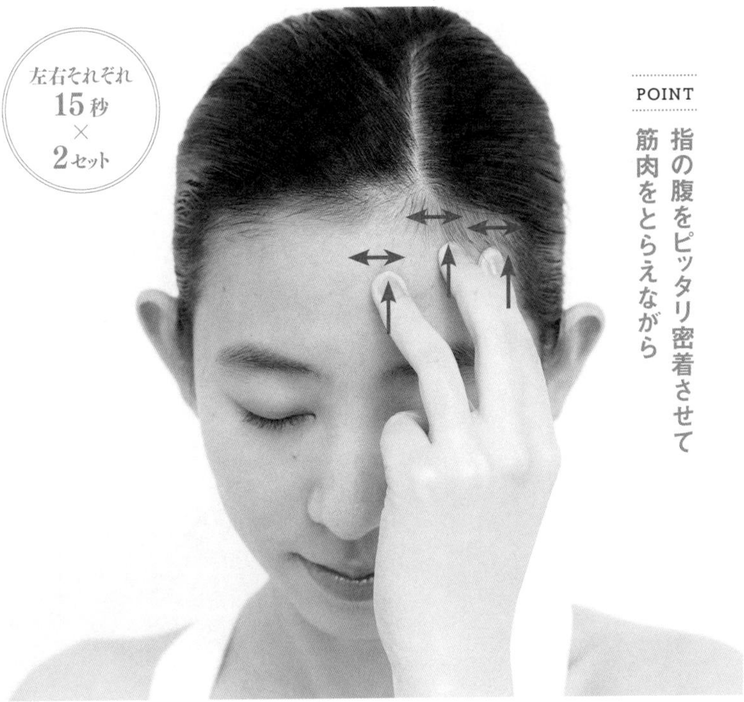

POINT

指の腹をピッタリ密着させて
筋肉をとらえながら

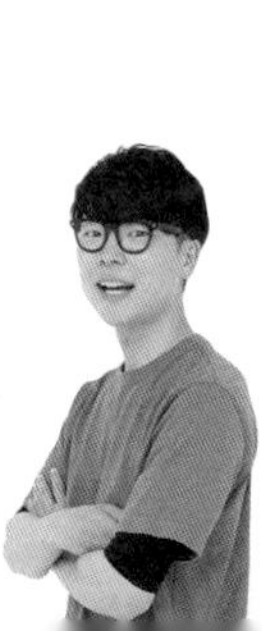

軽く赤くなっても OK。
ほぐれて血行がよくなり、
血が集まっているサインです。
気にせずにしっかり
押しほぐそう！

【眉間・おでこのシワ③】

おでこのシワ改善には
頭皮からリフトアップ！

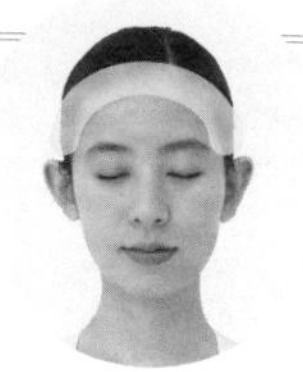

頭皮と顔は１枚皮。前頭筋の上部にあたる生え際はコリ固まりやすく、押すと少し痛みも感じる場所ですが、しっかりほぐすとみるみるおでこのシワが薄まります。

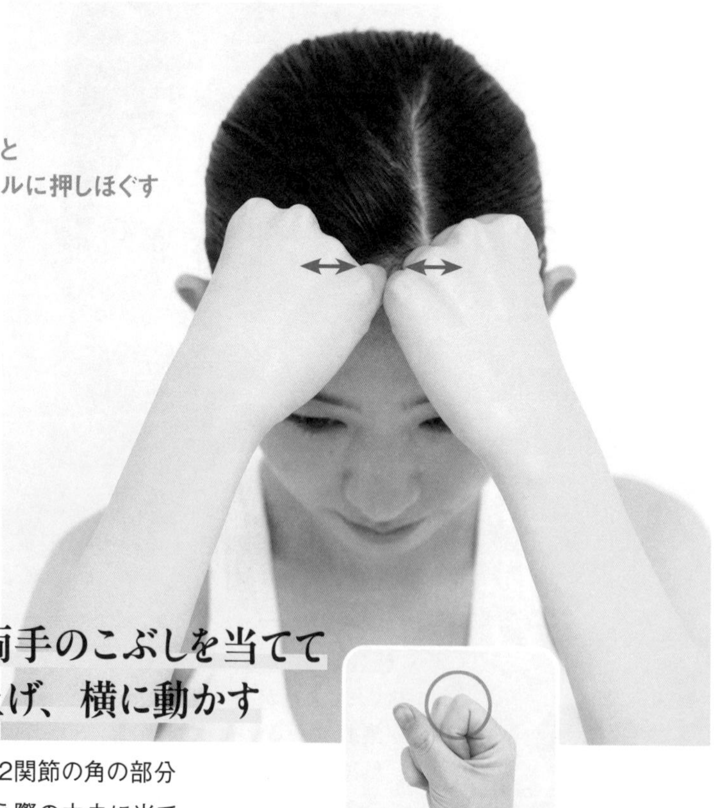

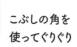

POINT

クックッと
リズミカルに押しほぐす

1

生え際に両手のこぶしを当てて軽く持ち上げ、横に動かす

こぶしを作り、第2関節の角の部分で刺激する。生え際の中央に当て上に引き上げ、左右にほぐす。

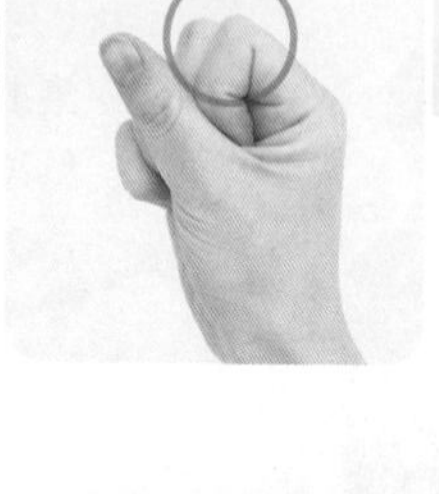

こぶしの角を
使ってぐりぐり

2

こぶしひとつ分横にずらし 左右3カ所ずつ押しほぐす

ほぐす位置を少しずつ外側にずらしながら、おでこの両端まで左右3カ所ほぐしていく。グッと圧をかけながら、リズミカルに5秒ずつ2セットおこなう。

POINT

持ち上げて おでこのシワを ピンと張ってから 横に動かす

左右3カ所
5秒ずつ
×
2セット

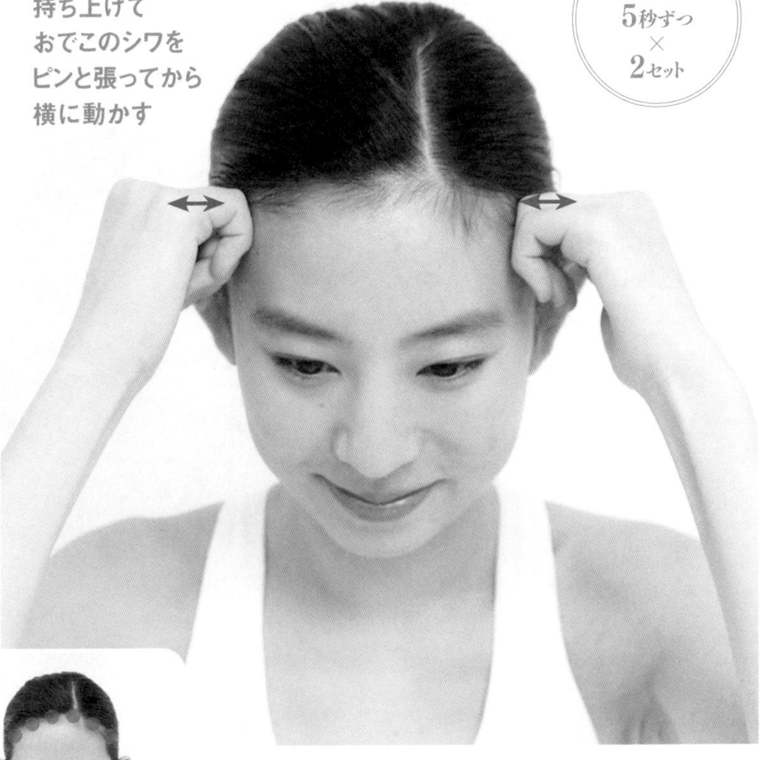

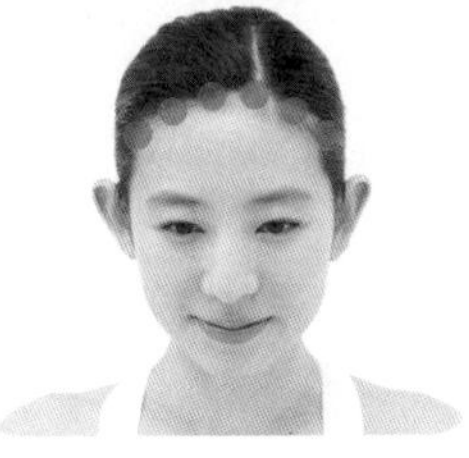

内側から外側に向かって
6カ所をぐりぐりと！

【眉間・おでこのシワ④】

眉間から老廃物を流して刻まれたシワを薄める

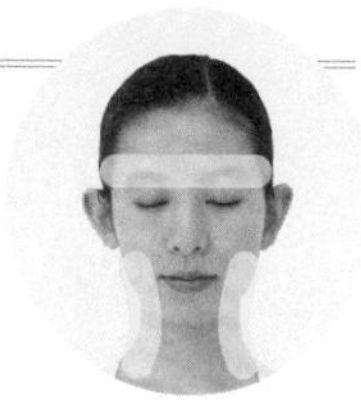

眉間のシワはその部位だけをぐいぐい押してもダメ。周辺の詰まりを取ることが肝心です。眉頭を軽くプッシュしたあと、鎖骨までリンパを流して血流を促して。肌はふっくら、シワも薄まってきます。

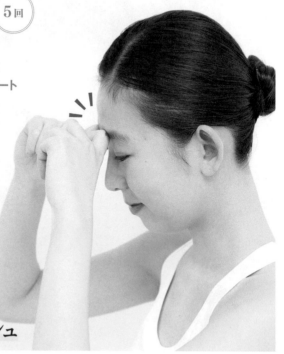

5回

POINT

眉頭は疲れが溜まる場所。ここを軽く押しほぐしてスタート

1

眉頭にこぶしを当ててプッシュ

こぶしを作り、人差し指をカギ形にして角を当てる。軽くキュッキュッと5回ほど押してほぐす。

2

こめかみに向かって スーッとこぶしでなぞり、 耳下～鎖骨まで流す

手の形をそのまま、人差し指の角を当てて眉頭から軽く上に引き上げてこめかみに向かって流す。耳の下を通り、鎖骨までを５回繰り返す。

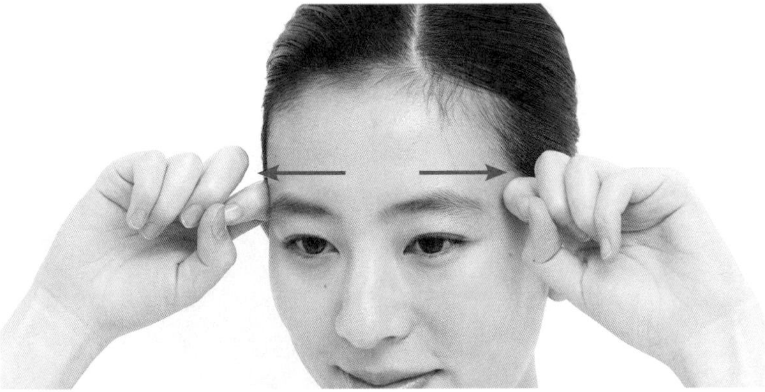

↓

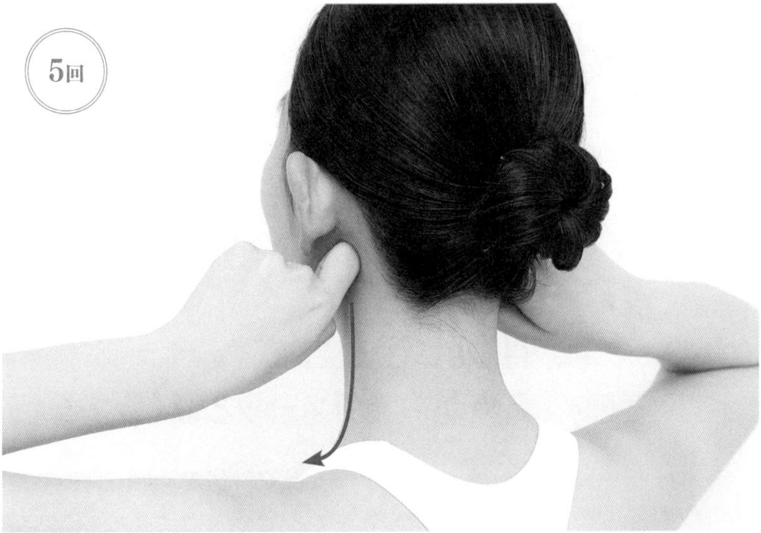

【眉間・おでこのシワ⑤】

目もとからリンパを流して 血行促進＆コリ取り

①～④の筋肉ほぐし（P100 ～ 107）と並行しておこないたい、リンパ流し。目もと～鎖骨にかけて余計な水分を流すことでむくみが解消。まぶたのたるみやシワ改善にも有効です。

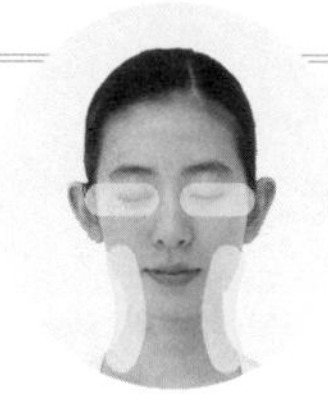

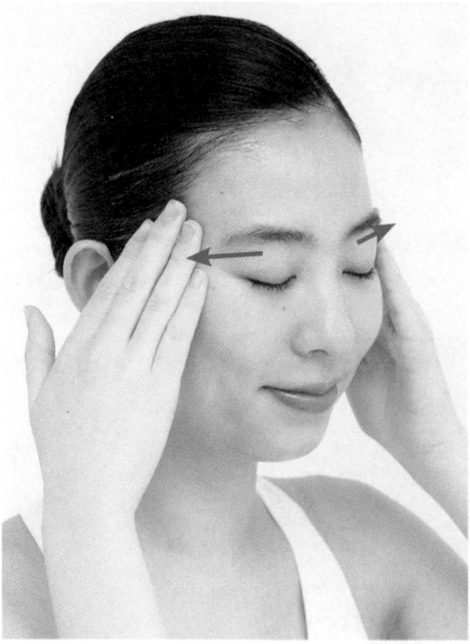

←

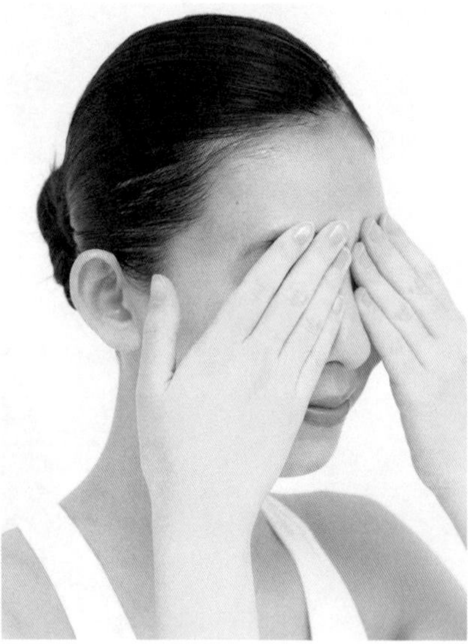

1

目もとに手を当て こめかみまでスーッと軽くさする

目の上に４本の指先を当てて軽く流すように顔の中心から外へ老廃物を流し、こめかみでキャッチ。それを耳下へと流していく。

2 鎖骨まで流したら、最後に指で軽くほぐす

耳の下のリンパを通り、鎖骨まで流す。最後に指先で鎖骨の上をプッシュして仕上げる。目もと〜鎖骨まで５回繰り返す。

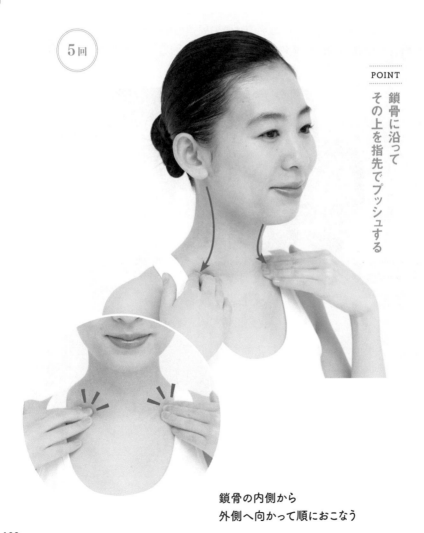

5回

POINT
鎖骨に沿って
その上を指先でプッシュする

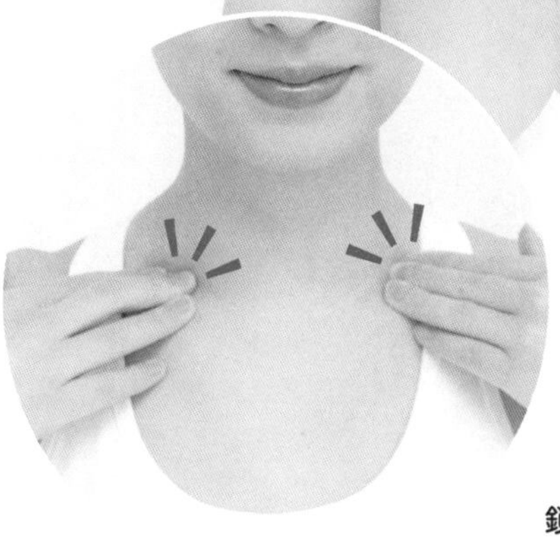

鎖骨の内側から
外側へ向かって順におこなう

【パサパサ髪①】

カチコチ頭皮を
周辺からマッサージしてほぐす

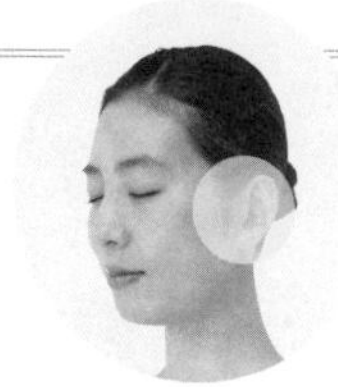

髪のパサつきは頭皮の老化が原因。それは血流不足で引き起こされます。頭皮の血流アップに欠かせないのが頭の周辺のマッサージ。耳のツボ押しで緊張をゆるめ、毛根に栄養を届けていきましょう。

15秒
×
4カ所

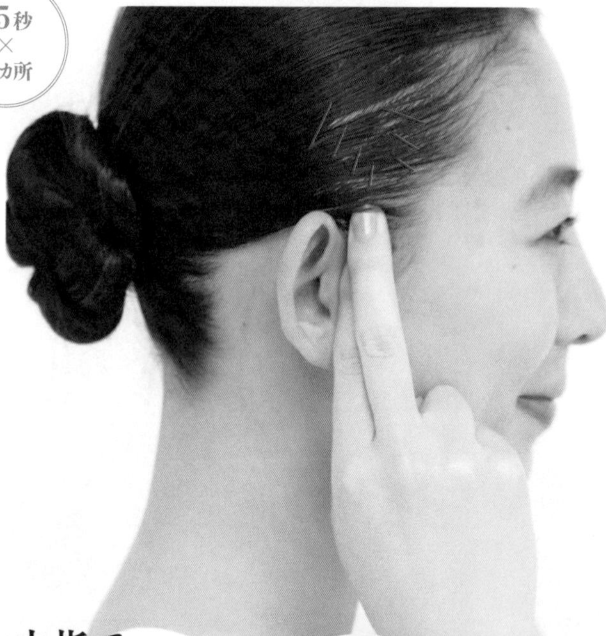

1

人差し指と中指で
耳のツボを4カ所押す

人差し指と中指をそろえ、指の腹で耳の前をぐりぐりと押しほぐす。右の写真の4カ所を15秒ずつ。

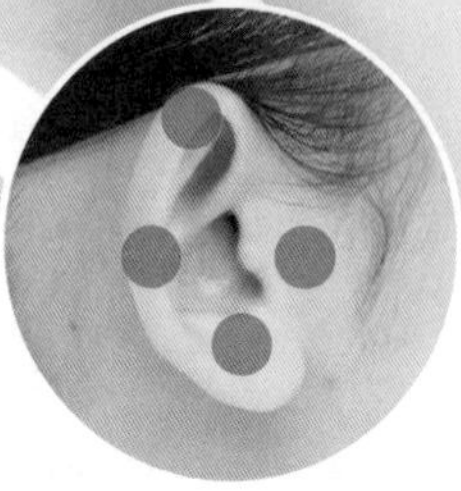

耳の上下左右を
刺激する

2 耳をつかんで ぐるぐると回す

両手で耳をつかみ、グッと上へ引っ張ってからその状態で後ろ回し。上に上げることで首の筋肉もほぐれる。気持ちよく回し、呼吸を止めずに 15 秒。

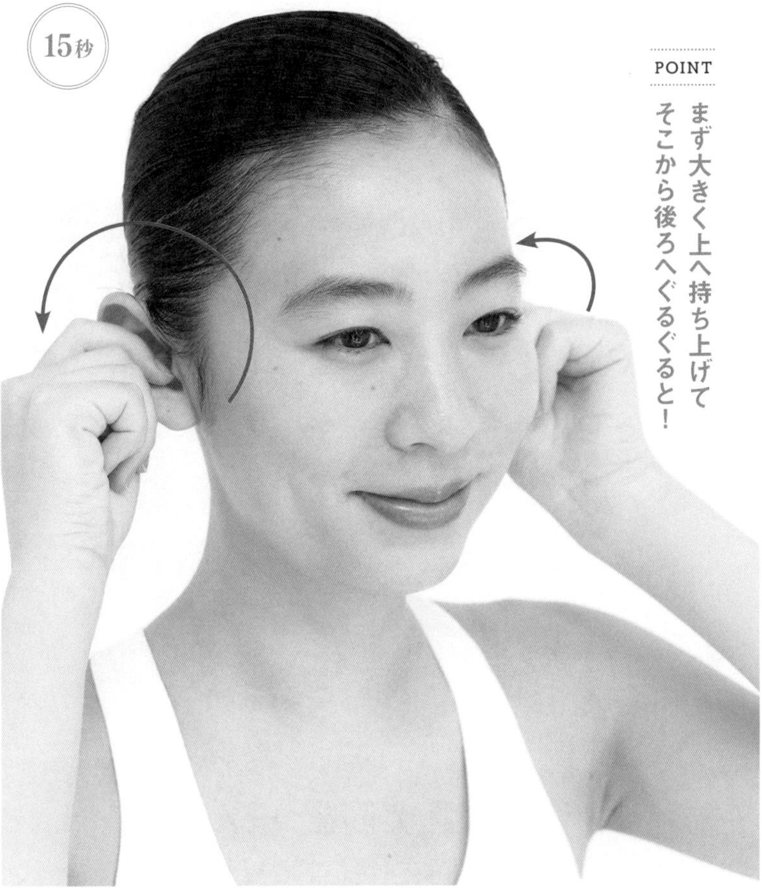
15秒
POINT
まず大きく上へ持ち上げて
そこから後ろへぐるぐると！

【パサパサ髪②】

首まわりをゆるめて
頭皮に栄養を届かせる

頭皮への血流にとても密接に関わるのが首まわり。日ごろの悪姿勢でコリ固まりやすい場所なので、ていねいにほぐしましょう。首をゆるめるのに最適な2つの方法を紹介します。

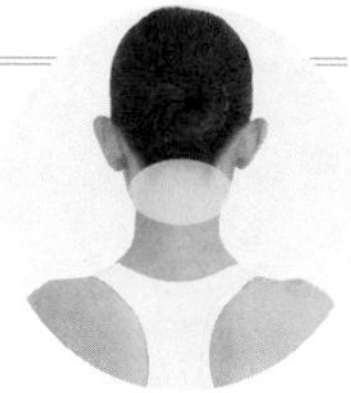

左右
それぞれ
×
15秒

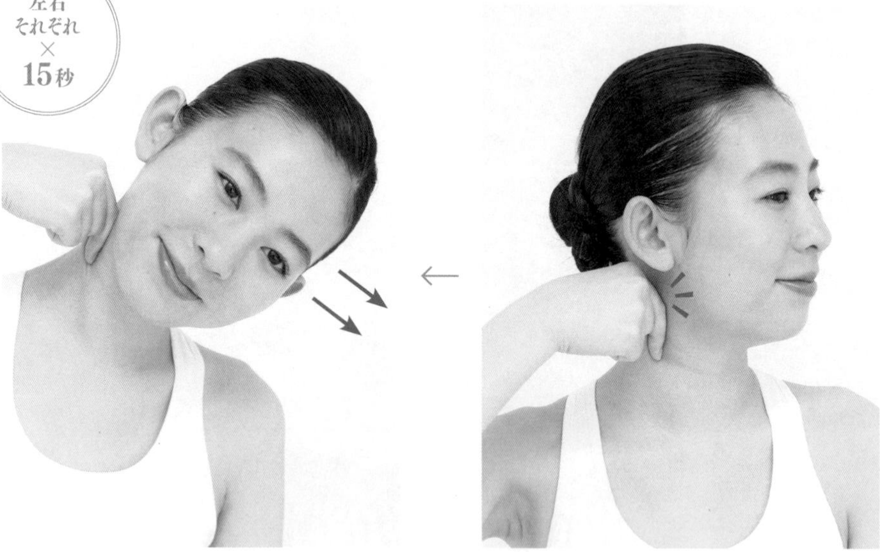

1

胸鎖乳突筋をつまんで
首を横に倒してのばす

顔を横に向けると胸鎖乳突筋がつまみやすい。親指と４本の指でつまみ、首を倒してストレッチ。反対側も同様に15秒ずつ。

2

首の横を後ろに押して そのまま上を向く

手のひらで首の横をとらえ、前にずれがちな筋膜を元に戻し、さらに上を向いて15秒キープ。首の筋肉の緊張が取れ、顔や頭皮への血行が促進される。

POINT

前側に寄ってしまう
筋膜のずれを元に戻していく

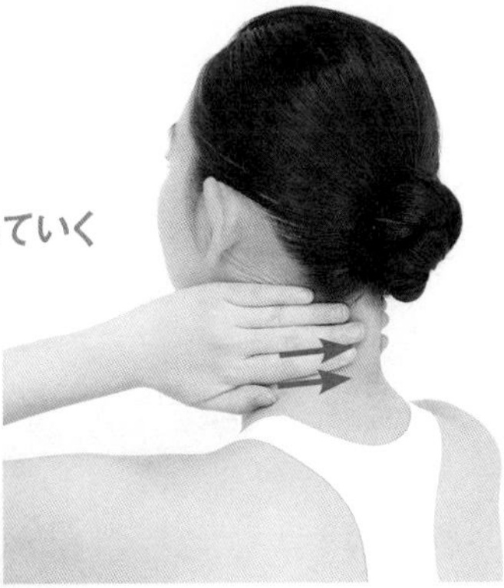

15秒
キープ

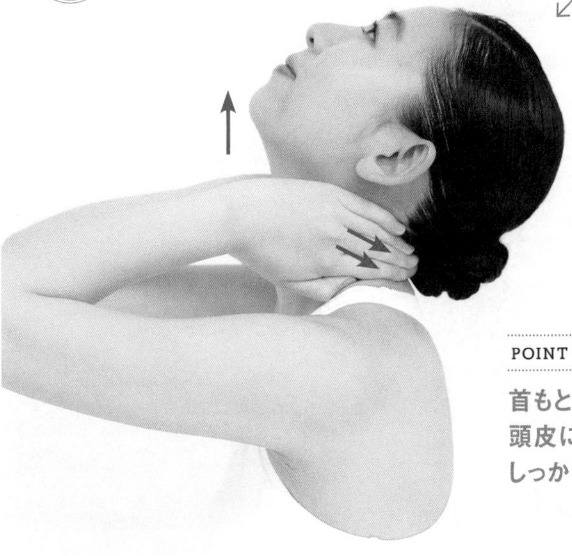

POINT

首もとの血流がよくなると
頭皮に酸素と栄養が
しっかり届く

【パサパサ髪③】

髪の土壌となる頭皮。
押しほぐして血流アップ

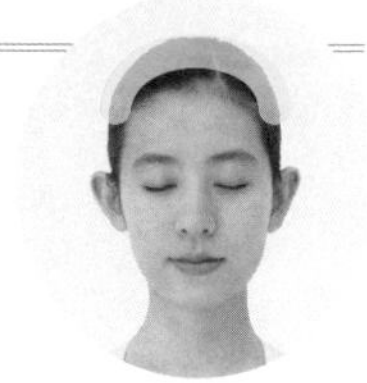

頭皮でケアしたいポイントは2カ所。とくにガチガチになりやすいのが側頭部と頭頂部です。こぶしでゆるめてマッサージし、下がって固まった筋肉を上へ上へと引き上げていきましょう。

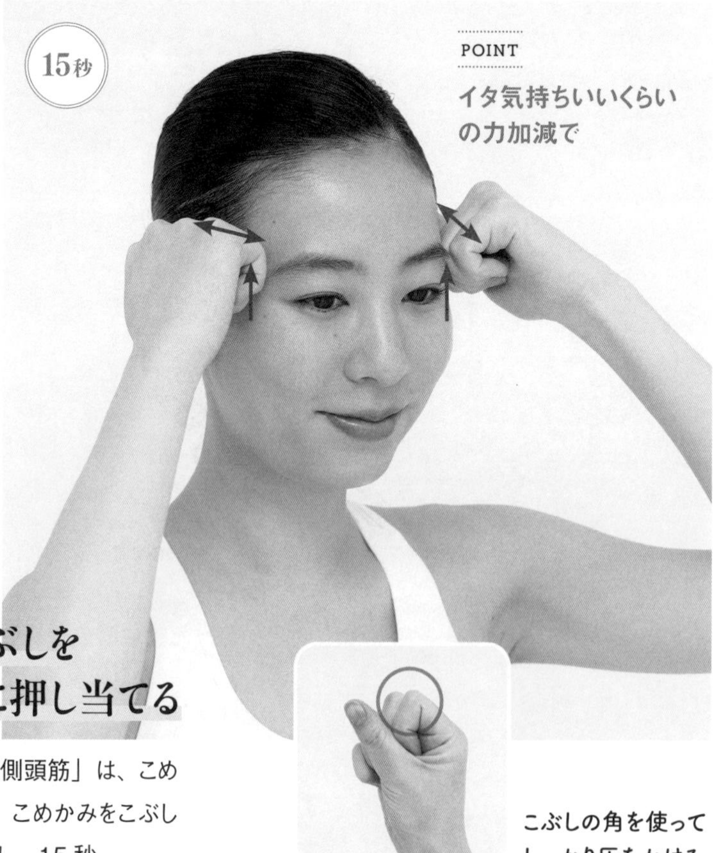

15秒

POINT

イタ気持ちいいくらいの力加減で

1

両手のこぶしを
こめかみに押し当てる

側頭部の筋肉「側頭筋」は、こめかみから広がる。こめかみをこぶしで引き上げてゆらし、15 秒。

こぶしの角を使ってしっかり圧をかける

2 側頭部を指で押さえて後ろに回す

さらに側頭部を大きく後ろへマッサージ。5 本の指を使って筋肉をとらえ、指の腹を密着させて後ろに回す。15 秒ぐるぐると。

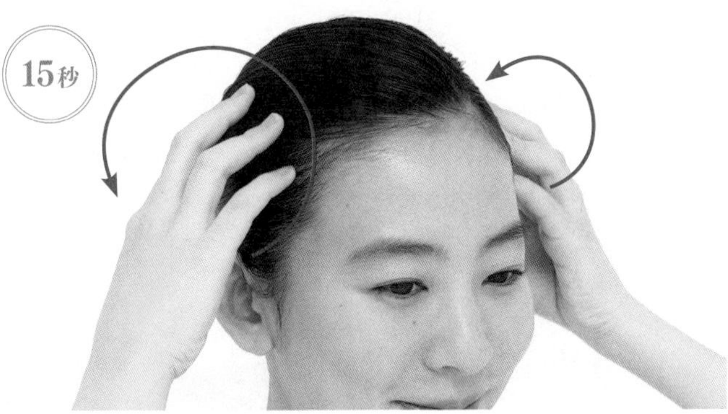

POINT

目の使いすぎで硬くなる場所。ほぐすと目もスッキリ

3 頭頂部を指の腹で押しながら中央に寄せる

続いて頭頂部をやわらかくほぐす。皮膚を真ん中に寄せるイメージで 5 本の指を密着させて上へ引き上げる。15 秒グイグイと繰り返す。

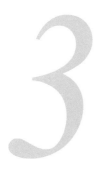

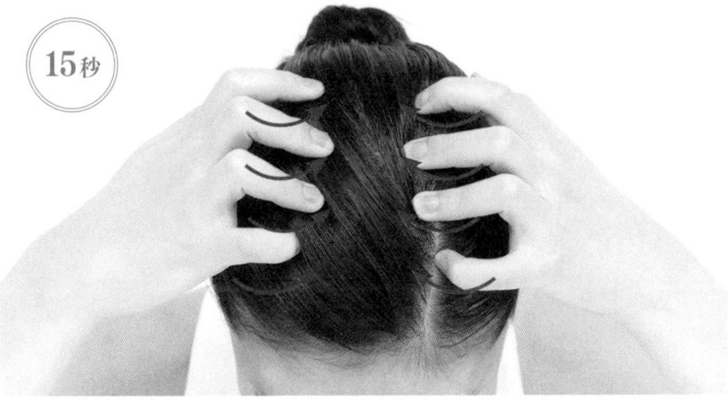

【パサパサ髪④】

首〜おでこをゆるめて
頭皮に溜まった老廃物を流しやすく

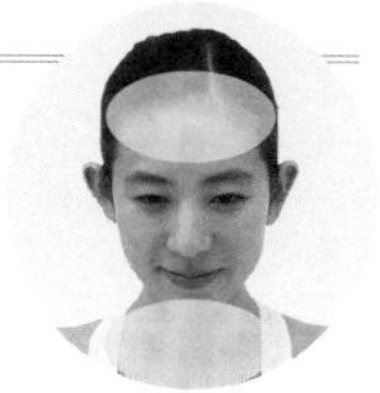

ほぐしケアに続いて老廃物流しのメソッドです。おでこ、顔、首の前の3カ所をセットでおこなうことでより効果がアップ。リンパや血液の滞りが取れ、顔から上がフッと軽くなるはず。

15秒

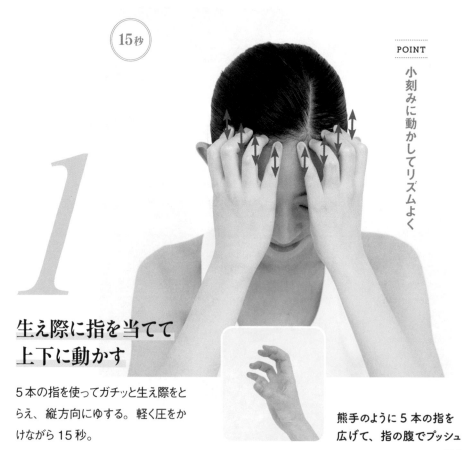

POINT
小刻みに動かしてリズムよく

1

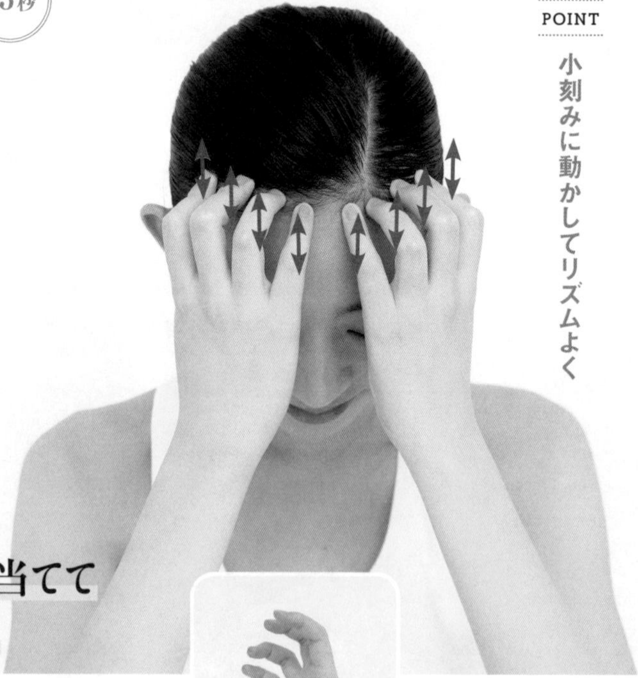

生え際に指を当てて上下に動かす

5本の指を使ってガチッと生え際をとらえ、縦方向にゆする。軽く圧をかけながら15秒。

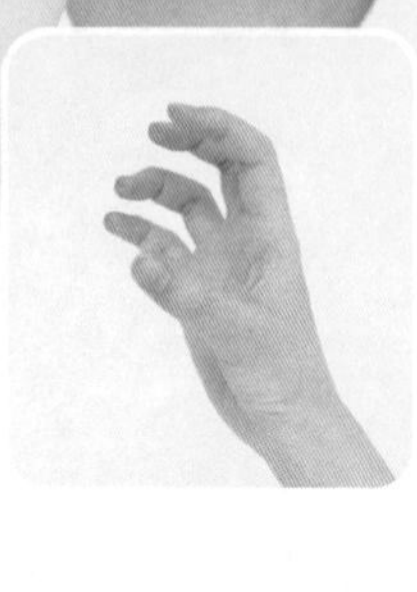

熊手のように5本の指を広げて、指の腹でプッシュ

2 顔全体に手のひらを当てて持ち上げる

下がった顔の筋肉を全体的にリフトアップすると、頭皮の血流も促進される。ほおに手のひらをピタッと当て、おでこまで覆ってグーッと持ち上げて 15 秒キープ。

15秒キープ

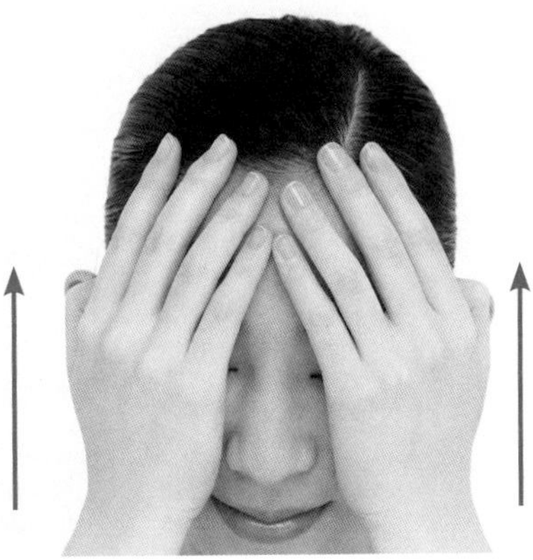

15秒キープ

POINT

下唇を中に入れると
よくのばせる

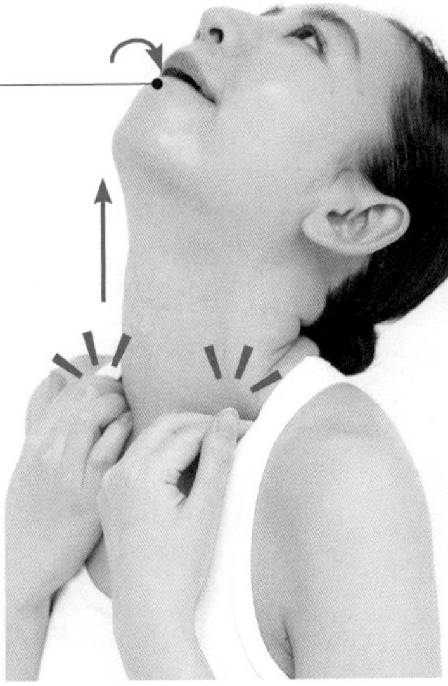

3 鎖骨に指を引っかけて上を向く

鎖骨に手をかけて上を向き、首の前をストレッチ。下唇を中に入れるとさらにのびを感じる。この状態で 15 秒キープ。

顔美容整体の +α

おまけの体操で
肩甲骨をほぐして顔色アップ！

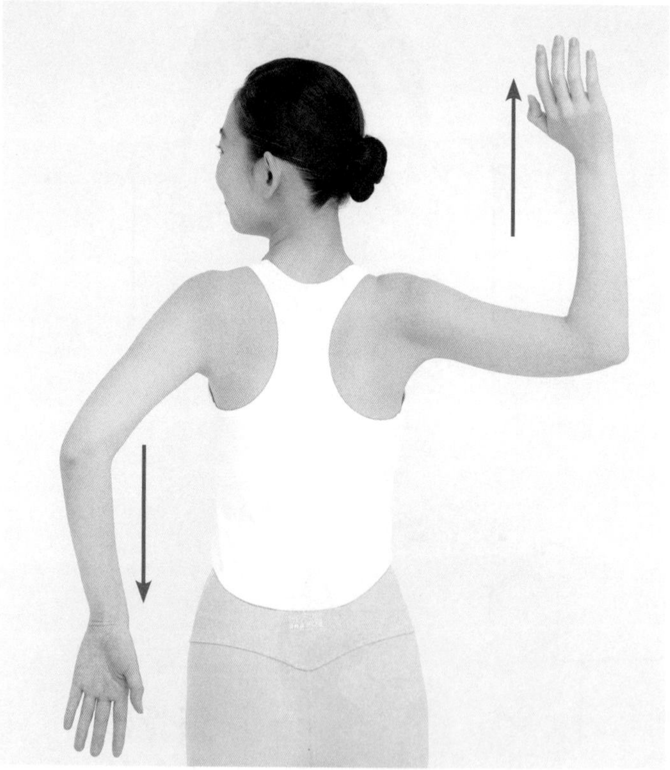

1 腕を大きく広げてひじを曲げ上下に動かす

脚を軽く開いてラクにして立つ。両腕を広げ、ひじを 90°に曲げてスタンバイ。「上、下、上、下」と交互に動かしていく。このとき、肩甲骨が動いているのを意識して。

ゆう先生がお答え！

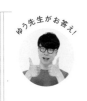

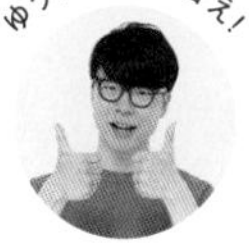

なぜ、肩甲骨を動かすと顔にいいの？

肩甲骨を動かすと首肩まわりがラクになり、溜まった老廃物や血液が一気に流れやすくなります。結果的に酸素や栄養が顔のすみずみに届いて顔色が明るくなるというわけです。

15秒

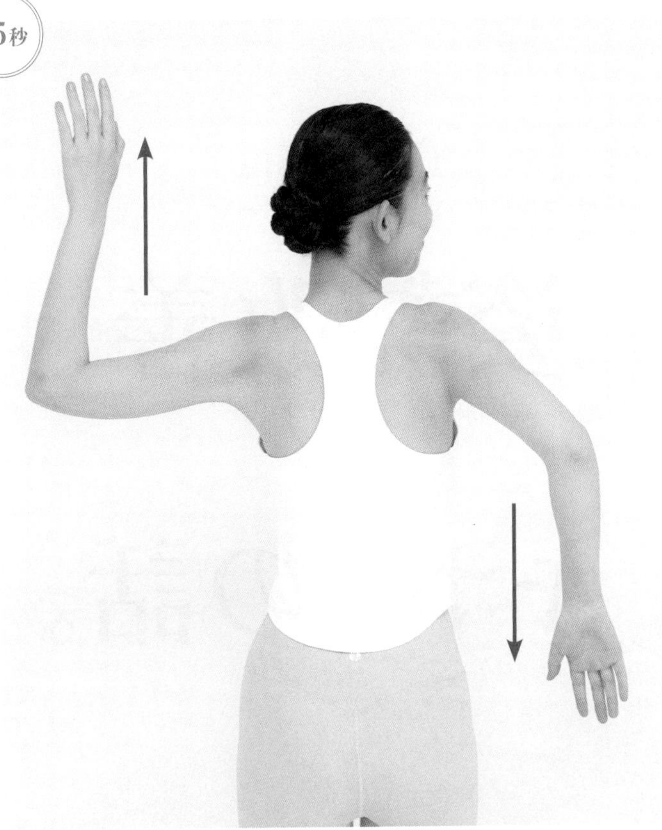

2 左右交互にパタパタと動かし テンポよく繰り返す

呼吸を止めず、腕の上下運動を15秒続ける。腕の可動域に合わせてつけ根から目一杯動かすことがポイント。少し疲れるけれど、ほぐす効果は満点！

COLUMN

姿勢改善のキホンの話。

第1章の全身 毒素流し、
第2章のお悩み別 顔美容整体でもお話ししましたが、
姿勢のくずれがリンパや血流の滞りを招いてしまいます。
さらには、体のあちこちに痛みが出たり、太りやすい体質になったりと
負のスパイラルが止まらない……！
そこでここでは、第3章の症状別 痛み解消整体や
第4章の部位別 やせ体質作りの土台となる、
姿勢改善のポイントをギュッとまとめてお届けします。
この順番で解説するので順を追って試してみてくださいね。

- **正しい姿勢の作り方**
- **体の仕組みを知る**
- **左右のバランスを整える**
- **前後のバランスを整える**
- **肩甲骨の位置を整える**
- **正しい首の位置を覚える**

6つのチェックを終えたとき、体がフッとラクになっているのを感じるはず。
どれも簡単なので、空き時間に思い出して習慣にしてみましょう。

正しい姿勢の作り方

姿勢を正しくするポイントはたった２つ。「肩」と「股関節」が内側に閉じずに外側に開くと、自然と正しく立つことができます。

POINT
肩と足先の向きだけ意識して！

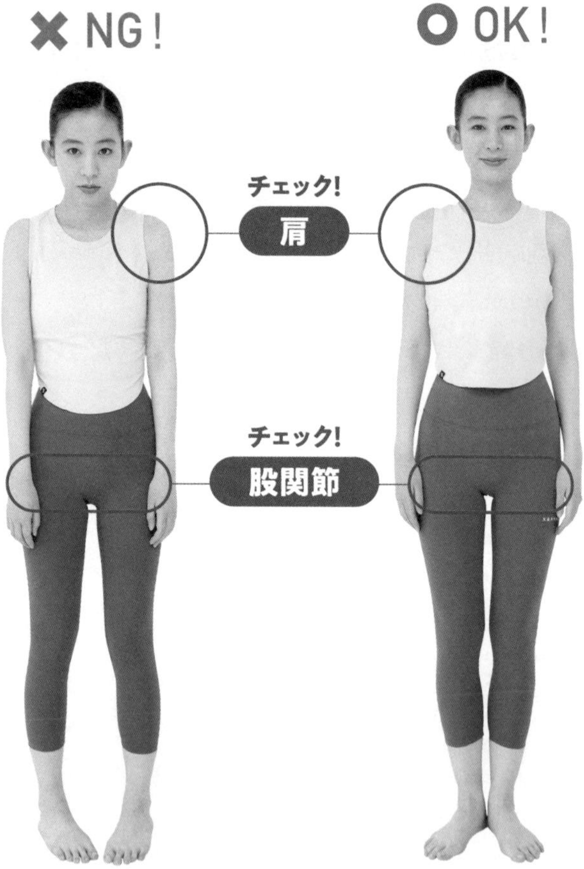

肩も足先も内側に閉じている

反対に体が内側に閉じると、首が前に出て脚もゆがんでしまう。

肩と足先が外側に開いている

体が外側に開くと、首がスッと長くなり、脚もまっすぐになる。

体の仕組みを知る

体には、可動域が広く体を動かすための「可動関節」と可動域が狭く体重を支える「安定関節」の2種類があり、お互いに密接に関係し合っています。

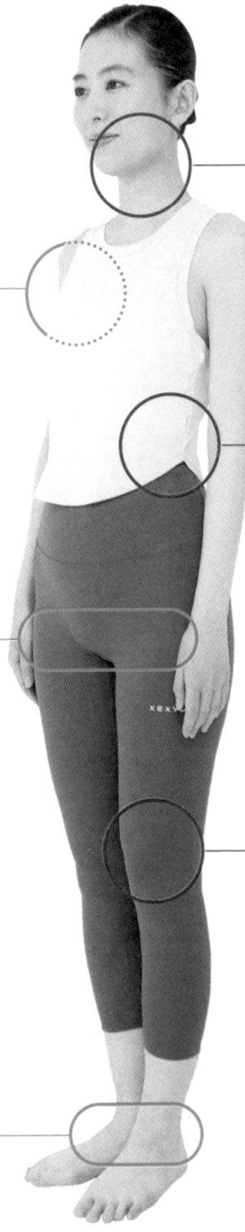

安定関節とは ［首・腰・ひざ］

首や腰、ひざは本来あまり動かさない関節。ところが可動関節の動きが悪くなると、安定関節が動くことでその動きを補うため、痛みや不調が現れてくる。

可動関節とは ［肩甲骨・股関節・足首］

肩甲骨、股関節、足首が柔軟性を持ち正しく動くと、安定関節に負荷がかからず体はラクになる。可動関節の動きを妨げる周辺をほぐすことが大切。

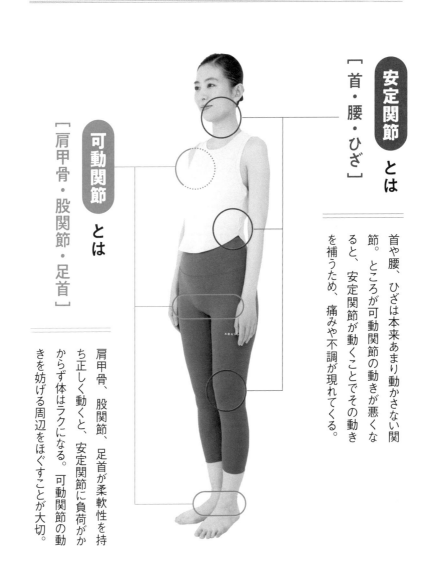

左右のバランスを整える

体の重心が左右どちらかに偏っていないかをチェックしましょう。左右の脚の長さを比べることで、体の傾きや股関節、骨盤のゆがみがわかります。

まずチェック

床に座り、左右の脚をピタッと合わせる

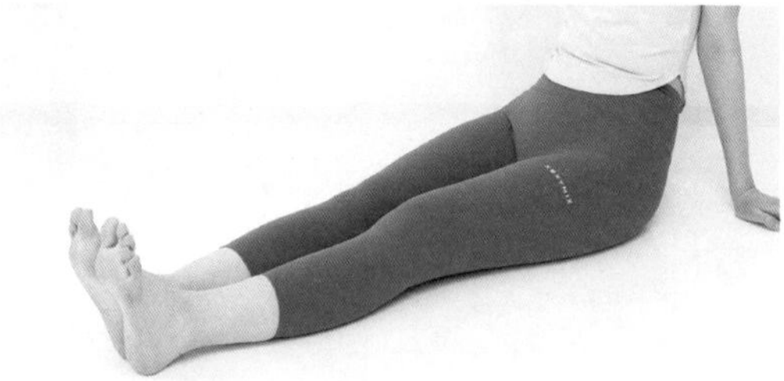

POINT　おへその位置とかかとの位置を一直線にする

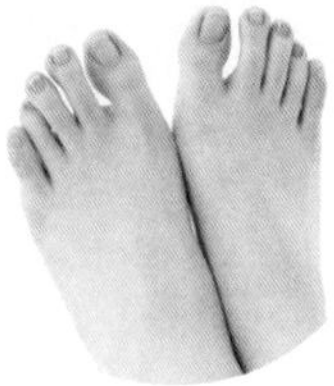

親指までの長さを確認する

整え方

短いほうの脚のつま先をキュッと上げてかかとを遠くに押す

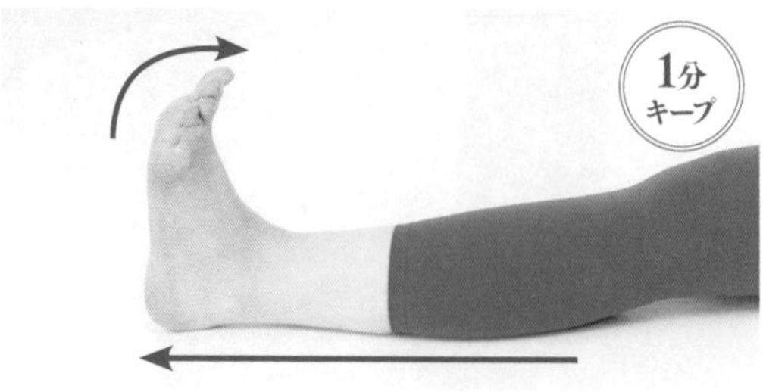

上のチェックで短いほうの脚を押し出し、かかとを遠くにのばして股関節からストレッチ。1分キープ。

POINT　脚全体の筋肉と筋膜を気持ちよくグーンとストレッチする

前後のバランスを整える

体の重心が前後どちらかに偏っていないかを見るには、足踏みが有効。まっすぐ上に足踏みしているつもりでもどちらかに寄っていないかをチェック。

チェック&整え方

その場で真上に足踏みをする

下のNG①②のように前後に重心がずれていないかをチェックして。整えるときもその場で足踏みして重心をまっすぐ保つように意識。

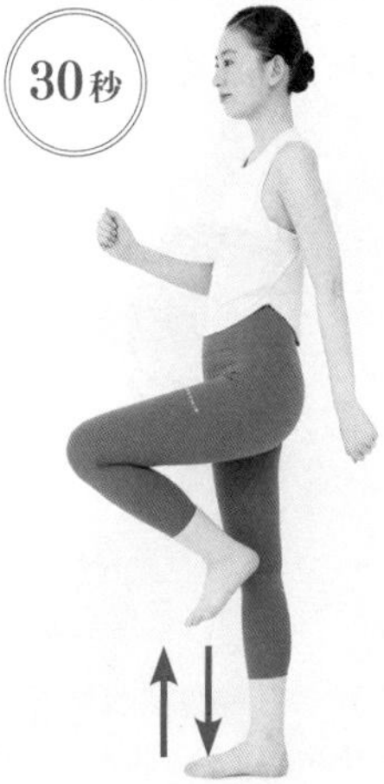

✖ NG①

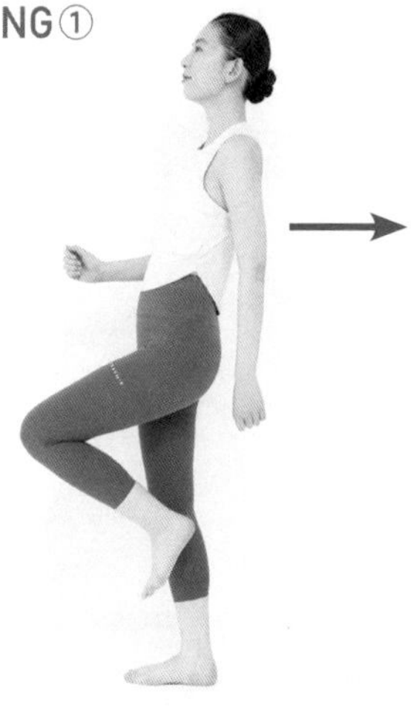

✖ NG②

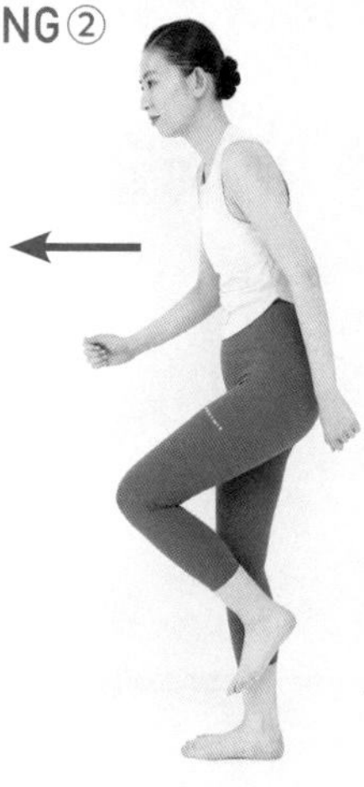

肩甲骨の位置を整える

首や肩がなめらかに動くには肩甲骨が正しい位置にあることが大切。前かがみの姿勢で、肩甲骨が前にずれている人が多いので後ろに引き寄せる意識を。

まずチェック　肩甲骨の位置で首すじのハリや動かしやすさを確認する

肩甲骨が後ろ

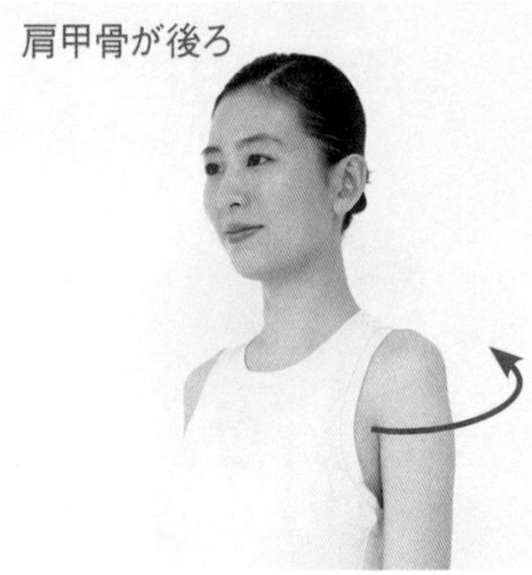

肩が開いて肩甲骨が寄ると、首～肩がロックされずラクに動かせる。

肩甲骨が前

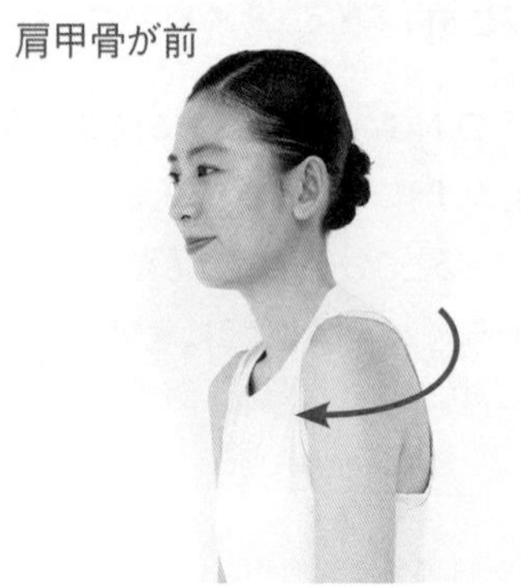

肩が巻いて肩甲骨が開くと、首～肩がロックされて動かしにくい。

整え方　両腕を回して肩甲骨を引き寄せる

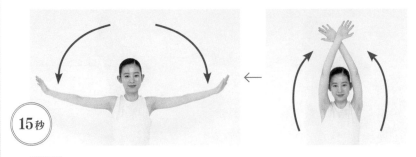

←

15秒

POINT　**指先が上を向くように**

正しい首の位置を覚える

不調を訴える人が多いのが首。首が前に出ていわゆるストレートネックになっている人も少なくありません。正しい位置で動かして整えていきましょう。

まずチェック　耳たぶの位置が肩中央のライン上にあるかを見る

正しい位置はココ!

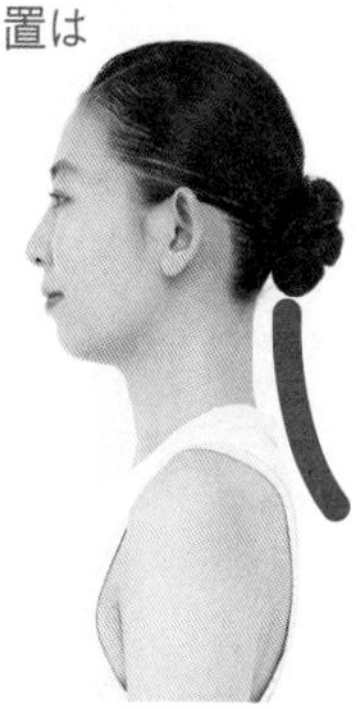

首本来のゆるやかなカーブを描き、顔や目線がまっすぐ前を向く。

多いNGはコレ

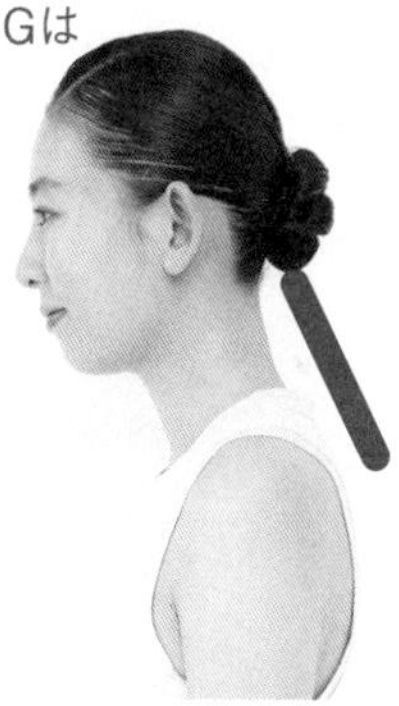

首のアーチがなく前に出て、筋肉が引っ張られて常に緊張状態。

整え方　首を正しく後ろに持ち上げ、上下左右に動かす

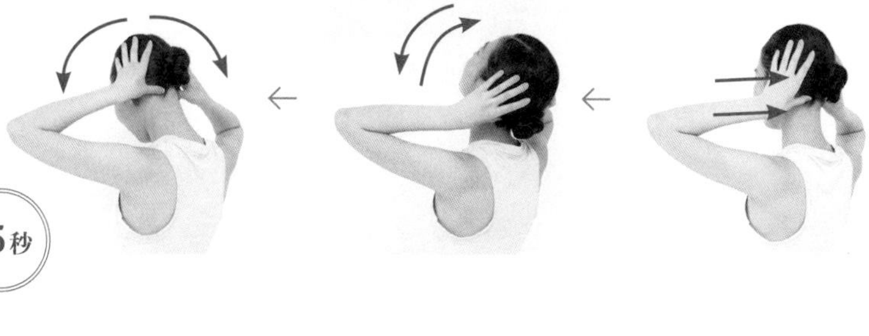

15秒

3章

首、腰、ひざのツラい痛みを和らげる

症状別 痛み解消整体

痛みのある場所とは別のところに痛みの原因はあるもの。
首が痛いのなら、
肩甲骨の動きが悪く、肩関節が固まっていることが原因です。
痛みをなくすには
「症状ごとに○○○を押す」というポイントがあります。
逆にいえば、そのポイントを外してしまうとあまり効果はありません。
この章では症状別に
どこをどうケアするのかをお話ししていきます。
コツを覚えれば、自分で痛みを取ることも可能!
セルフケアこそ、コリや痛みのない体作りの近道になります。

肩関節と股関節がスムーズに動くと痛みやコリが自然と取れる

手強い痛みやコリ。整体やマッサージを受けてラクになったものの、すぐにまたぶり返してしまったという経験、ありませんか？　それは姿勢のくずれが大きな原因です。日常的な姿勢の悪さや体の使い方のクセが筋膜のひきつれや骨格のゆがみを招き、疲労を溜めるために一度ラクになっても、また痛みが発生してしまいます。

僕の提案する痛み解消整体では、「肩関節」と「股関節」をとくに重視しています。というのも、120ページからのコラムでお話しした通り、可動関節がしっかり動くことで安定関節がきちんと正しく機能し、姿勢を保てるから。痛みの現れやすい首や肩、腰痛、坐骨神経痛、骨盤のゆがみ、ひざの痛みをケアするには肩関節と股関節がスムーズに動くことが欠かせません。

そこで、アプローチしたいのはこの2つの関節のまわりにある大きな筋肉です。**具体的には「大胸筋」「広背筋」「大臀筋」「ハムストリングス」の4つ**。大きな筋肉をゆるめると体の変化を感じやすく、また体全体のバランスが整うため姿勢が改善。痛みやコリも自然と解消していきます。

さらに大きな筋肉にアプローチするメリットはもうひとつ。**これらのアウターマッスルをゆるめると、体の内部にあるインナーマッスルをしっかりと使えるようになります**。体の土台がきちんと支えられた状態になると、外側の筋肉に余計な力や緊張が入ることなく、よりほぐれてくるという相乗効果があります。

たとえば、スマホを見ているときというのは無意識にインナーマッスルの力が抜けやすいんです。アウターの筋肉がガチッと固まっているため、首や肩、背中がガチガチになってしまいます。10秒でも画面から目を離し、遠くを見てアウターマッスルをゆるめてあげましょう。**「今、筋肉が力んでいるな」と自分の体をモニタリングしてあげる意識もとても大切**です。

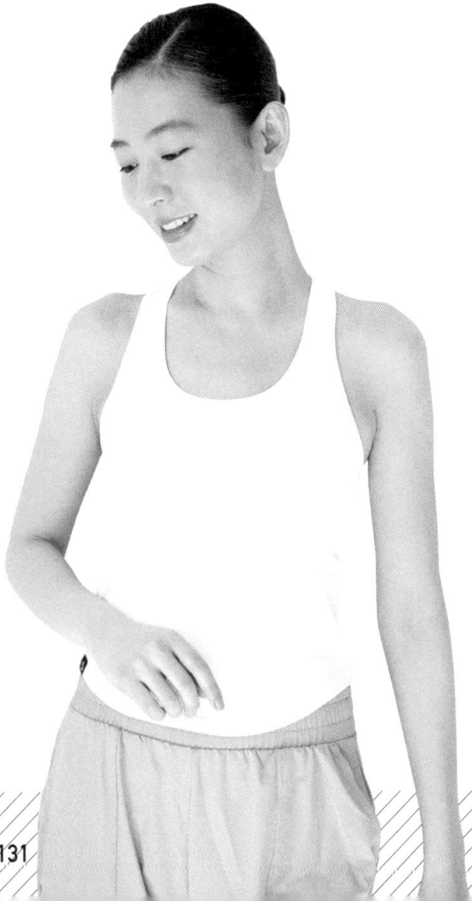

痛み解消整体でアプローチするのはココ！

このあとの痛み解消整体メソッドの概要を簡単に解説します。

首コリ　P134～P145

前にずれた筋肉を戻すストレッチ＆肩甲骨の動きがカギ

腕コリ　P146～P149

巻き肩と関係が深い腕のコリ改善は、押すポイントが大切

腰痛　P150～P155

おしり、肩甲骨、股関節のストレッチで周辺をやわらかく

骨盤のゆがみ　P156～P159

もも裏のハムストリングスを鍛えることが、ゆがみ改善のポイント

坐骨神経痛　P160～P165

太ももまわりの筋肉の硬さを取ると、痛みも軽くラクになる

ひざの痛み　P166～P177

ねじれが生じて痛みが出る部分。股関節から足指までを丁寧にケア

痛み解消整体の4大筋肉

肩関節と股関節周辺の大きな筋肉をゆるめ、動きをスムーズにするため
押さえておきたい筋肉がこの4つ。
プラスαで、各症状で解説している小さな筋肉をほぐし、痛みを解消していきます。

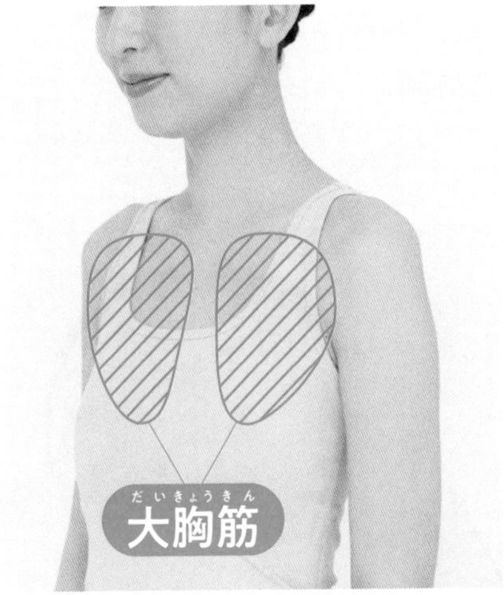

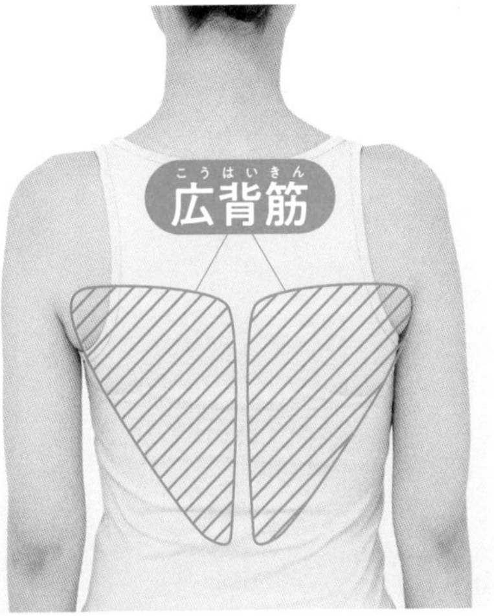

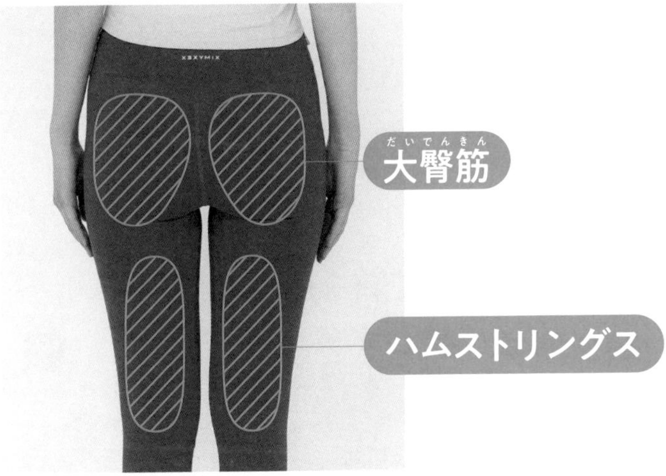

【首コリ①】

首の前と横のつっぱりを のばしてゆるめる

首のまわりにはさまざまな筋肉が集中しています。そこで細かく分けてストレッチするのが有効です。このメソッドは首の横と前側にアプローチ。のびているポイントを意識しておこないましょう。

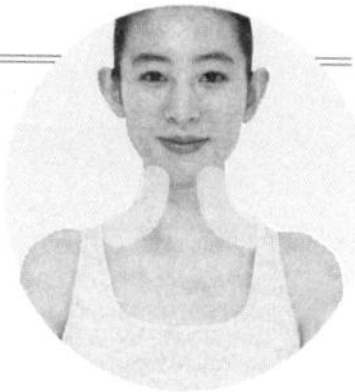

左右それぞれ×15秒

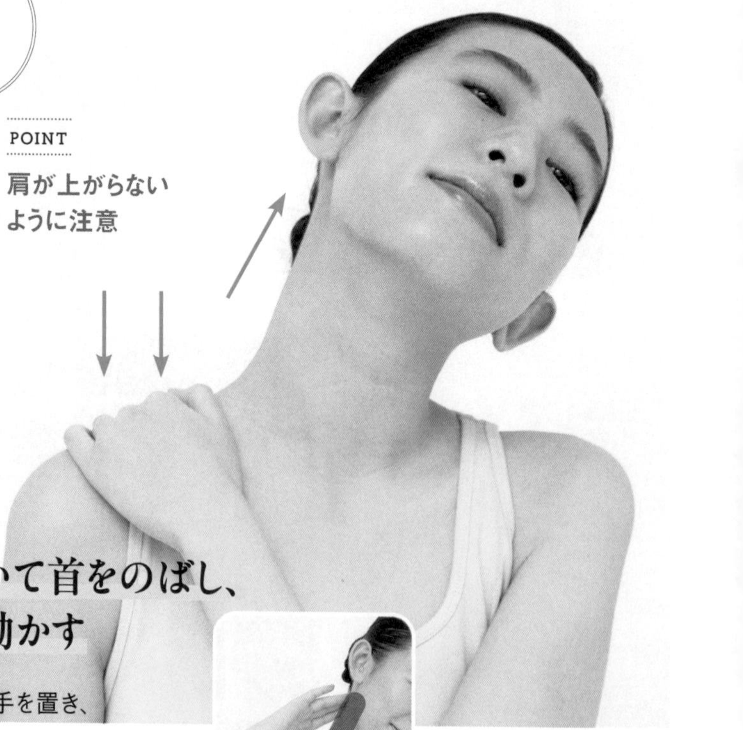

POINT

肩が上がらないように注意

1

肩に手を置いて首をのばし、頭を前後に動かす

肩が上がらないよう手を置き、頭を斜め上に。軽く前後に動かして首の横をストレッチ。15秒おこない、反対側も。

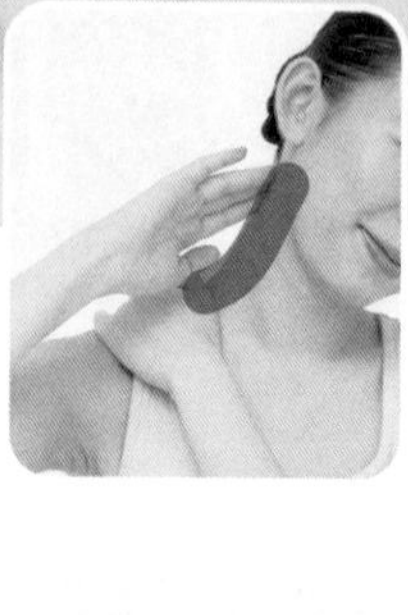

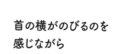

首の横がのびるのを感じながら

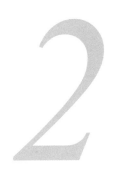

2 鎖骨に指をかけて逆方向の斜め上を向く

続いて首の斜め前をストレッチ。鎖骨の上を指で押さえ、斜め上を向く。「気持ちよくのびている」と感じるところでOK。呼吸を止めずに15秒キープ。反対側も同様に。

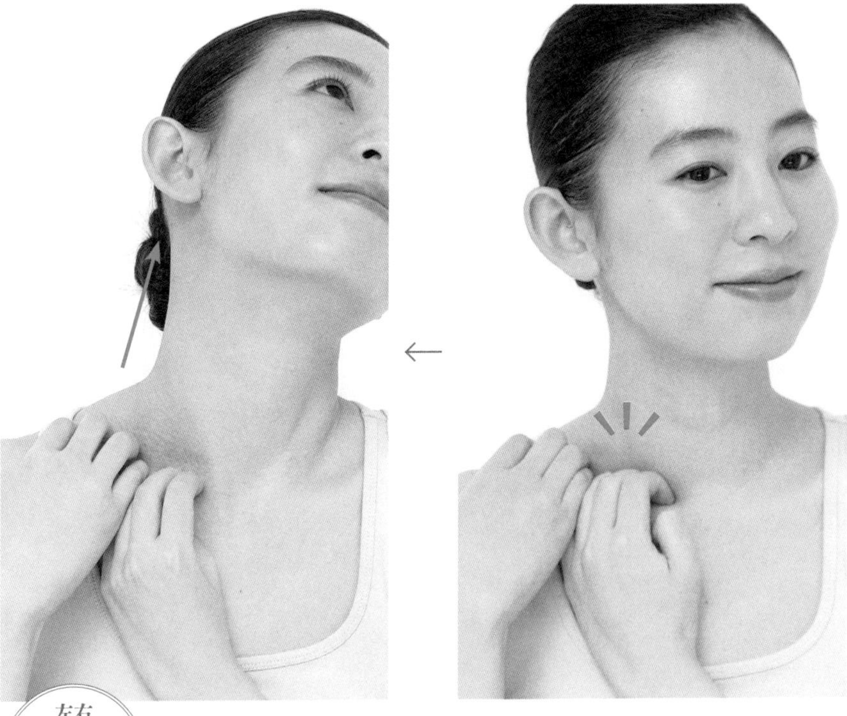

左右
それぞれ
×
15秒
キープ

POINT

胸鎖乳突筋に効かせるイメージで

【首コリ②】

首の後ろの奥の筋肉を狙い押しほぐす

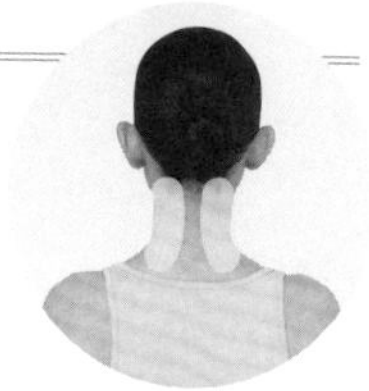

首の痛みの原因は本来の可動域以上に首が動きすぎているから。いろんな方向から硬直を取り除いていきます。奥の筋肉のつっぱりをゆるめるとグンとコリが和らぐのを実感できます。

1

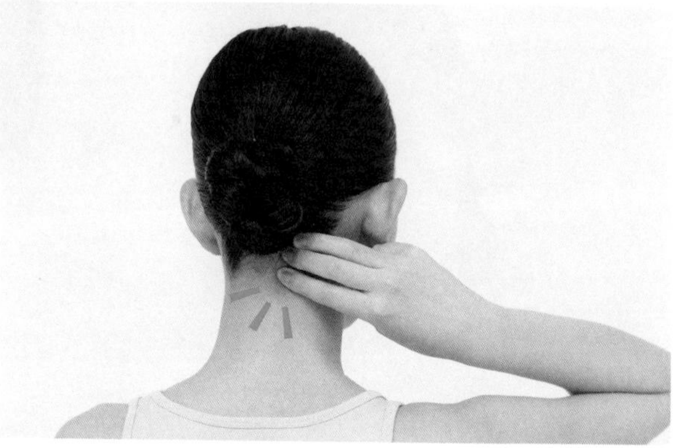

↓

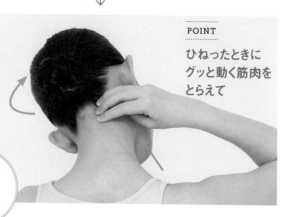

POINT

ひねったときにグッと動く筋肉をとらえて

首のつけ根を3本の指で押さえ、前に倒してひねる

首の骨の右隣を指で押さえ、首を前に倒し、さらに左に傾けて15秒キープ。

左右それぞれ×15秒キープ

ゆう先生がお答え!

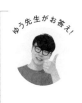

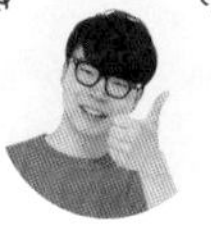

なぜ、こんなに細かく動かすの?

首の最深部に、後頭下筋群と呼ばれる4つのインナーマッスルがあります。首の回旋を支える筋肉ですが、アプローチが難しい筋肉でもあります。細かく動かすのがコツなのです。

2

3本の指で押さえたまま首を逆方向にひねる

*1*の「前に倒す→左に傾ける」状態から、今度は「ぐるっと右に回す(顔が左を向く)」。細かい動きで内側の筋肉にアプローチ。15秒キープ。反対側も。

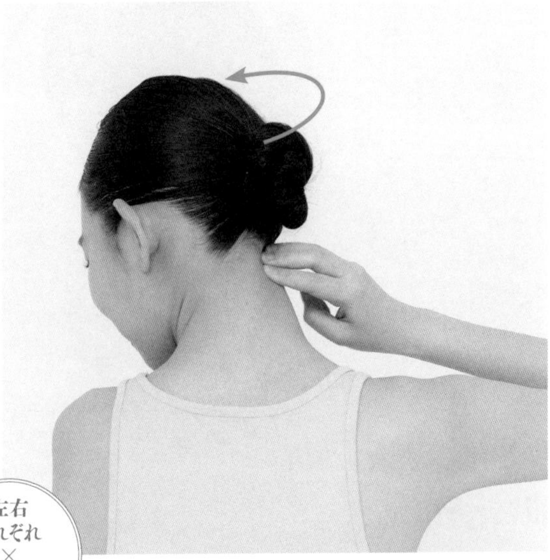

左右
それぞれ
×
15秒
キープ

【首コリ③】

僧帽筋ストレッチで肩の動きをスムーズにする

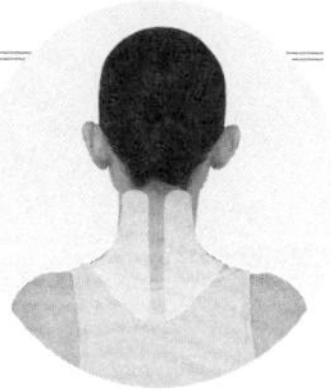

首のストレッチの3つ目は、背中にかけて広がる大きな筋肉の「僧帽筋」をのばすもの。肩コリの解消にも重要な筋肉。フーッと呼吸しながら、腕で頭を押さえて気持ちよくのばしましょう。

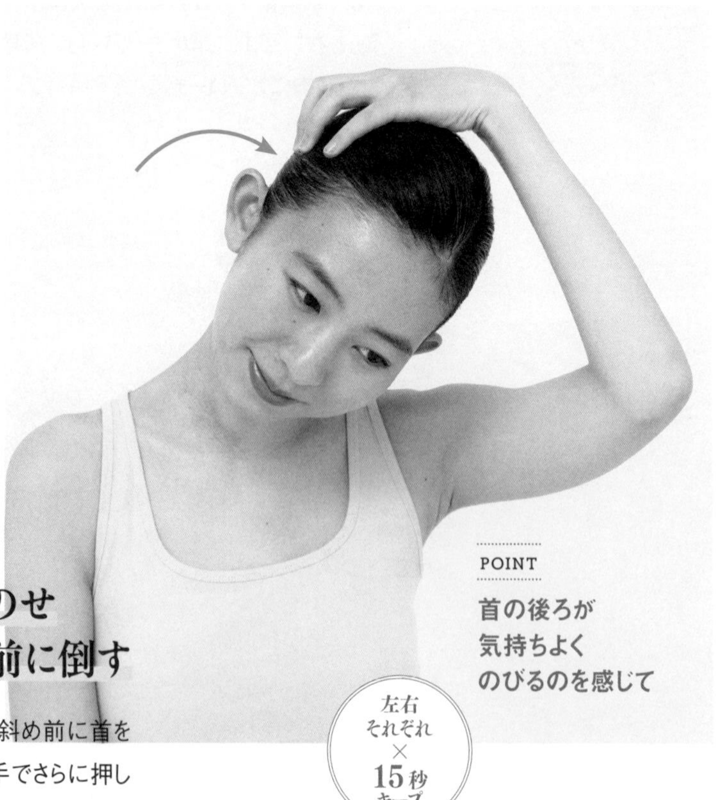

1

頭に手をのせ首を斜め前に倒す

手を頭にのせ、斜め前に首を倒す。グーッと手でさらに押して背中までストレッチ。15 秒キープ。反対側も同様に。

POINT

首の後ろが気持ちよくのびるのを感じて

左右それぞれ × 15秒キープ

2 腕を斜め後ろに組み、頭を倒してさらに首をひねる

頭の右側で腕を組み、左斜め前に倒す。さらに右側に頭を回す(顔が左を向く)。15秒キープし、反対側も。

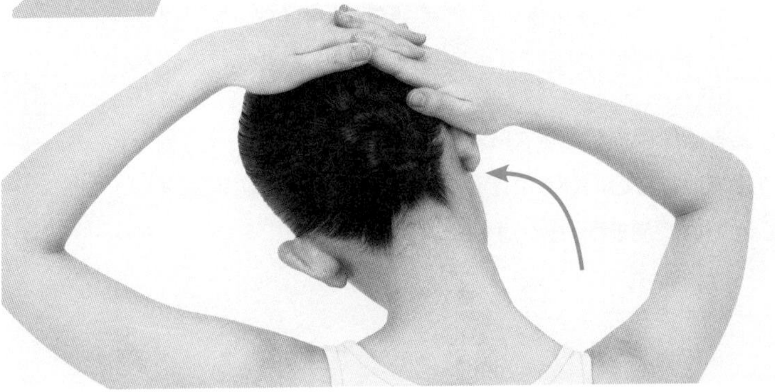

↓

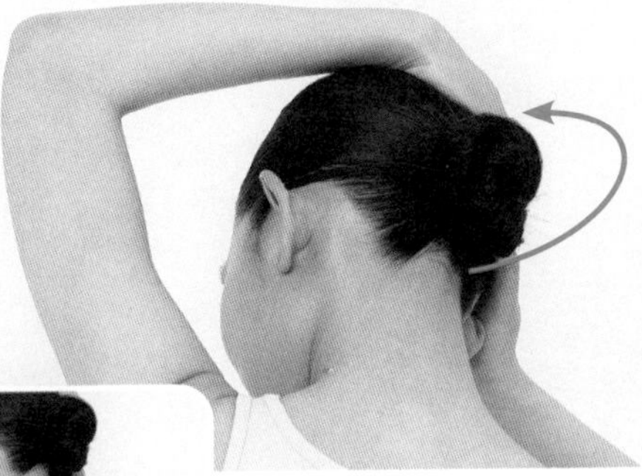

左右
それぞれ
×
15秒
キープ

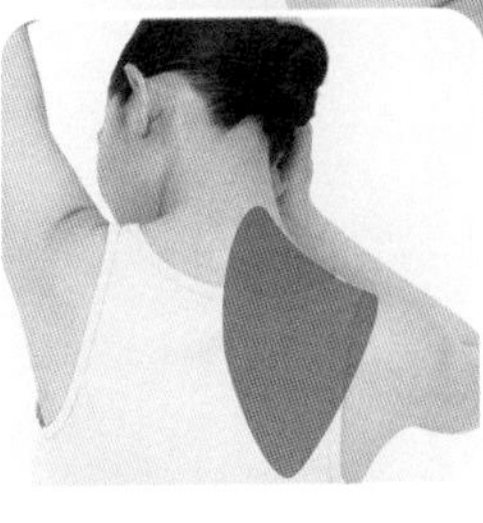

ココに効く！
首から背中にかけて
じんわりのばして

僧帽筋とは…

首の後ろから肩、背中にかけて広がる幅広い筋肉。首や肩コリの自覚症状を起こす場所で、ココのストレッチは痛み解消に欠かせない。

【首コリ④】

首の後ろの肩甲挙筋にアプローチ。じっくりのばしほぐす

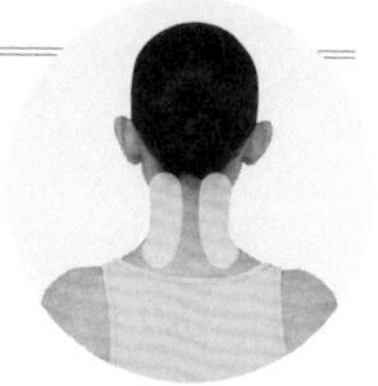

首の後ろにある「肩甲挙筋」をストレッチするメソッドを紹介。わずかな動かし方の違いで首ののびる位置が変わるので、ていねいに順を追ってみてください。肩まわりもスッキリしますよ。

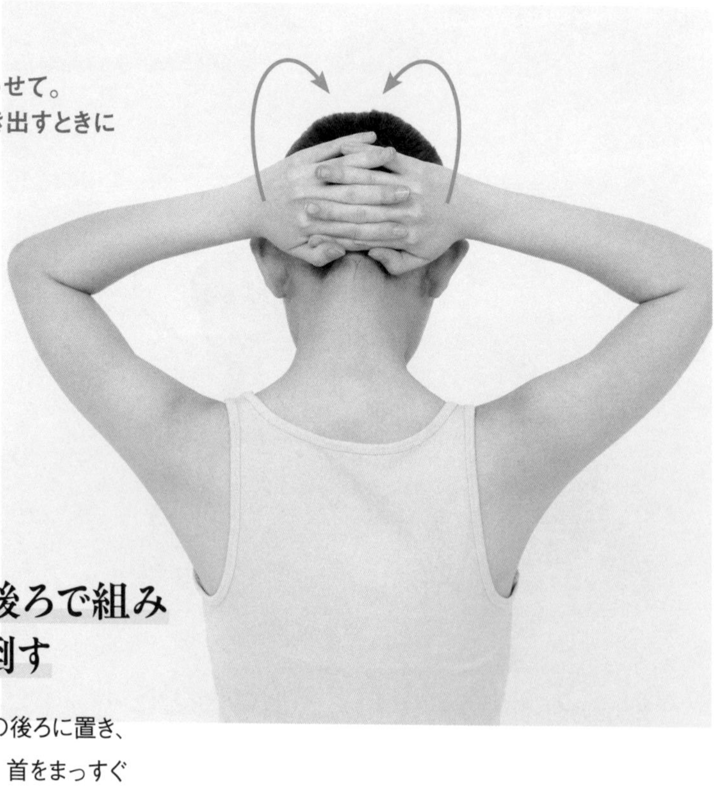

POINT

呼吸に合わせて。フーッと吐き出すときに首を倒す

1

手を頭の後ろで組み首を前に倒す

両手を組んで頭の後ろに置き、息を吐きながら、首をまっすぐ前に倒す。この動きでも首の後ろが気持ちよくのびる。

2 首を回してから さらに倒してじっくりのばす

1 の前に倒した状態から、首を右にひねる（顔が左を向く）。さらに左斜め前に倒して15秒キープ。反対側も。

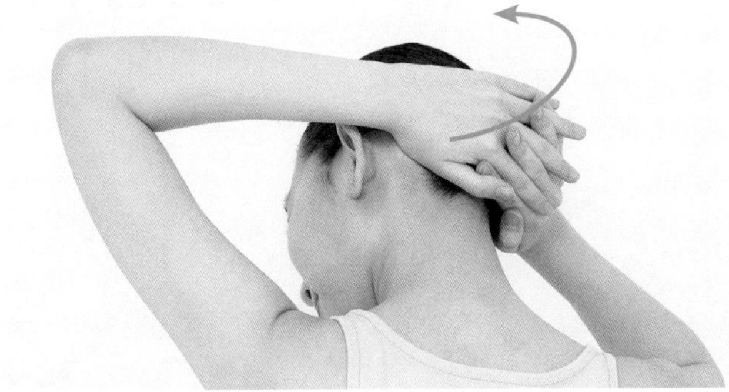

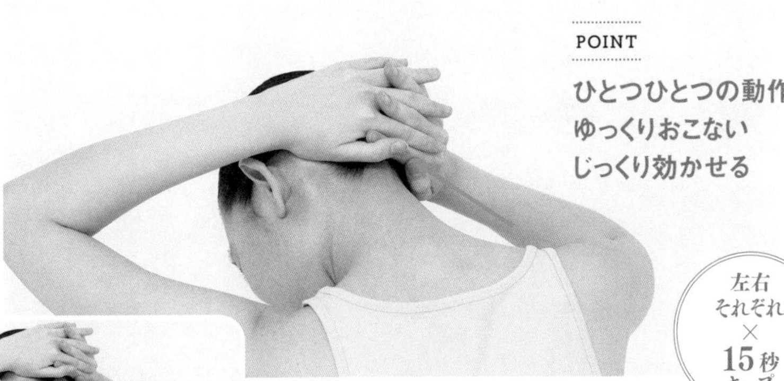

POINT

ひとつひとつの動作を ゆっくりおこない じっくり効かせる

左右 それぞれ × 15秒 キープ

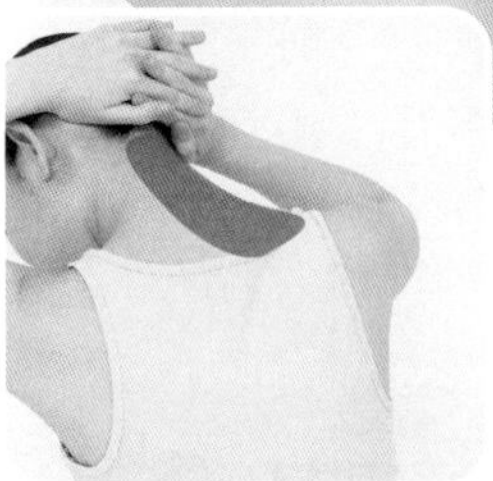

ココに効く！
首の深部にのびを感じて

肩甲挙筋とは…

首と肩甲骨をつなぐ筋肉。僧帽筋とともに頭を支え、肩をすくめる動作をおこなう。つらい痛みやコリが現れる場所。

首コリ解消整体の +α

おまけのエクササイズでストレートネックを改善！

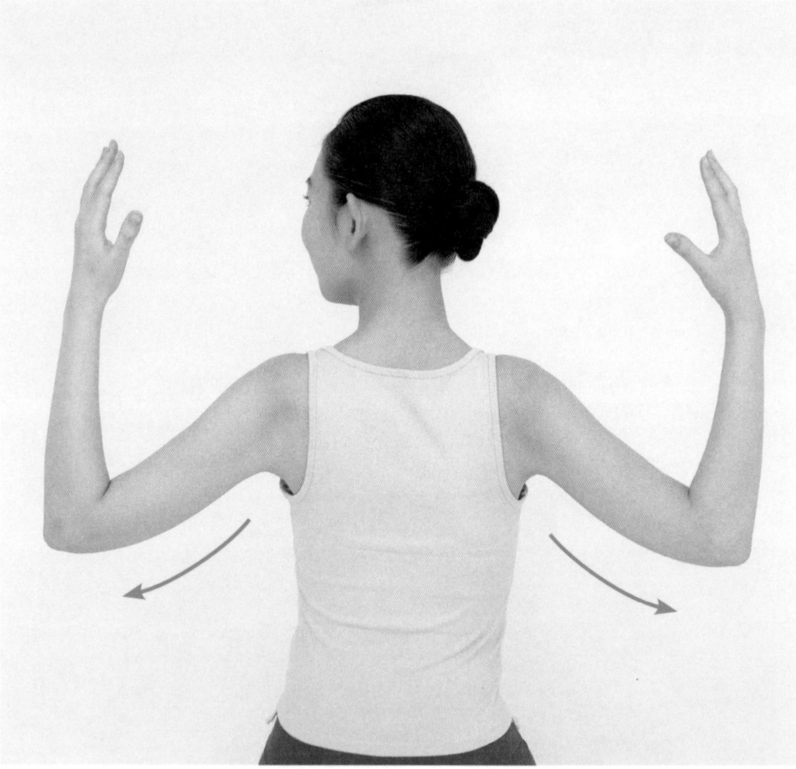

1

頭を後ろに引き、両腕を広げて胸を大きく開く

あごを引いて首を正しい位置にしてからスタート。両腕を上げてなるべく後ろに引っ張って、胸を広げる。肩甲骨が寄っているのを意識して。

ゆう先生が解説!

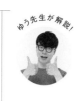

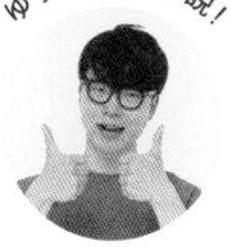

首を正しい位置にしておこなうのがポイント

首のカーブがなくなり、頭が前に出てまっすぐな状態で固定されたストレートネック。まず頭を後ろに戻してから動かすことで、首を本来の正しい位置へと整えていきます。

15秒
×
2セット

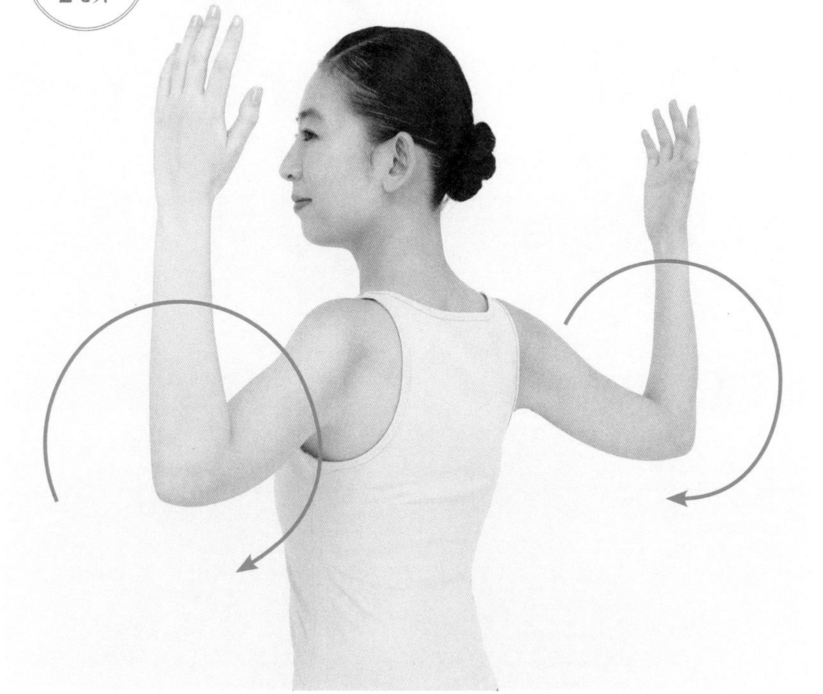

2

1 の姿勢をキープしたまま両腕をぐるぐると回す

1 の首の位置が動かないように注意しながら、両腕を後ろ回しにする。急がなくて OK。ゆっくりと回して肩甲骨のまわりの力を使うのがポイント。15 秒繰り返し、2 セット。

首コリ解消整体の +α

大胸筋エクササイズで巻き肩を改善！

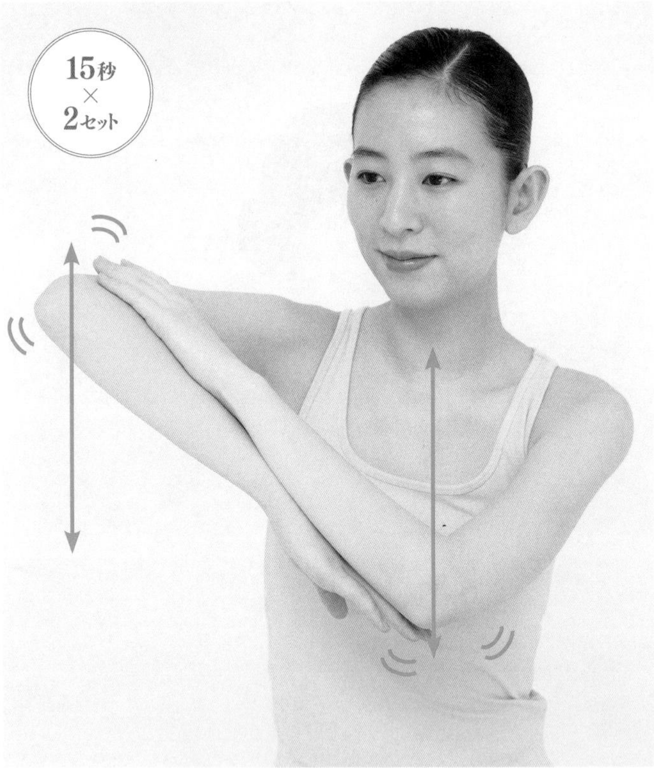

1

両腕を 90°に曲げて重ね、上下にパタパタと動かす

両腕を曲げ、右腕の上に左腕を重ねて、腕同士が離れないようにして上下に動かす。下ろすときに体の内側に倒す意識で肩甲骨を動かす。15 秒で1セット、腕を入れ替えてもう1 セット。

ゆう先生がお答え!

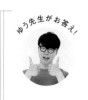

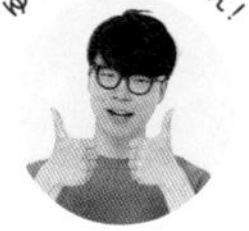

巻き肩と首コリの関係とは?

巻き肩は胸の筋肉「大胸筋」が硬く縮こまった状態。肩甲骨が前にずれ、肩関節の動きが悪いと首コリも招いてしまいます。肩甲骨を動かし、胸を開くストレッチを習慣に。

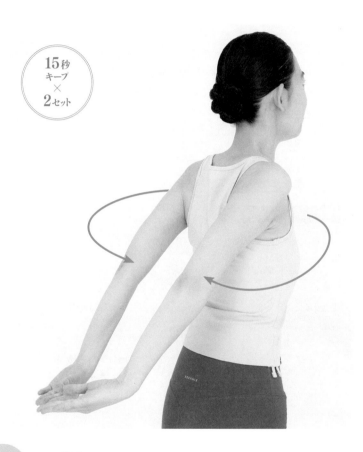

15秒キープ×2セット

2 両腕をのばし肩甲骨を寄せる

手のひらを上に向け、腕を後ろにのばして胸を開く。15秒キープ。2セット。

大胸筋とは…

胸と肩をつなぐ筋肉。肩関節の動きに大きく関わり、硬くなると巻き肩や猫背を招く。しっかりほぐしたい重要な筋肉。

【腕コリ①】

ひじ下をほぐしてスッキリ軽く

～前腕の内側2カ所～

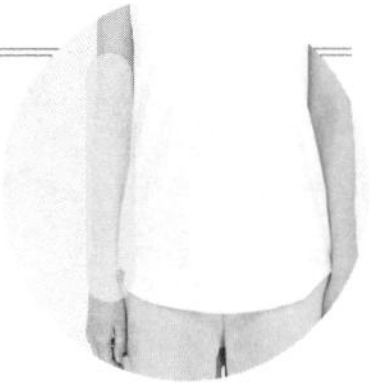

長時間のパソコンやデスクワークで腕のコリを訴える人が増えています。腕の疲れは肩コリにもつながるのでしっかりほぐし方を覚えましょう。効果的な押す位置を解説します。

2カ所の押すポイントを覚えよう

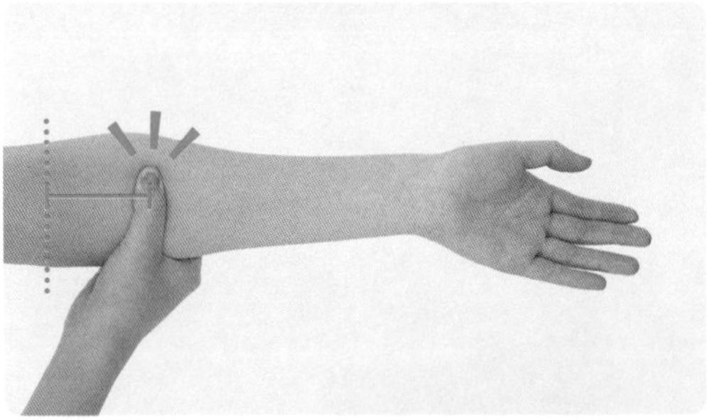

POINT

硬くなると首や
肩コリの原因にもなる場所。
ココをほぐすとラクになる

ひじの内側から
指2本分下

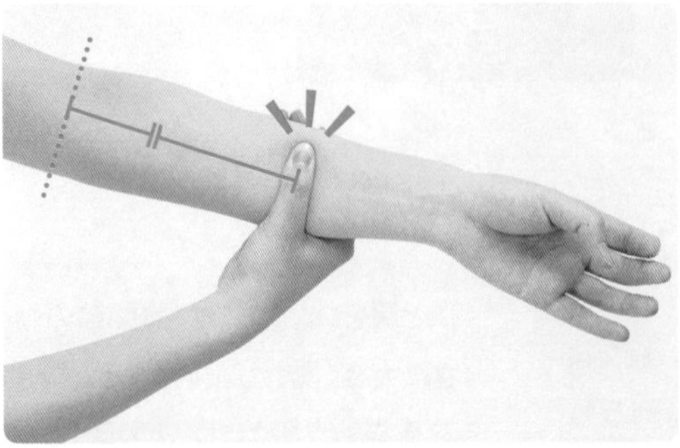

ひじの内側から指5本分下
（上の写真からさらに指3本分下）
＝親指を動かすとピクピクと動く場所

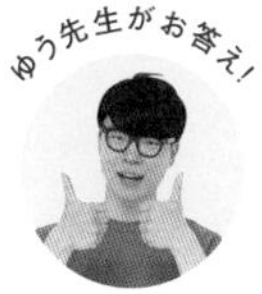
ゆう先生がお答え!

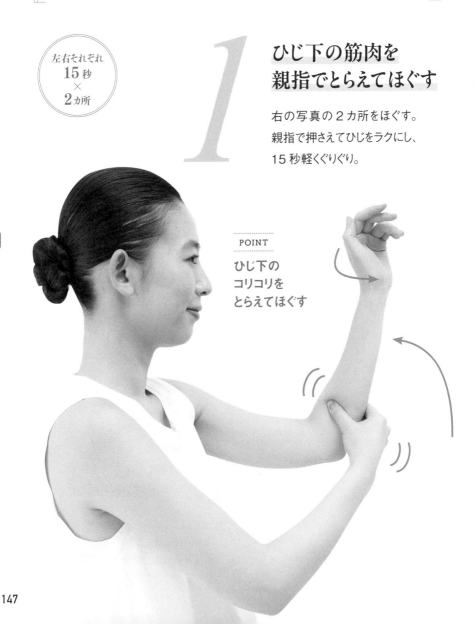

なぜ、細かく分けておこなうの?

前腕には指先までつながっている筋肉が多くあります。それぞれにアプローチするため細かくとらえていくと効果的。力加減はほどほどでOK。ゆらしてこわばりをゆるめましょう。

左右それぞれ
15秒
×
2カ所

1 ひじ下の筋肉を親指でとらえてほぐす

右の写真の2カ所をほぐす。
親指で押さえてひじをラクにし、
15秒軽くぐりぐり。

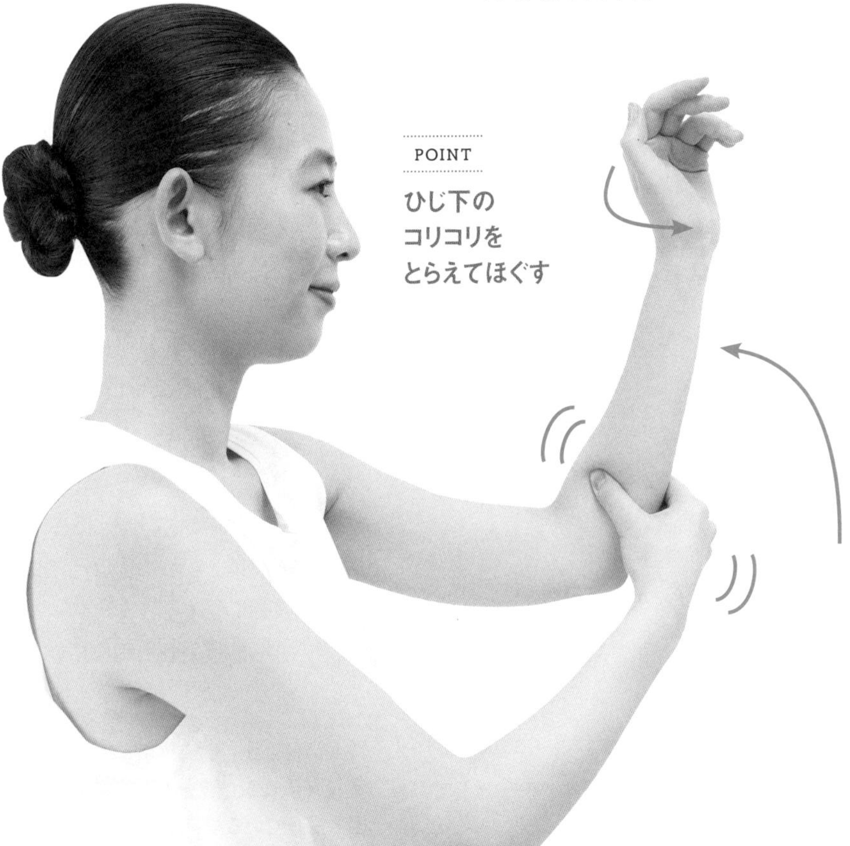
POINT
ひじ下の
コリコリを
とらえてほぐす

【腕コリ②】

ひじ下をほぐしてスッキリ軽く

～ひじ下の上下2カ所～

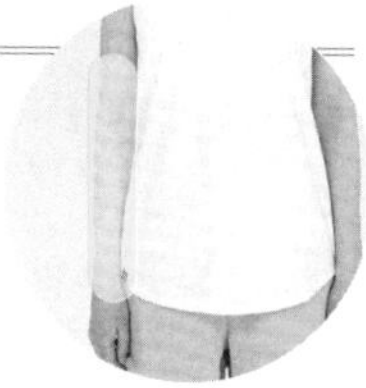

前腕のコリほぐしのメソッドをもうひとつ。指を開いて閉じるときに使う筋肉をゆるめていきます。ひじの下、上部と下部の筋肉をとらえてほぐすと、腕～肩までスッキリラクになります。

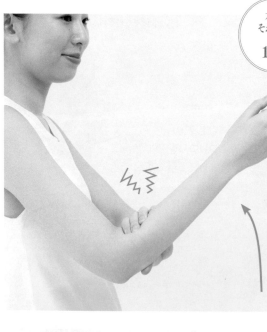

左右それぞれ×15秒

1

ひじ下の出っ張っている筋肉を4本の指で押す

ひじをのばして出っ張っている筋肉をとらえ、軽くひじを曲げて押し込む。15秒クックッと押し、反対側も同様に。

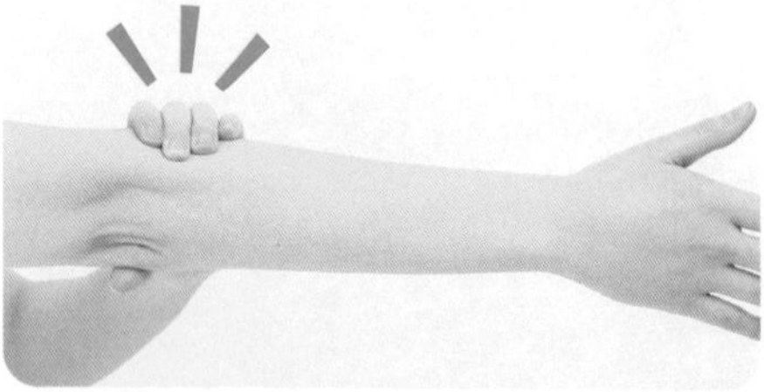

押すのはココ！
親指を上にして腕をのばし、出っ張っている筋肉をとらえる

2

ひじ下の筋肉を親指でとらえ ひじを曲げてグッと押す

ひじから指１本分下を親指でとらえ、約 90°にラクに曲げて押し込む。呼吸を止めずにぐりぐりとほぐす。15 秒おこなったら、反対側も同様に。

POINT

ひじを曲げ、力を抜くことで圧が深くしっかり届く

左右
それぞれ
×
15秒

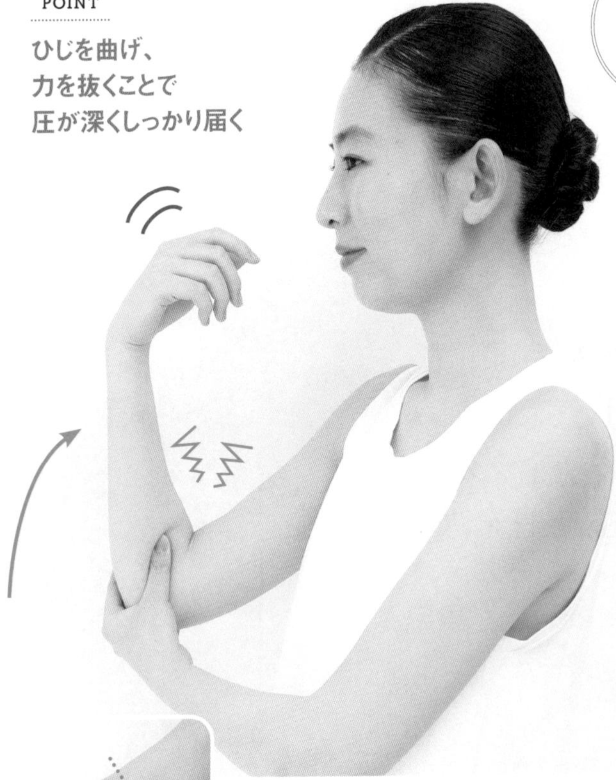

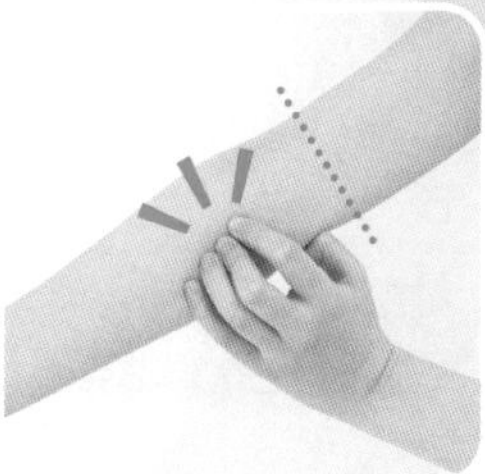

押すのはココ！ 指を握る動作をしたときに動く筋肉を見つけて

【腰痛①】

広背筋ストレッチで腰を上に上に引き上げる

腰痛解消には背中とおしりのケアが必須。まずは背中の広い筋肉である「広背筋のばし」で腰をラクにしていきましょう。骨盤を立ててわき〜背中をグーンとのばし、縮こまった筋肉をゆるめます。

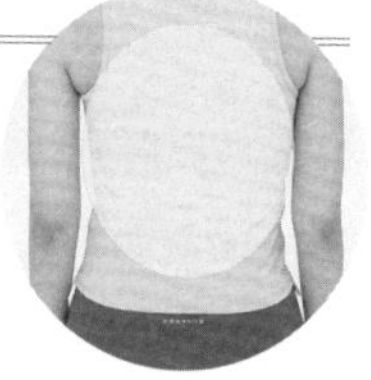

1

腕をのばして手首をつかみ姿勢をラクにする。スッと息を吸って準備

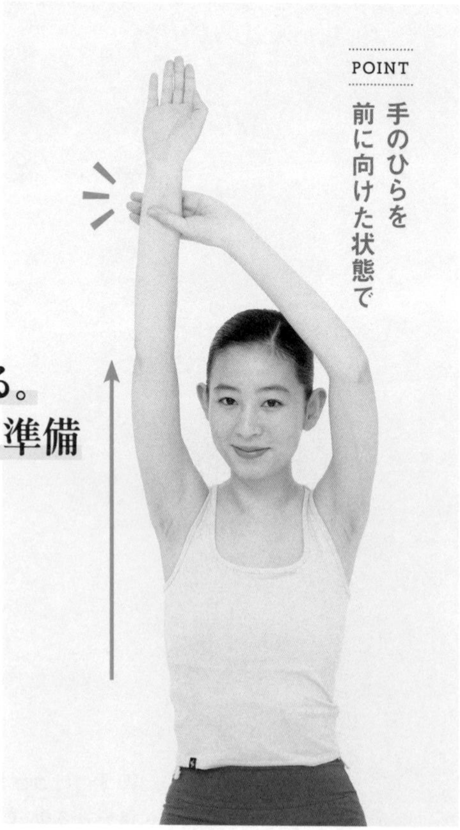

POINT

手のひらを前に向けた状態で

広背筋とは…

姿勢の維持や腕の運動、体の回転などいろいろな働きがある広背筋。硬くなると悪姿勢に直結し、腰痛や背中の不調を招くので、真っ先にケアしたい筋肉。

2
腕をまっすぐのばしたまま
体を斜め前に倒す

フーッと息を吐きながら、体を斜め前にストレッチ。わき～背中を気持ちよくのばして。骨盤を立てるよう意識しながら15秒キープ。反対側も同様に。

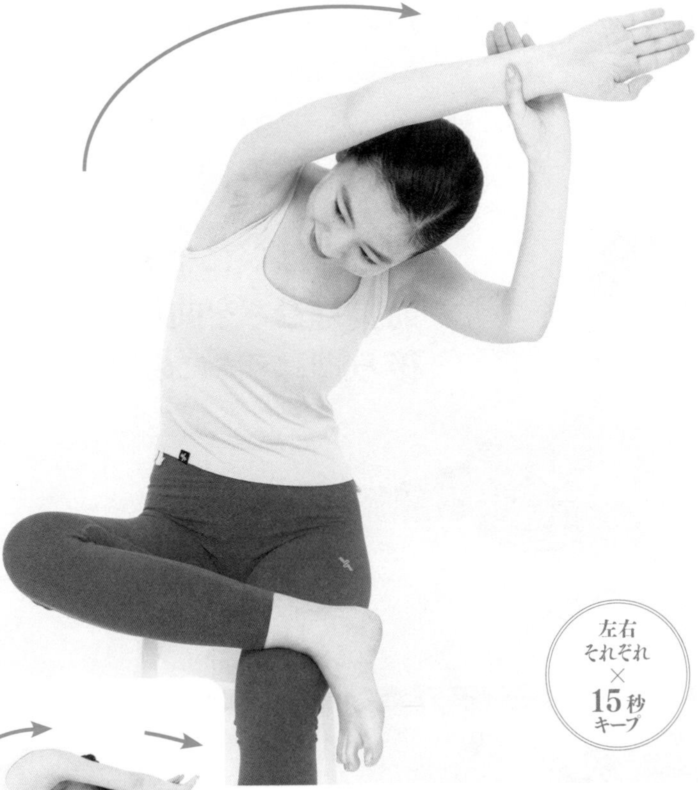

左右
それぞれ
×
15秒
キープ

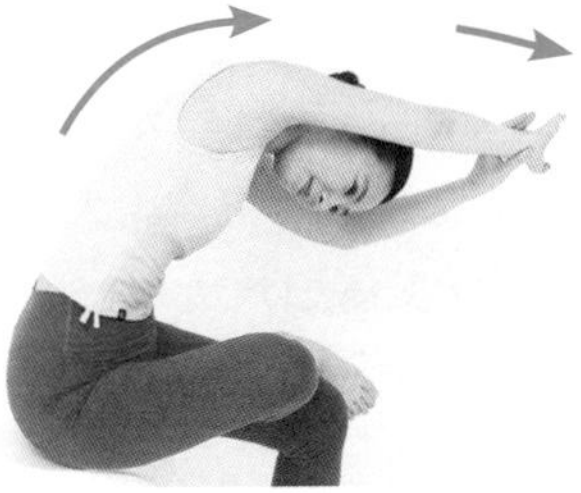

横から見るとこれくらい前方に
しっかり倒して背中をのばす

【腰痛②】

大臀筋をのばして
腰の動きをなめらかにする

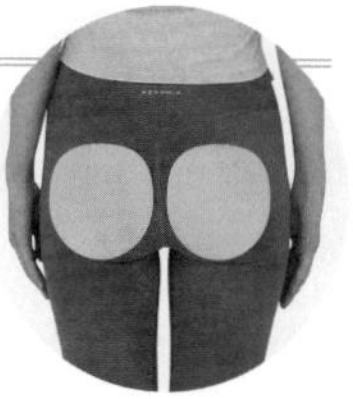

腰痛は股関節の動きの悪さもひとつの要因。股関節の動きに関わるおしりの「大臀筋」をほぐしていきましょう。おしりが凝っている人は意外と多いので、おすすめのストレッチを紹介します。

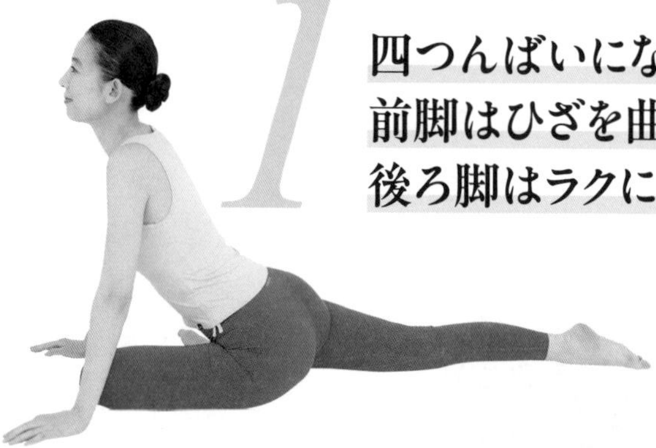

1 四つんばいになり、前脚はひざを曲げ、後ろ脚はラクにのばす

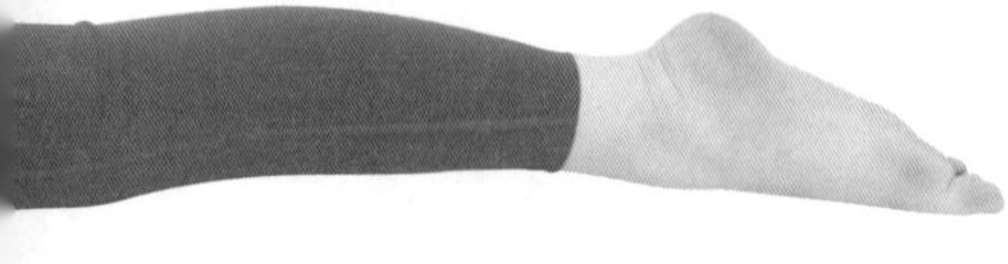

大臀筋とは…

立ったり歩いたり、姿勢を保ったりするのに必要な体の基盤となる筋肉。大臀筋をゆるめることで腰痛だけでなく、ひざの痛みの改善にもつながる。

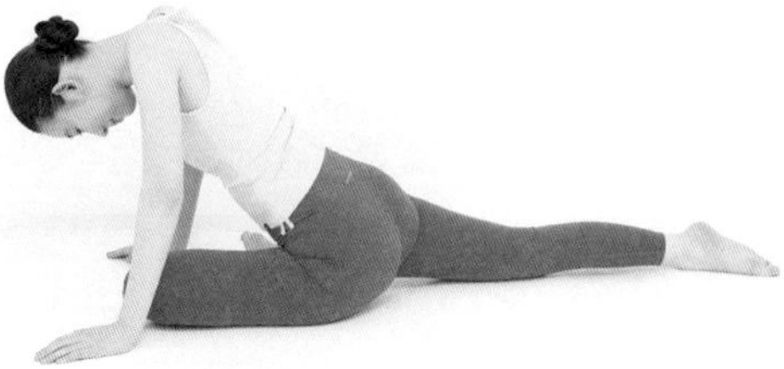

✖ NG！

顔が下を
向かないように注意

2 グーッと体重をかけて上半身を前に倒す

上半身を沈めていき、おしりの後ろを気持ちよくのばす。顔は前を向いたままキープすること。フーッと息を吐いて15秒キープ。反対側も同様に。

左右
それぞれ
×
15秒
キープ

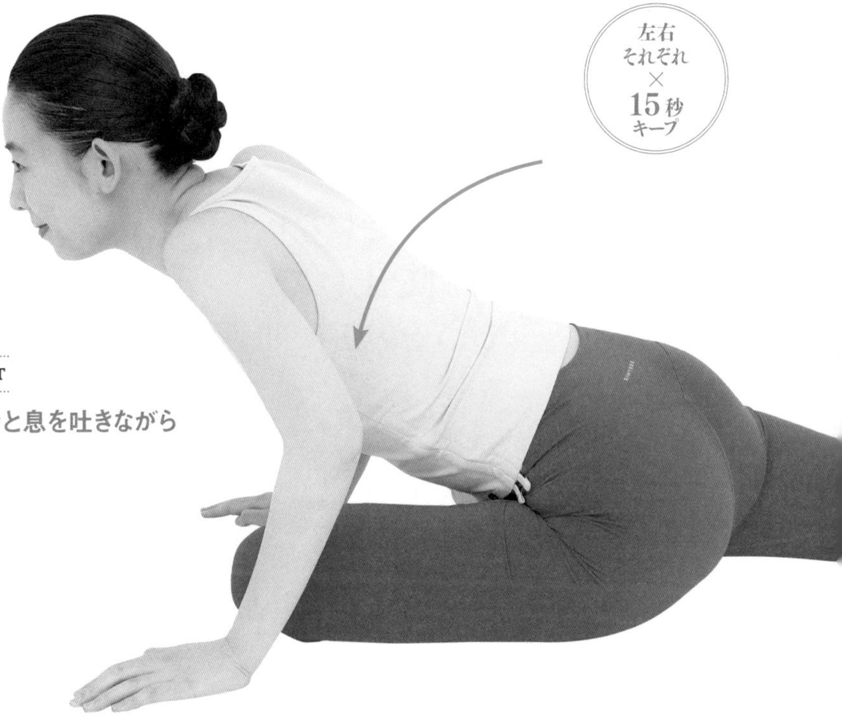

POINT

フーッと息を吐きながら

【腰痛③】

インナーマッスル・梨状筋を鍛えて腰痛ケア

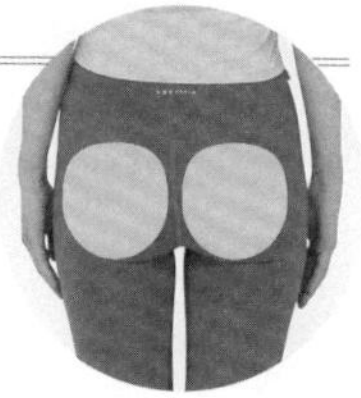

股関節をゆるめるためにインナーマッスルの「梨状筋」にもアプローチしていきましょう。ゆっくりストレッチすることで股関節の柔軟性が上がり、つらい腰痛が和らぎます。

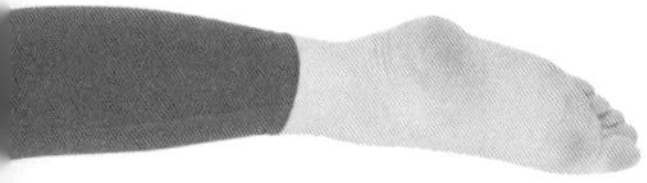

梨状筋とは…

股関節にあるインナーマッスル。股関節の動きのほか、足の裏の感覚や脚の踏み出しにも関係する。ココを鍛えると腰の負担も軽くなる。

1 うつ伏せになり、片脚を上げてひざを90°に曲げてスタンバイ

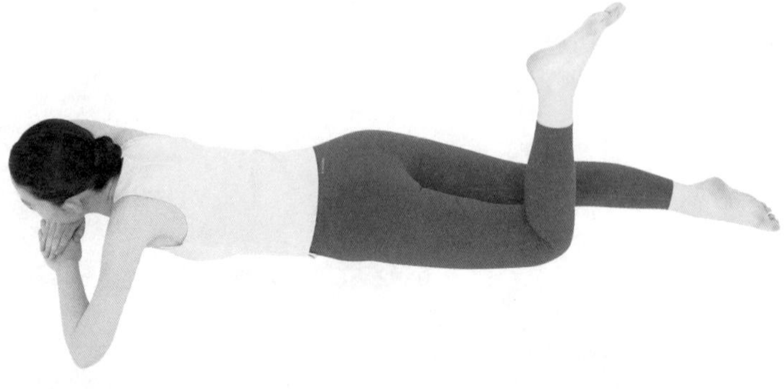

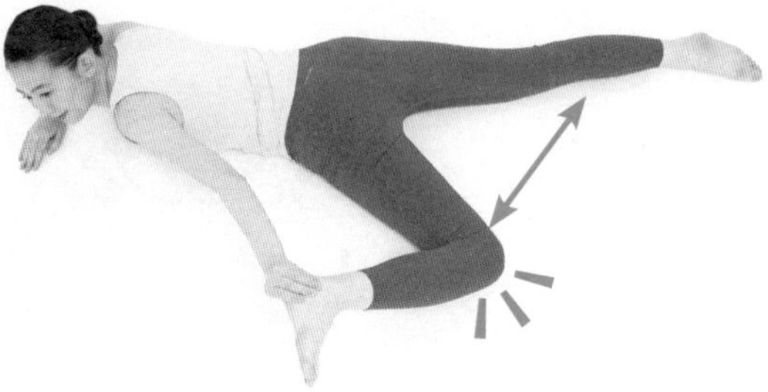

さらに脚を開くと
効果がアップ！

左右
それぞれ
×
15秒
キープ

POINT

腰を反らさないように気をつけて。
股関節はベタッと床に密着

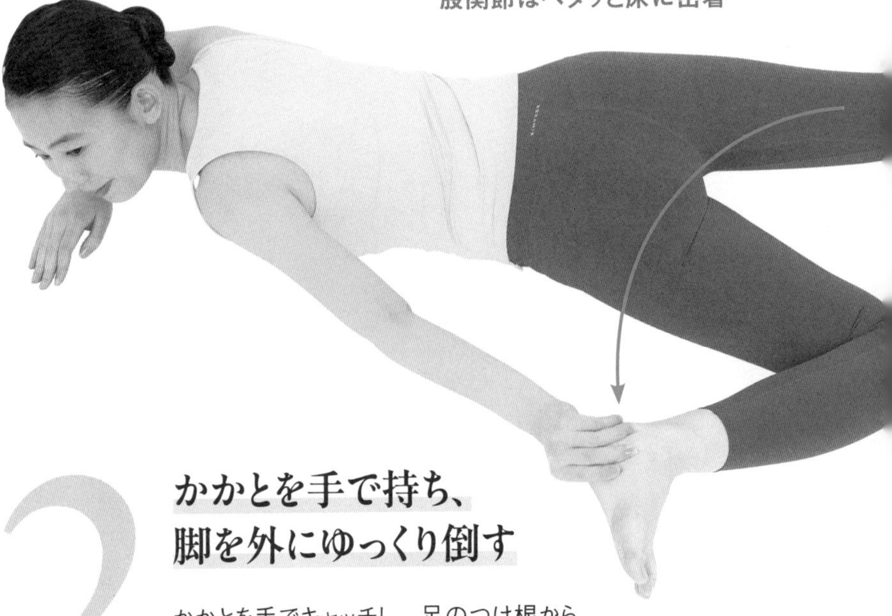

2 かかとを手で持ち、脚を外にゆっくり倒す

かかとを手でキャッチし、足のつけ根から大きく外へ開く。股関節のインナーマッスルに効かせるイメージで。この姿勢で15秒キープし、反対側も同様におこなう。

【骨盤のゆがみ①】

骨盤をまっすぐ立てる感覚をマスターする!

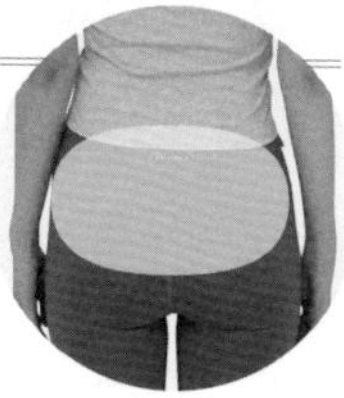

立ち方や歩き方、座り方など日ごろのクセでゆがんでしまう骨盤。整えるにはまず“ちゃんと立てた状態”を体に覚えさせましょう。壁に骨盤を立てて座り、肩甲骨を固定してまっすぐのばします。

1 骨盤を立てて壁につけ脚をのばす

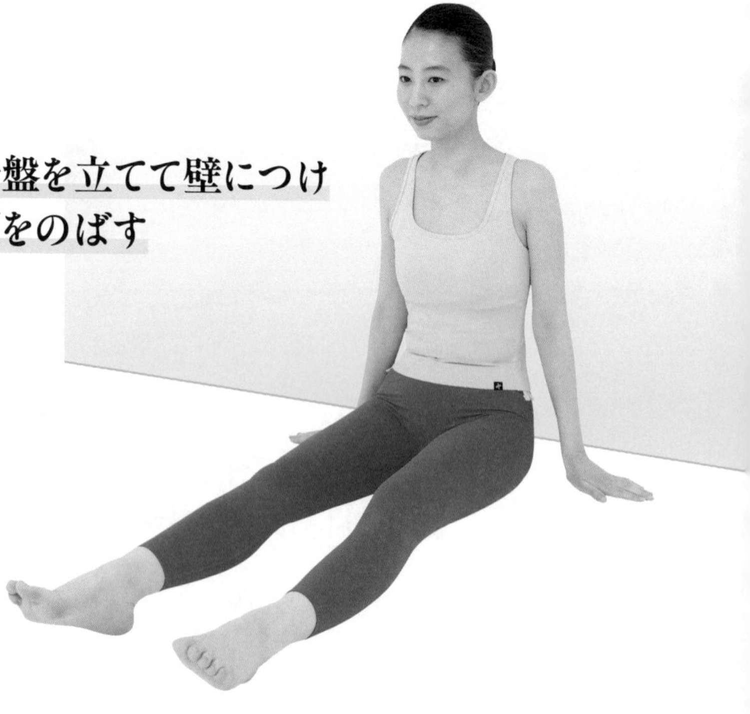

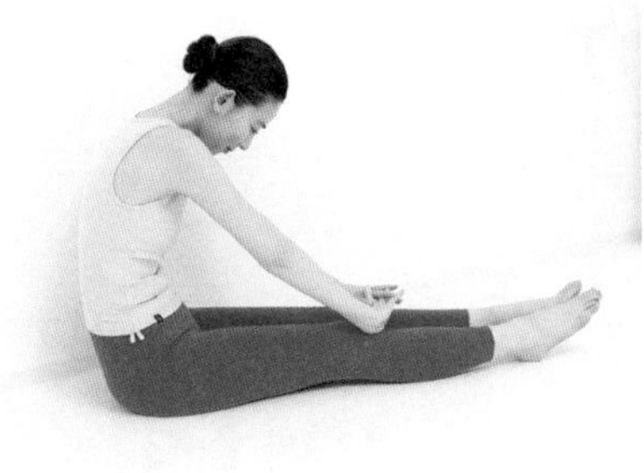

✖ NG！
背中を丸めると
骨盤が後ろに倒れてしまう

2

15秒
キープ

骨盤を立てたまま 両手を組んで 前に少し倒す

骨盤を壁につけたまま、両手を組んで床と水平の位置にのばす。そのまままっすぐ前へ15秒キープする。骨盤を壁につけているので体を倒す角度はわずかでOK。

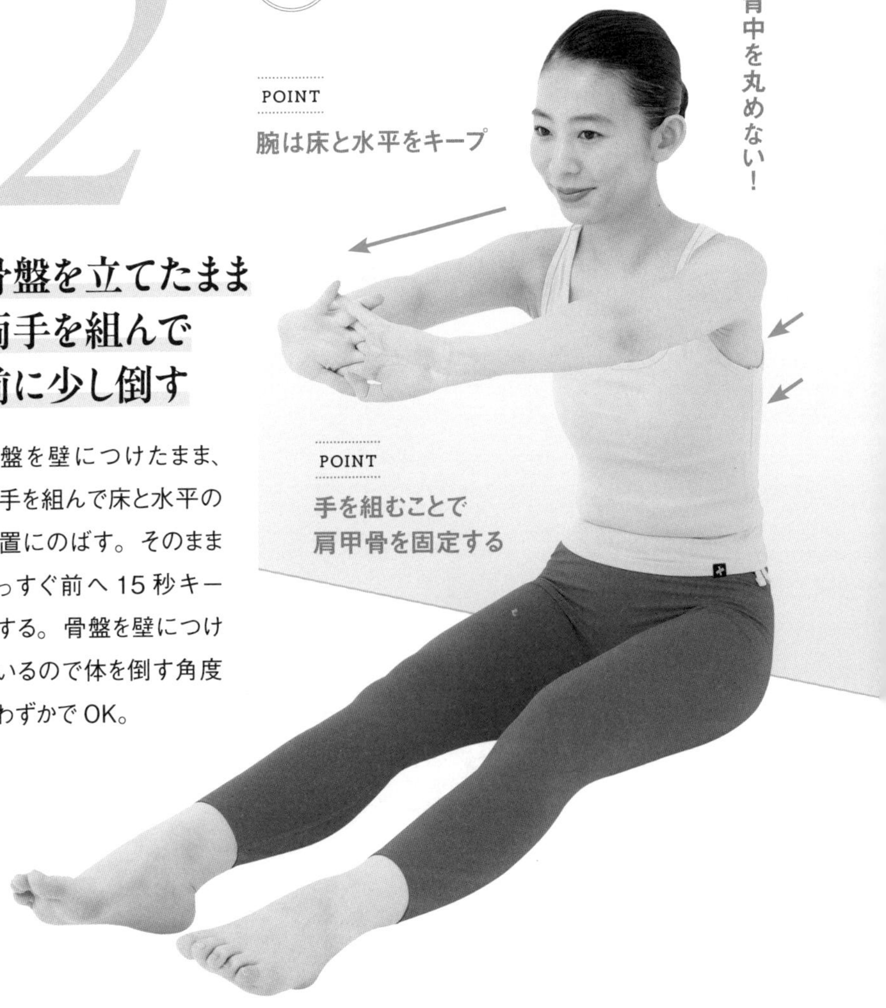
POINT
背中を丸めない！
POINT
腕は床と水平をキープ
POINT
手を組むことで
肩甲骨を固定する

【骨盤のゆがみ②】

骨盤を立てたまま 開脚ストレッチでもも裏をのばす

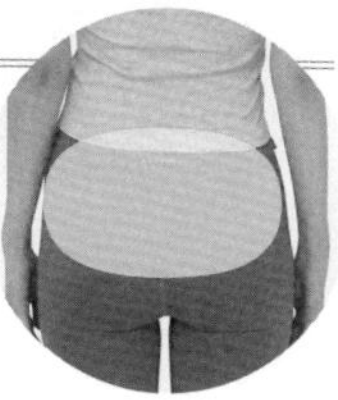

骨盤のゆがみと関係が深いのが太ももの裏側の筋肉。しっかりほぐすとゆがみを整えることができます。床に座って骨盤を立たせて開脚するだけと簡単なので、注意ポイントを解説していきます。

1 骨盤を立てて座り、脚を開いてつま先を内側に向ける

POINT

もも裏の内側がのびるのを感じて

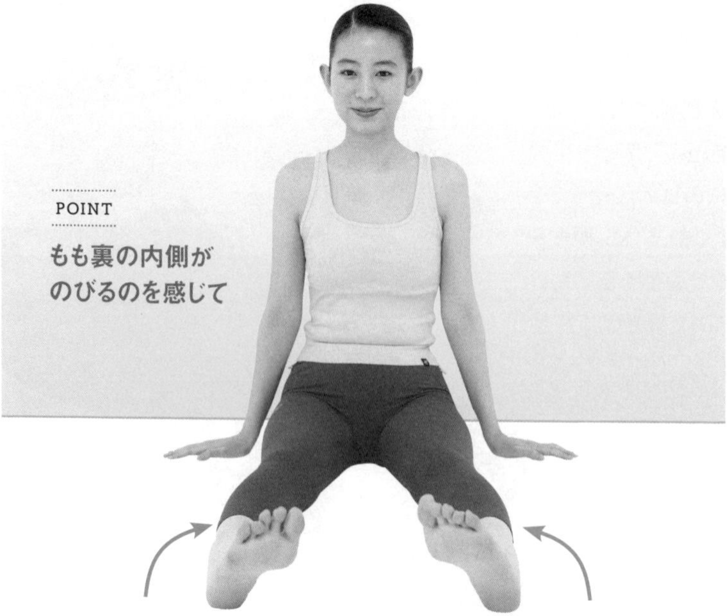

2 骨盤を立てたまま両手を組んで体を少し前に倒す

両腕をまっすぐ前にのばして組み、肩甲骨の位置を安定させる。骨盤を壁につけたまま体を少し前へ倒すと、太ももの裏側がグーンとストレッチされる。呼吸を繰り返し15秒キープ。顔と腕は床と水平を保って。

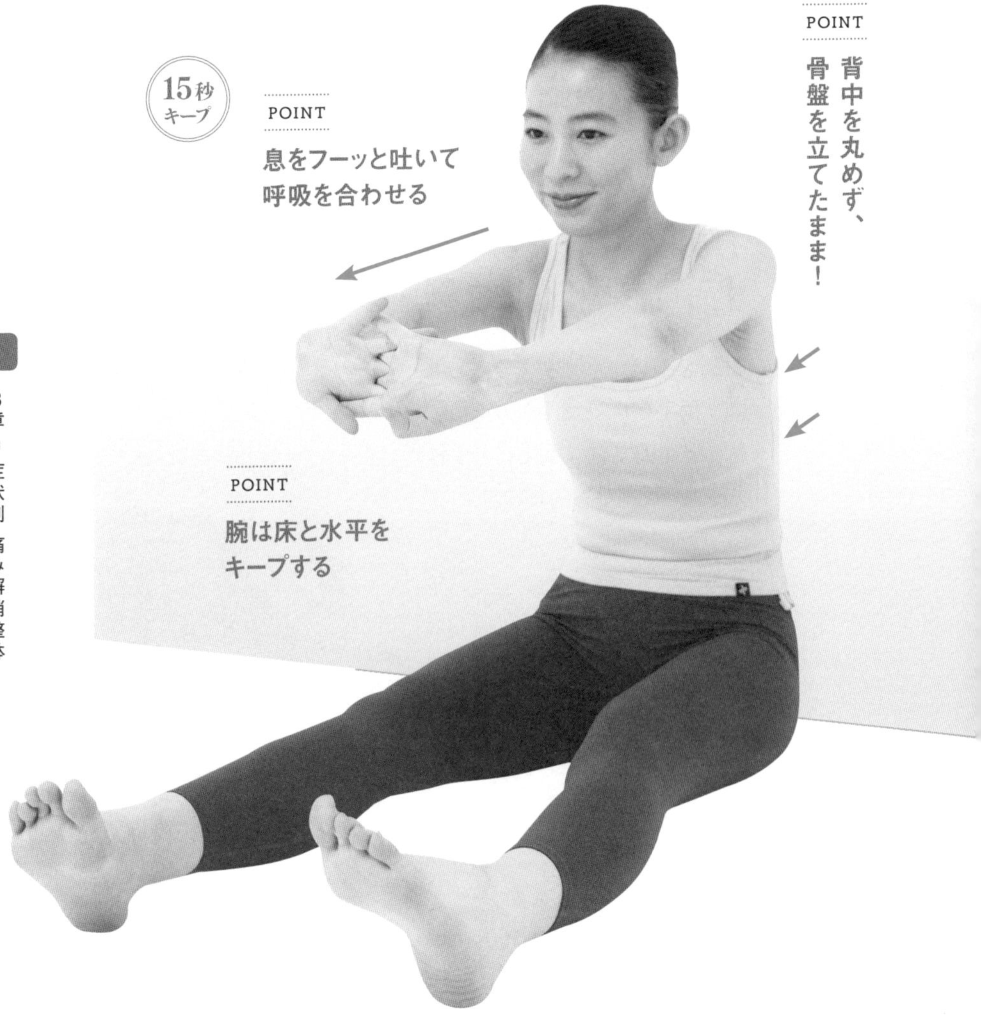

15秒
キープ
POINT
息をフーッと吐いて
呼吸を合わせる
POINT
背中を丸めず、
骨盤を立てたまま！
POINT
腕は床と水平を
キープする

【坐骨神経痛①】

もも裏のハムストリングスを
じっくりのばす

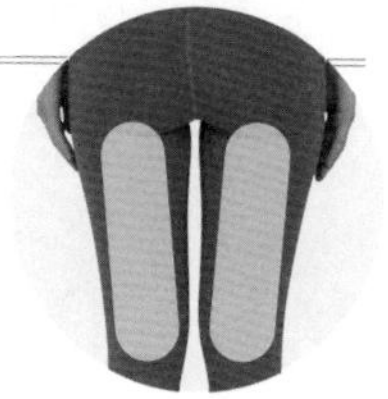

坐骨神経痛を解消するには太ももまわりの筋肉の硬さを取ることが重要です。立ったまま簡単にできるストレッチ法を紹介します。太ももの裏側「ハムストリングス」をじっくりのばしていきましょう。

POINT
下を向かないで
顔を上げること

1 右脚を上げて上半身を軽く前に倒す

右脚を上げてつま先をクッと上に。両手をポンと太ももの上に置き、上半身を前に倒して15秒キープ。反対側も同様に。

左右
それぞれ
×
15秒
キープ

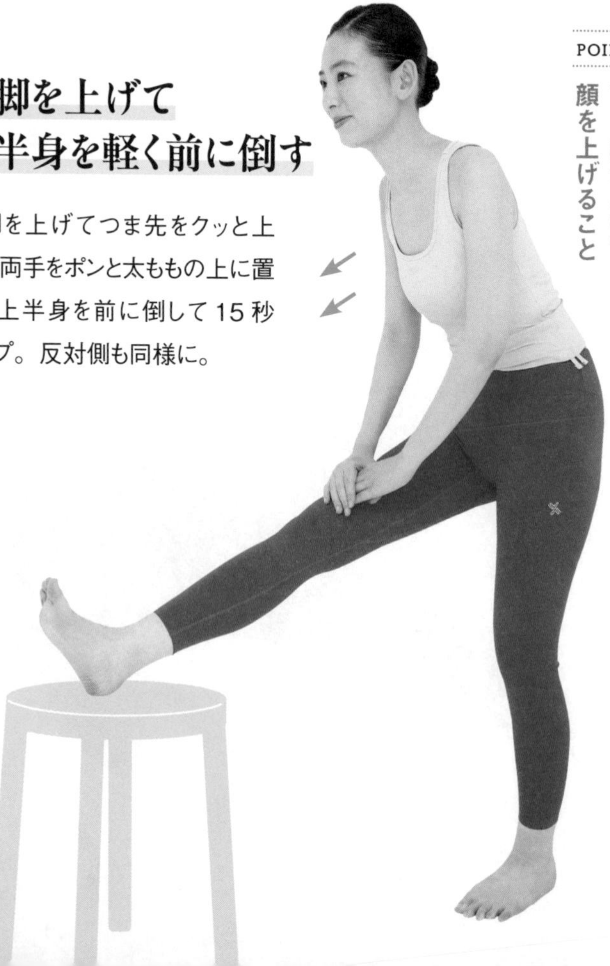

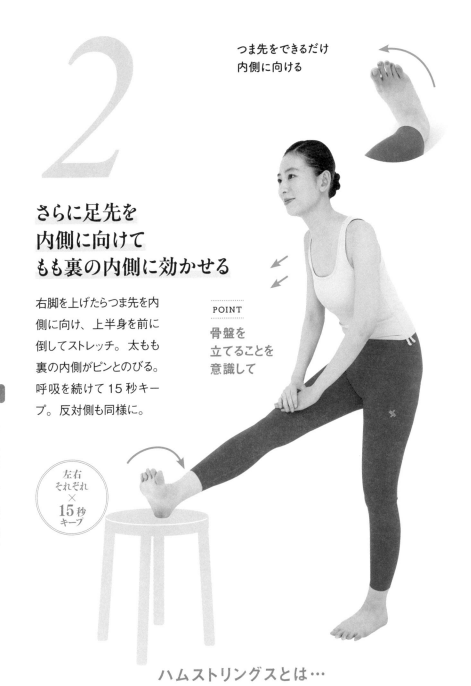

2

つま先をできるだけ
内側に向ける

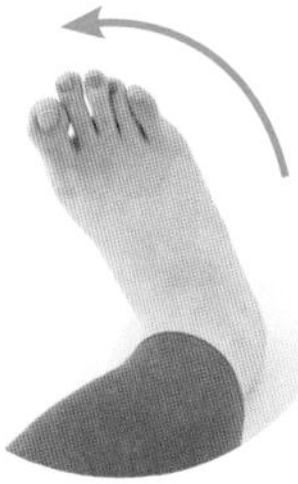

さらに足先を内側に向けてもも裏の内側に効かせる

右脚を上げたらつま先を内側に向け、上半身を前に倒してストレッチ。太もも裏の内側がピンとのびる。呼吸を続けて15秒キープ。反対側も同様に。

POINT

骨盤を
立てることを
意識して

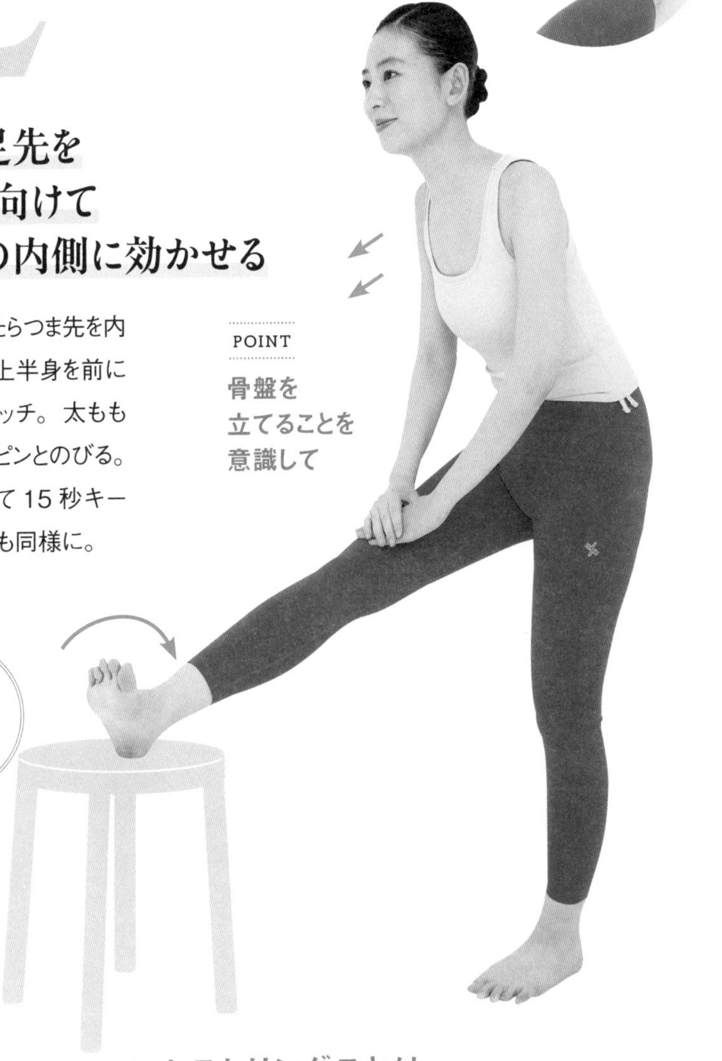

左右
それぞれ
×
15秒
キープ

ハムストリングスとは…

太ももの裏側にある複数の筋肉を指す。骨盤や股関節、ひざの動きに関わり、ほぐすことでさまざまな不調が改善する。

【坐骨神経痛②】

向きを少しずつ変えて内ももをまんべんなくのばす

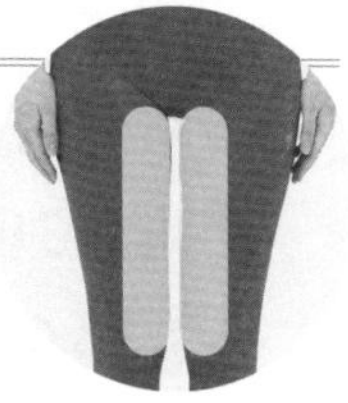

太ももには大きな筋肉が多いので、順にほぐしていきましょう。続いて内ももです。やり方はP160と同じ姿勢で、上半身の向きを変えるだけ。少しずつ向きを変えてまんべんなくのばすのがポイント。

1 片脚を上げ上半身は軽く左を向いて倒す

イスなどに右脚を上げてつま先を上に向ける。上半身をやや左に向けて前に倒す。太ももの内側をのばし、15秒キープ。反対側も同様に。

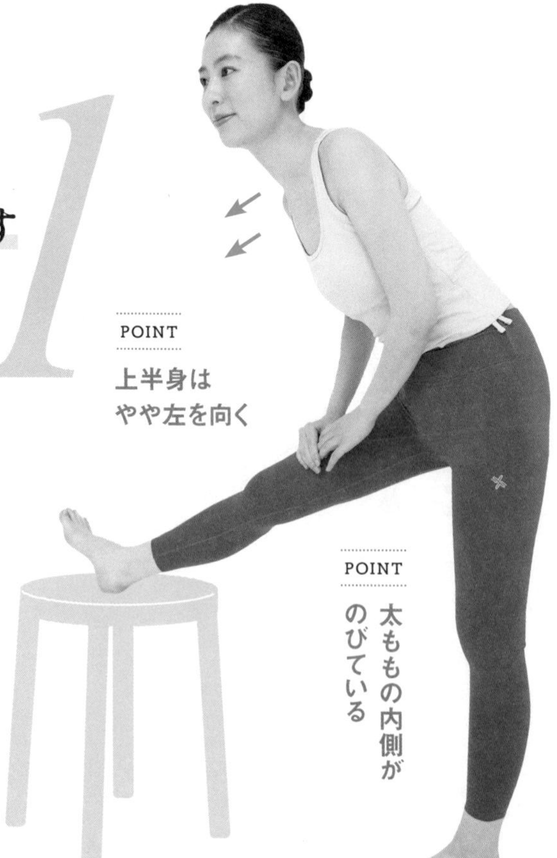
POINT
上半身はやや左を向く
POINT
太ももの内側がのびている

左右それぞれ×15秒キープ

2 さらに上半身を左に向ける

1 と同じように右脚を上げたら、上半身をさらに左に向ける。顔を上げたまま、前に倒して 15 秒キープ。より内ももがしっかりのびるのを感じるはず。反対側も同様におこなう。

左右
それぞれ
×
15秒
キープ

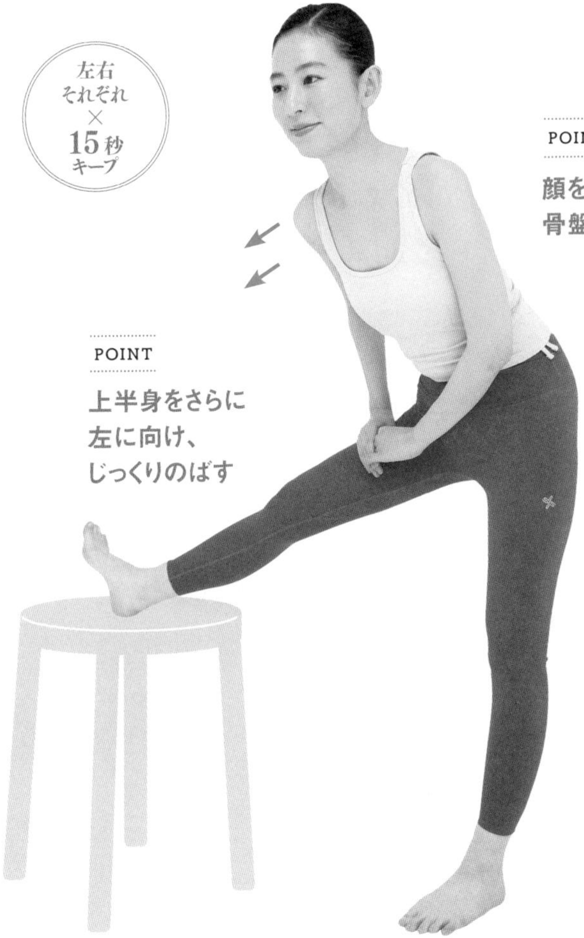

POINT

顔をしっかり上げ、
骨盤まっすぐをキープ

POINT

上半身をさらに
左に向け、
じっくりのばす

【坐骨神経痛③】

外もものストレッチで
筋肉の緊張とこわばりをほぐす

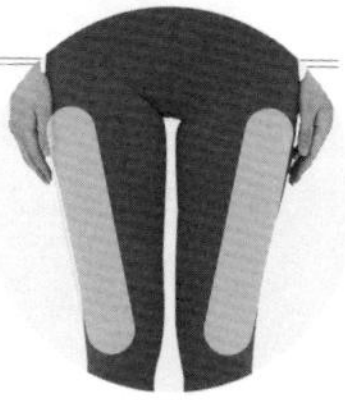

太ももの外側もまんべんなくのばしていきます。P162とやり方は同じ。つま先の向ける方向と上半身の向きを変えるとストレッチされるポイントが変わります。じっくりのばしましょう。

1

右脚を上げて
つま先を外に向け
上半身を前に倒す

右脚を上げて、つま先を外に向けると太ももの外側に効く。この状態で上半身を倒して15秒キープ。反対側も同様に。

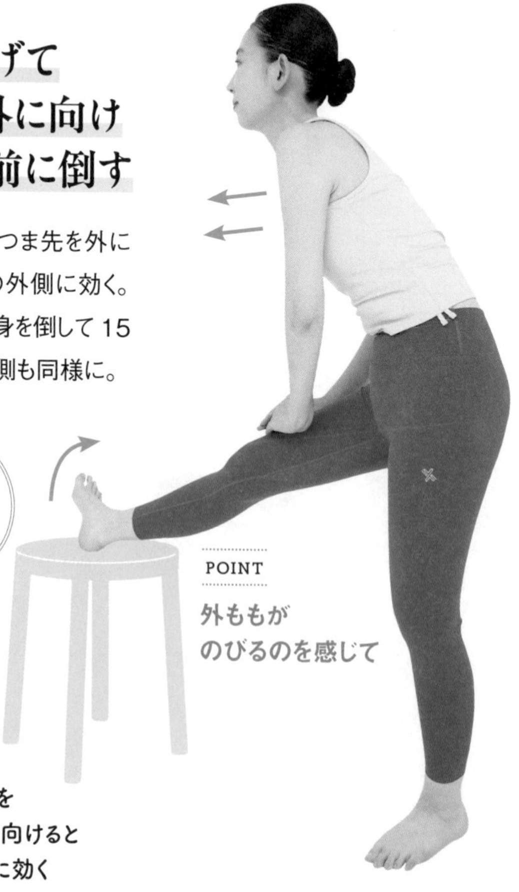

左右
それぞれ
×
15秒
キープ

POINT

外ももが
のびるのを感じて

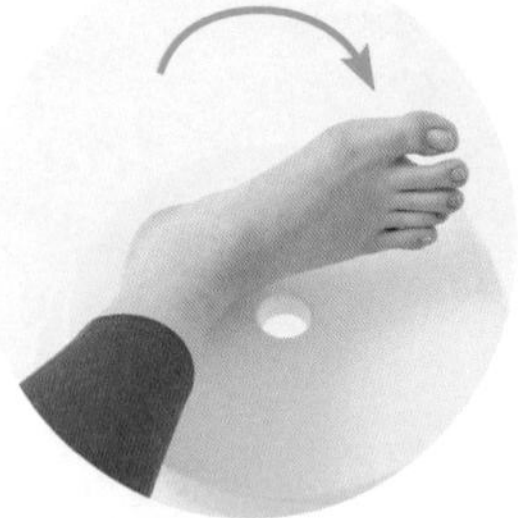

つま先を
外側に向けると
外ももに効く

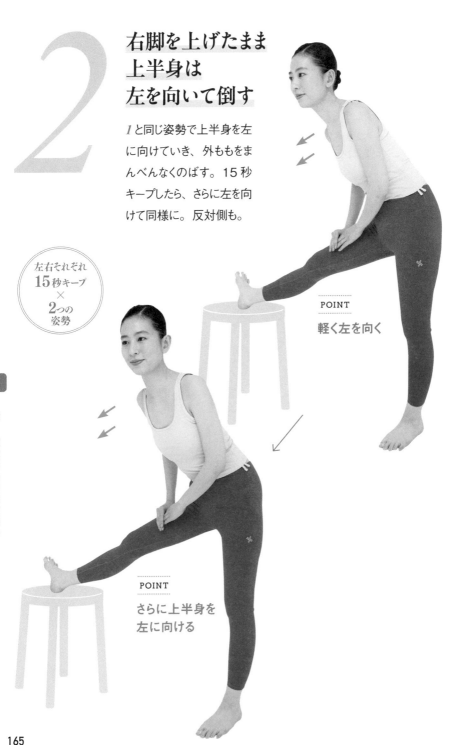

2 右脚を上げたまま上半身は左を向いて倒す

*1*と同じ姿勢で上半身を左に向けていき、外ももをまんべんなくのばす。15秒キープしたら、さらに左を向けて同様に。反対側も。

左右それぞれ
15秒キープ
×
2つの
姿勢

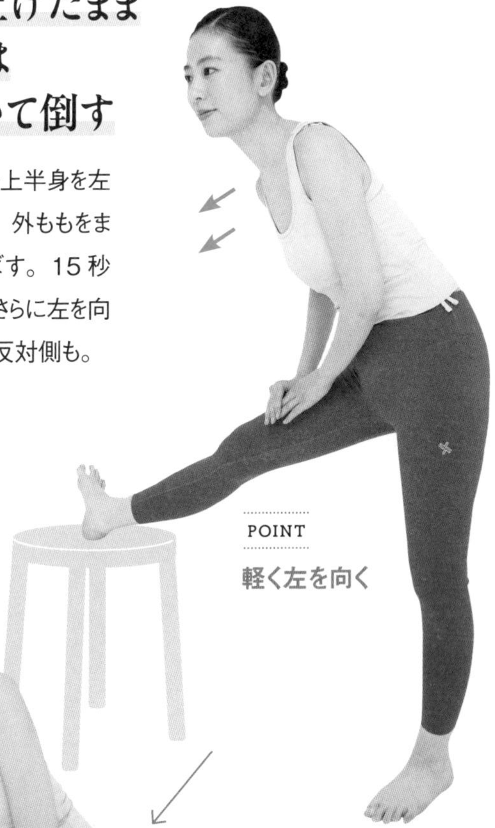

POINT

軽く左を向く

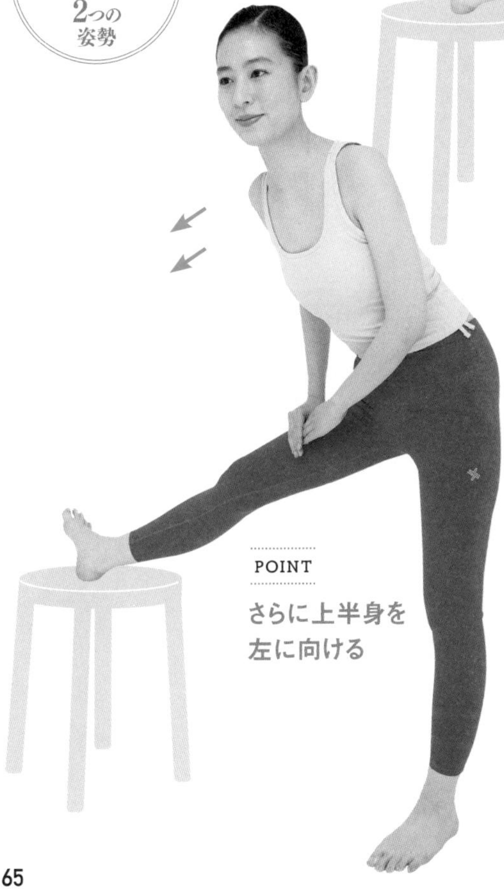

POINT

さらに上半身を左に向ける

【ひざの痛み①】

ひざ下のねじり&のばしで筋肉を内側からゆるめる

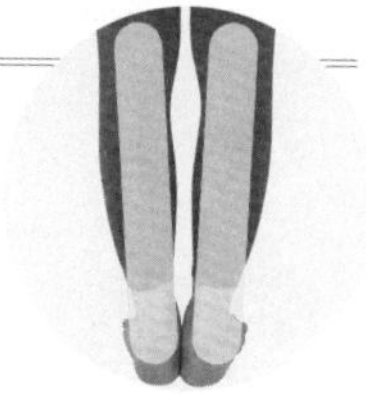

ひざの痛みの原因のひとつは足首の硬さ。そこで、足首の動きに関わるインナーマッスルをほぐしていきます。つま先とひざの向きを変えることで深部にしっかりアプローチします。

1 片脚を上げて足先を外側に向ける

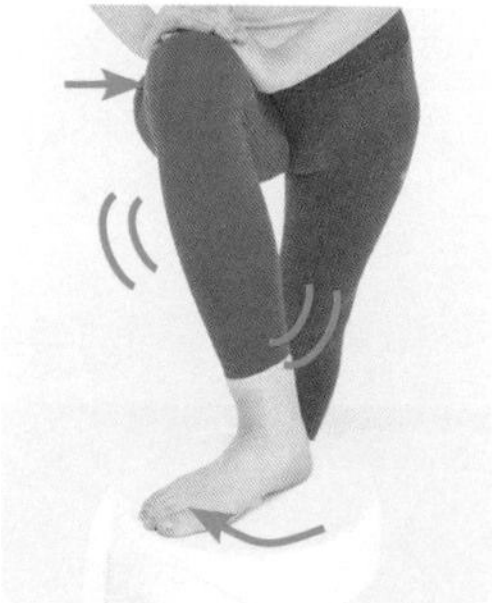

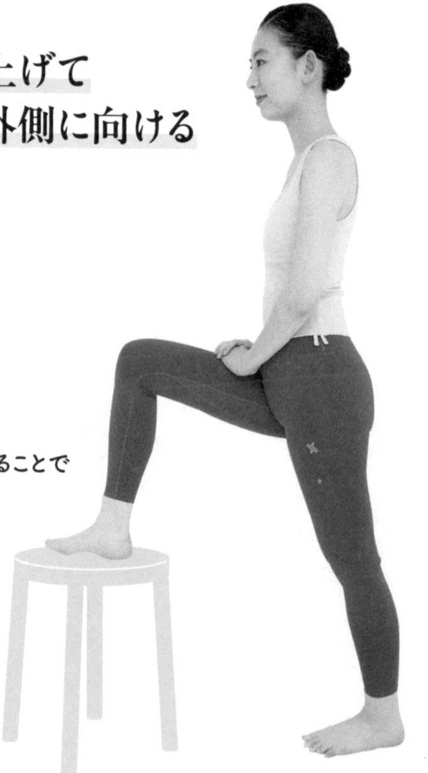

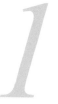

ココが大事！
つま先を外側、
ひざを正面に向けることで
ねじれが生まれる

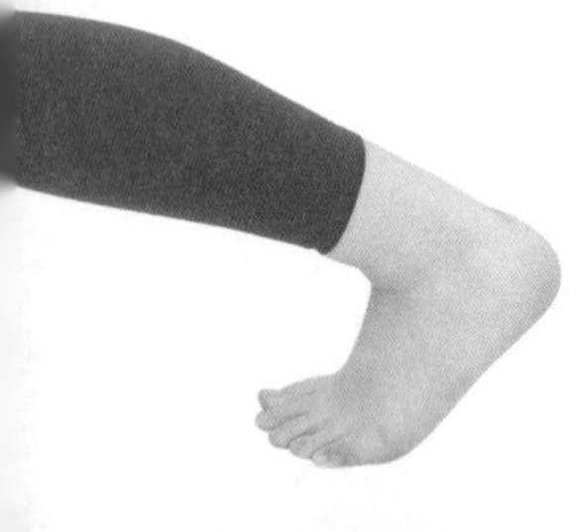

ゆう先生おすすめ!

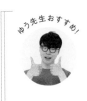

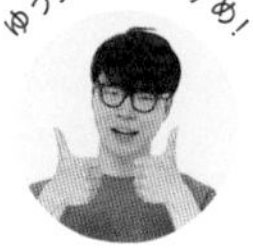

ひざ下のアウターとインナーの両方に効く

つま先を外に向け、ひざを正面に向けるため、このストレッチは“ひざを内側に絞る”ような体勢になります。ねじりを加えることで、ひざ下の奥と表層の筋肉の両方に働きかけます。

2

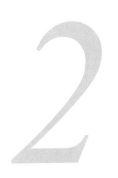

POINT

決して無理しないようにできる範囲でOK

上げた脚をキープしたまま体重をグーッとかける

つま先は外へ、ひざは正面の向きを保って上半身を前に倒してストレッチ。足首の後ろからひざ下にのびを感じて。15秒キープし、反対側も同様に。

左右それぞれ×15秒キープ

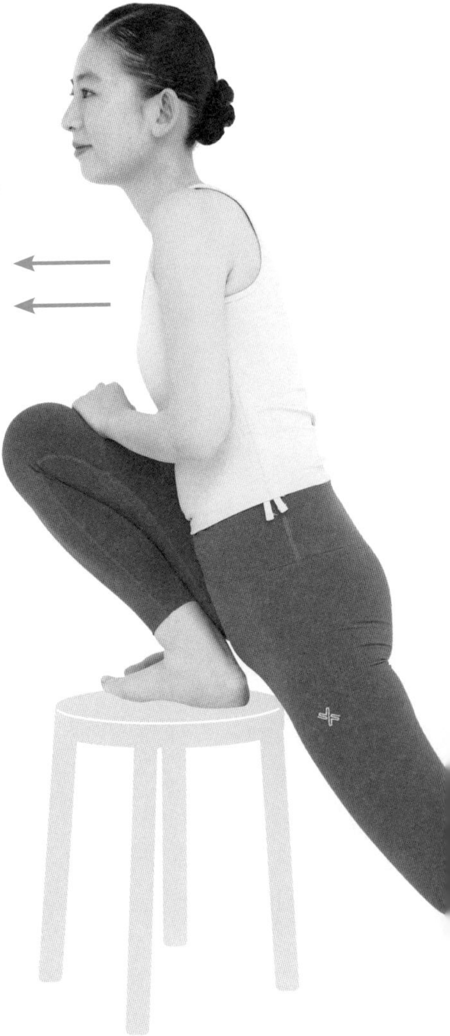

【ひざの痛み②】

実は足指の筋肉を鍛えることもひざ痛改善に！

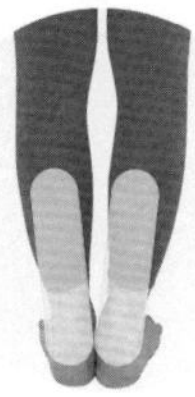

足の指を曲げる筋肉のほぐしメソッドです。ひざの痛みと足首の動きは関係が深いとお話ししましたが、足首をよく動くようにするには足の指の筋肉も大切。簡単で効果抜群のストレッチです。

1 立ちひざになり、足の指を立てる

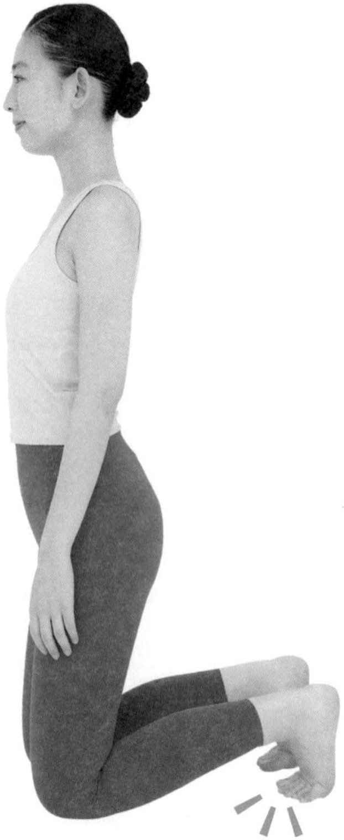

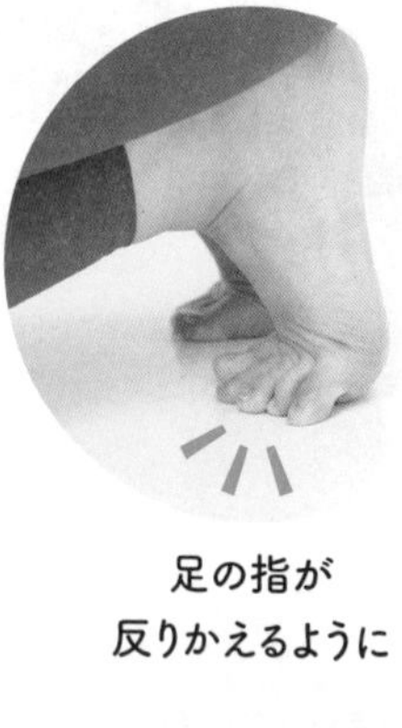

足の指が
反りかえるように

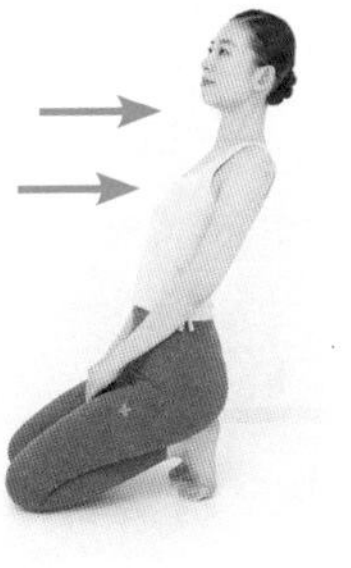

✖ NG!

体を反らさないように注意。
これだと圧が逃げて
足の指に体重がかからない

15秒
キープ

POINT

体をまっすぐ下ろして
姿勢よく

2

体を沈めて
足の指に体重をのせる

まっすぐに体を下ろしておしりをかかとの上にのせ、体重をグーッとかける。足の指に圧がかかり、しっかりストレッチされるのを感じるはず。15 秒キープする。

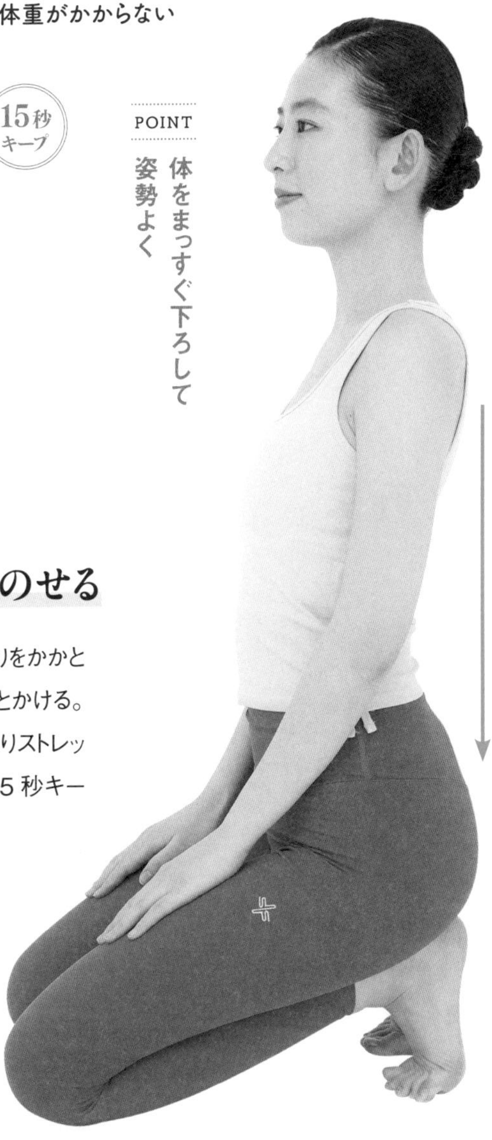

POINT

指に体重が
のっているのを感じて

【ひざの痛み③】

ヒラメ筋、腓腹筋のばしは
ひざ痛改善の超基本

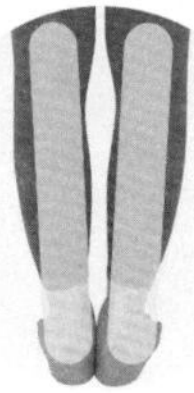

ひざ関節を曲げ、歩行や運動などに働く「ヒラメ筋」と「腓腹筋」。これらの筋肉が硬くなるとひざの動きが悪くなり、痛みが生じてしまいます。それぞれに効かせるポイントを紹介します。

左右
それぞれ
×
15秒
キープ

1

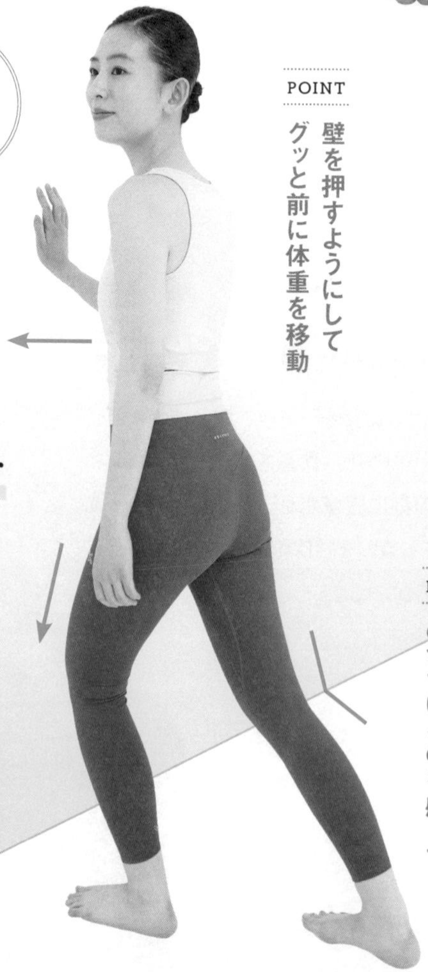

POINT
壁を押すようにして
グッと前に体重を移動

後ろのひざを軽く曲げて前方へ体重をのせる

脚を前後に開き、かかとを床につける。後ろ脚のひざを軽く曲げ、体重を前脚にのせてのばす。左右それぞれ15秒キープ。

POINT
ふくらはぎの下部が
のびているのを感じて

ヒラメ筋と腓腹筋とは…

ふくらはぎの下層にあるヒラメ筋とふくらはぎの表層にある腓腹筋。この2つの筋肉をしっかりほぐすことでひざの動きがなめらかになる。

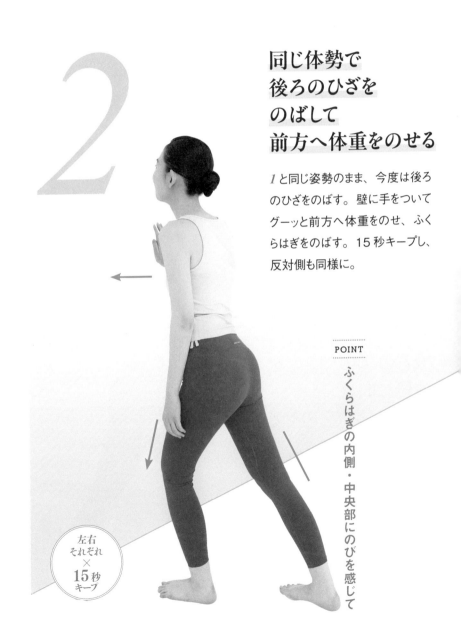

2

同じ体勢で後ろのひざをのばして前方へ体重をのせる

1 と同じ姿勢のまま、今度は後ろのひざをのばす。壁に手をついてグーッと前方へ体重をのせ、ふくらはぎをのばす。15 秒キープし、反対側も同様に。

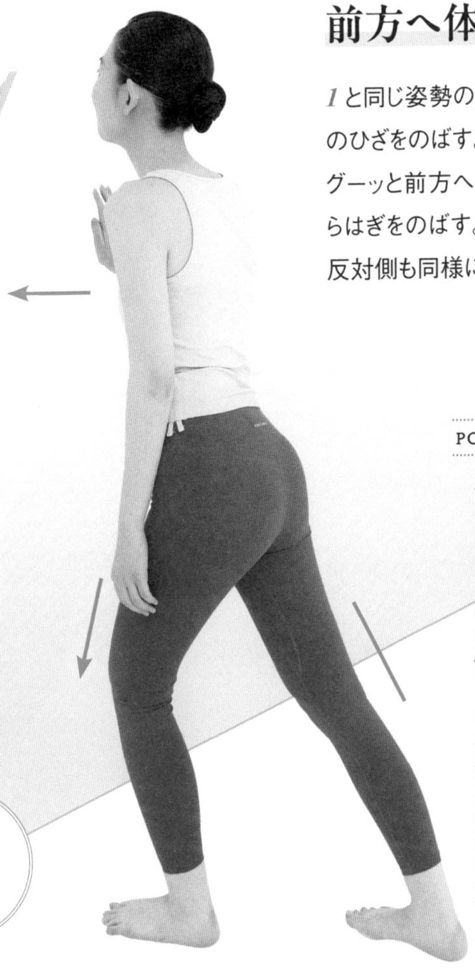

POINT

ふくらはぎの内側・中央部にのびを感じて

左右
それぞれ
×
15秒
キープ

【ひざの痛み④】

腓腹筋の内側と外側に じっくり効かせるストレッチ

ふくらはぎの表層にある腓腹筋。外側と内側をそれぞれのばしてほぐすことで、ひざ関節をよりラクに動かせるようになります。つま先の向きを意識してじっくりストレッチします。

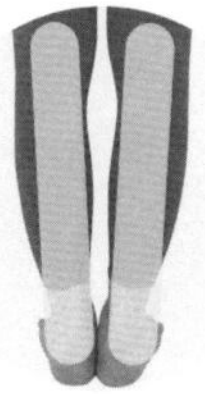

1

左右それぞれ × 15秒キープ

後ろの脚のつま先を内側に向けて前方へ体重をのせる

足の向きでストレッチされるポイントが変わるもの。つま先を内側に向けると内側がのびる。左右それぞれ 15 秒キープ。

POINT かかとが浮かないように気をつける

POINT ふくらはぎの内側をのばす意識

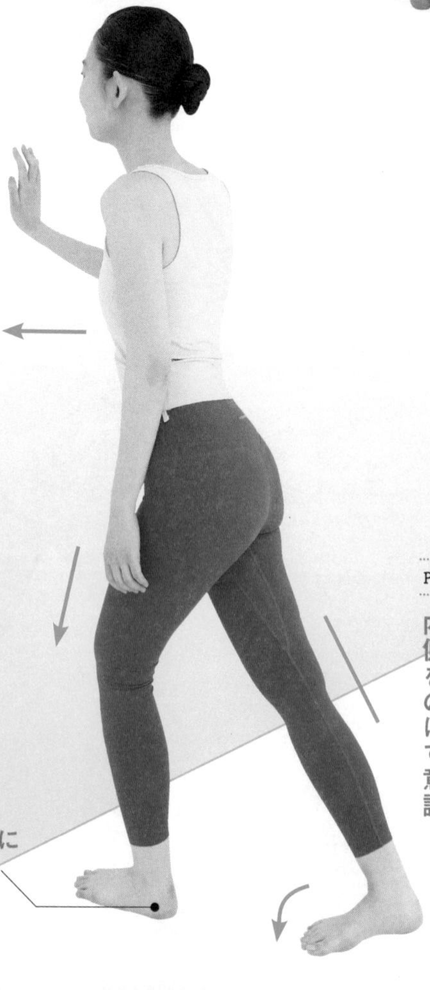

2 続いて同じ体勢のまま つま先を外側に向けておこなう

外側に向けるとふくらはぎの外側がのびる。この体勢で体重をグーッと前脚にのせていく。15 秒キープし、反対側も同様に。

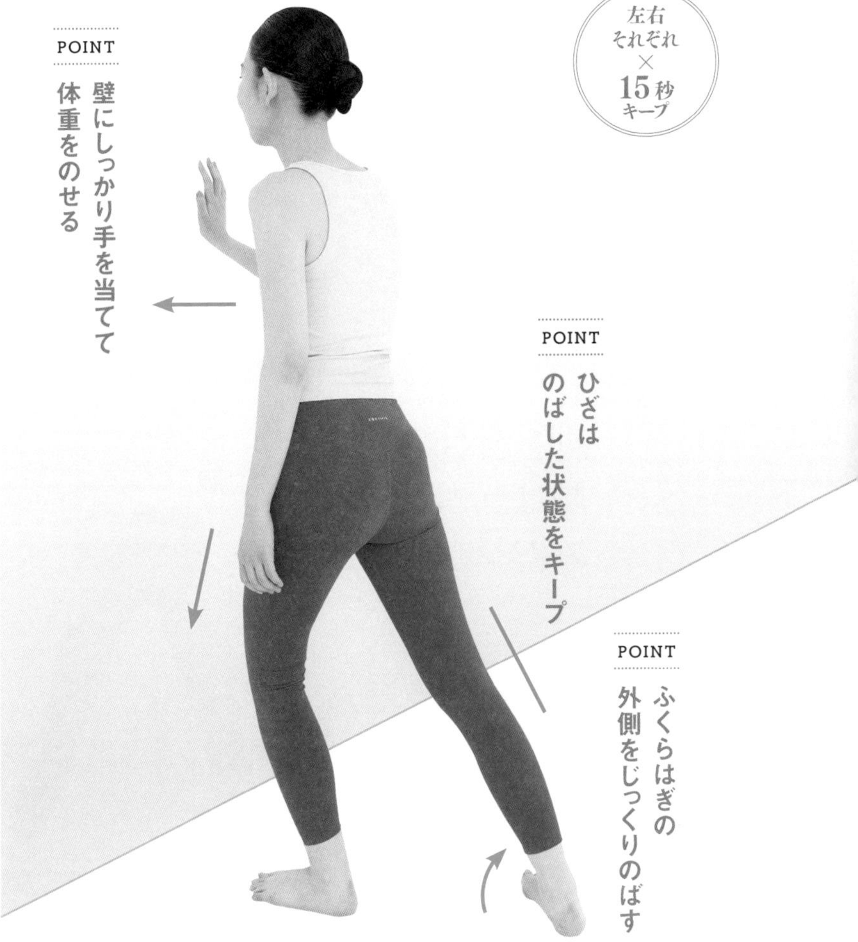

POINT
壁にしっかり手を当てて体重をのせる
左右
それぞれ
×
15秒
キープ
POINT
ひざはのばした状態をキープ
POINT
ふくらはぎの外側をじっくりのばす

【ひざの痛み⑤】

ひざ痛解消に大事なポイント！
内もものストレッチ

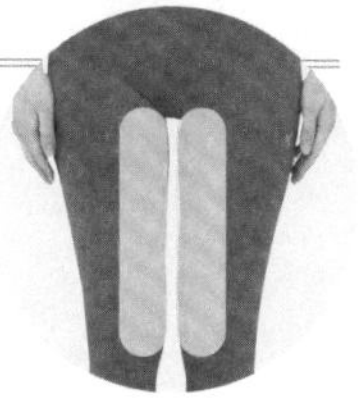

内もものストレッチ法はいろいろありますが、立ったままできる簡単な方法を紹介します。のばしている脚の太ももに重心をのせて、内側を気持ちよくほぐしていきましょう。

1 脚を広く開いて腕はラクに下ろしてスタンバイ

POINT

息をスッと吸ってリラックス

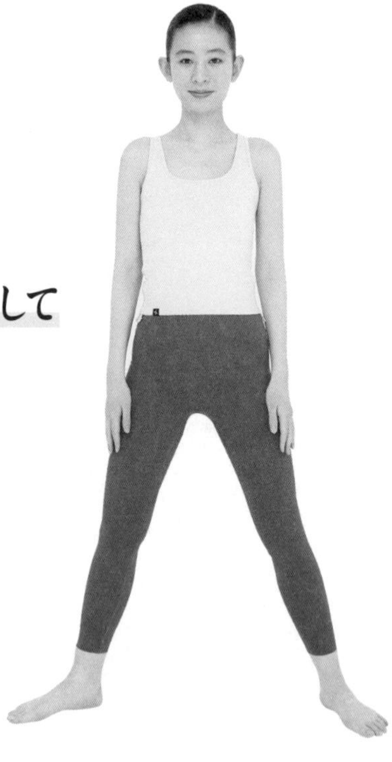

ゆう先生がお答え!

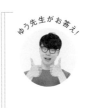

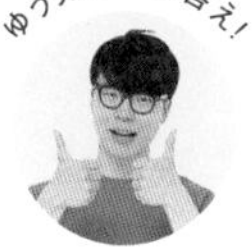

内ももとひざの痛みの関係は?

可動関節である股関節の動きが悪いとひざ痛の原因に。そこで、股関節の動きをよくするために内もものストレッチを。股関節が正しく使えるようになるとひざの負担が減りますよ。

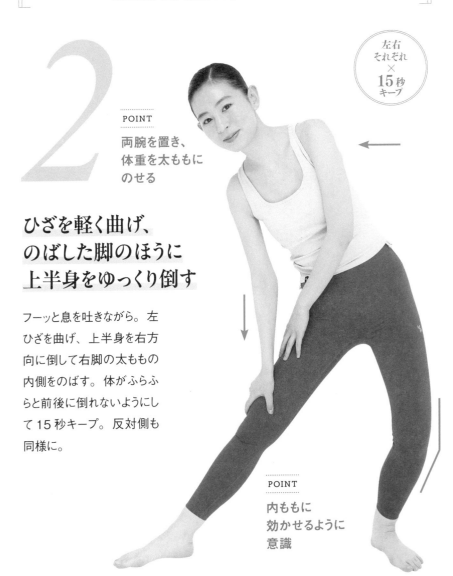

左右それぞれ×15秒キープ

2

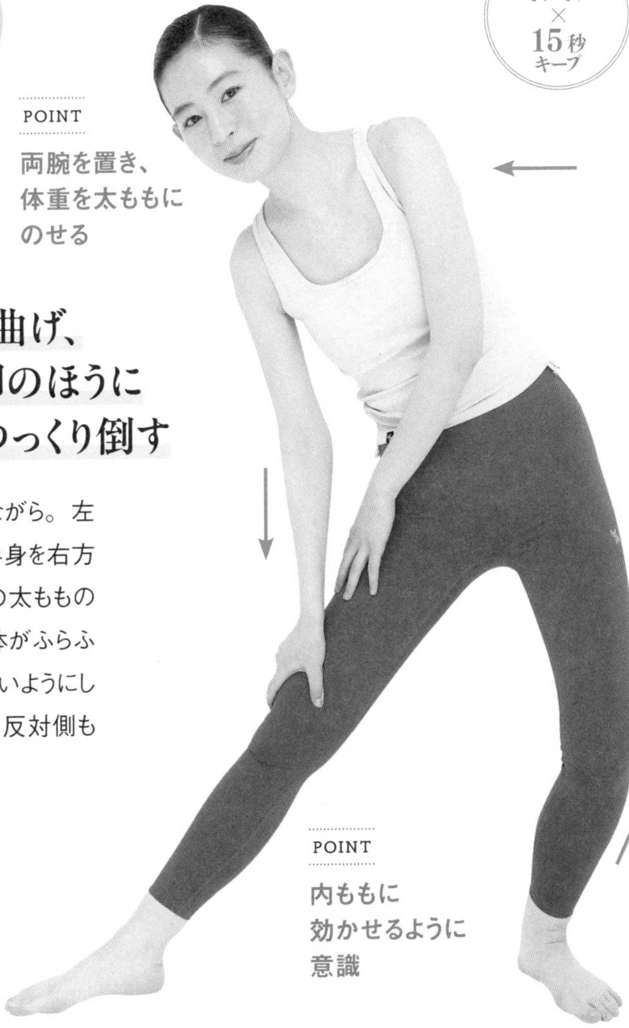

POINT
両腕を置き、体重を太ももにのせる

ひざを軽く曲げ、のばした脚のほうに上半身をゆっくり倒す

フーッと息を吐きながら。左ひざを曲げ、上半身を右方向に倒して右脚の太ももの内側をのばす。体がふらふらと前後に倒れないようにして15秒キープ。反対側も同様に。

POINT
内ももに効かせるように意識

【ひざの痛み⑥】

太ももの内側に固まった筋膜のねじれを戻す

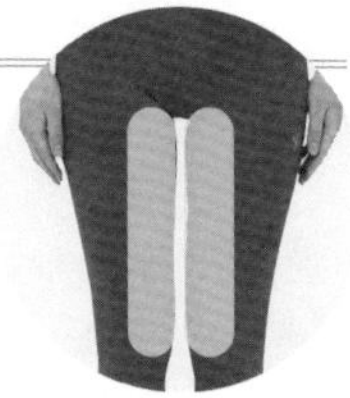

悪姿勢からくる太ももの筋膜のねじれ。ひざが動かしにくくなり、関節に痛みが生じてしまいます。イスに座ったまま合間にできるリリース法がこちらで、エイッと太ももを持ってねじれを解きます。

1 両手でひざ上の筋肉をとらえ外向きに回す

太ももに両手を置き、内側にねじれた筋膜を正すイメージで外向きに回す。15 秒、エイッ、エイッとひざ上から順に繰り返す。下の3カ所を左右それぞれおこなう。

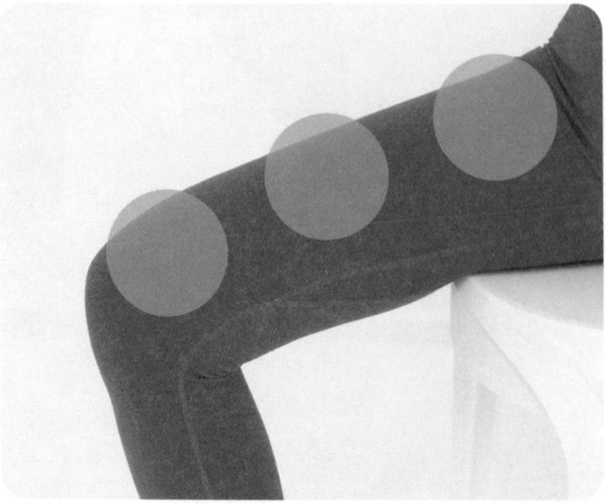

ひざ上、太ももの中央、つけ根の3カ所おこなう

ゆう先生おおすすめ1

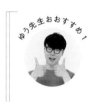

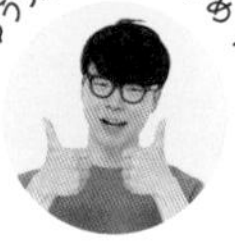

つらいひざの痛み。周辺の筋肉をゆるめるのが有効

ひざ痛の原因は足首や股関節の硬さによるものもあります。動くべきところが動かないとひざに負荷がかるので、太ももから足の指までしっかりほぐすことが大切。

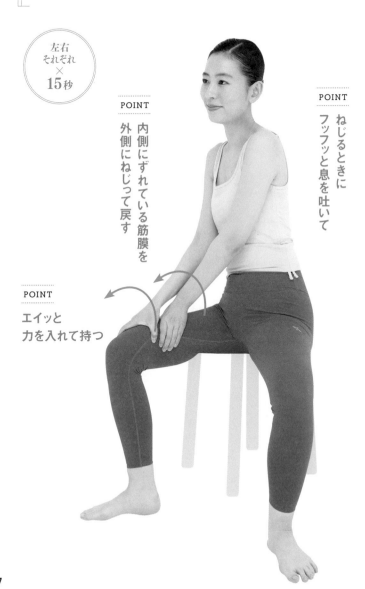

左右それぞれ×15秒

POINT
ねじるときに
フッフッと息を吐いて

POINT
内側にずれている筋膜を
外側にねじって戻す

POINT
エイッと
力を入れて持つ

4章

自然と脂肪が燃焼し、溜まらない体に！

部位別
やせ体質作り

ダイエットといえば、食事制限や激しい運動が必要……。
そう思っていませんか?
ただやみくもにがんばっても、
年齢を重ねてやせにくくなった体には効果が現れにくいもの。
秘訣は、正しく効率よく脂肪を燃焼させること。
姿勢改善と自律神経を整えることがカギになります。
筋肉の硬直をケアして体を気持ちよく動かし、
深い呼吸、良質な睡眠で本来の機能を高める。
体の中から外から、やせる体質へと変えていきましょう!

姿勢改善と簡単マッサージを組み合わせ、効率よく脂肪を燃やせる体を作る

スマホやパソコン作業によって前かがみの姿勢で過ごす時間が長いと、猫背やストレートネック、巻き肩などが定着していませんか？　これまでの章で姿勢のくずれは顔の老化や体の痛みを招くとお話ししましたが、**姿勢とやせ体質も関係がとても深いんです。**

というのも、姿勢が悪いと内臓の位置が下がりやすく、胃や腸などの消化器官の働きがにぶくなるといわれます。**内臓が正しく機能せずに体の基礎代謝がダウン。脂肪が溜まりやすい体質に。**さらに骨盤のゆがみによって筋肉が固まると老廃物が流れにくく、余計な水分でむくんだり、脂肪燃焼がスムーズにおこなわれず、ますます太りやすい状態が続いてしまいます。

そこで、やせ体質を目指し、**姿勢のくずれを定着させる筋肉の強ばりをマッサージし、可動域を上げていきます。**さらにリンパに沿って老廃物を流してほっそりした状態に戻しながら、ツボの刺激やインナーマッスルのほぐしなどパーツごとに最適なケア方法を解説します。

具体的には、下半身は動きの土台となる股関節を整えてからマッサージをおこなうと効率がよく効果的です。上半身は骨盤のゆがみや巻き肩の解消によってやせやすい体に導くことがで

きます。

厳しい食事制限やハードな運動は必要ありません。むしろ、年齢を重ねるとそうしたダイエットは体に負担となって逆効果。ひとつの動きが15秒程度でできる、がんばりすぎないメソッドを紹介します。

やせ体質に近づくと、巡りがよくなり、冷え性が改善したり、肌がキレイになったりといいことがたくさん。そしてやせスイッチを最後に押すのが自律神経です。次のページで詳しくお話ししていきましょう。

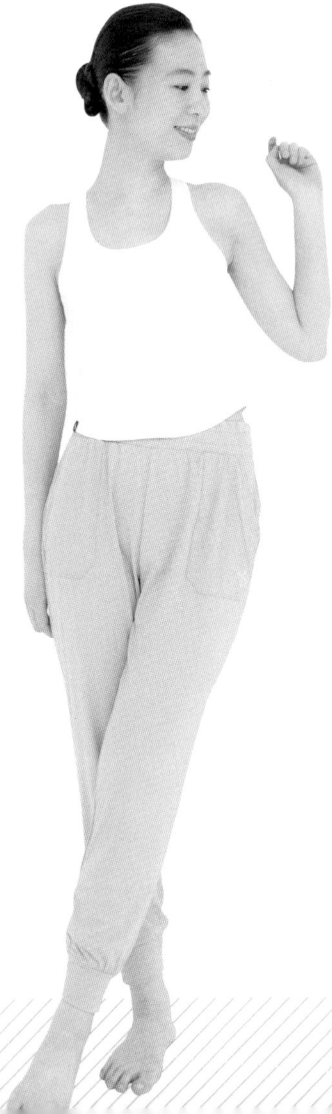

脂肪を燃焼させる最後のスイッチが自律神経

自律神経には、内臓の働きや血流の促進など免疫力を上げ、体の機能を調整する働きがあります。消化器官や基礎代謝とも密接に関わっていますが、ストレスと関係が深いというイメージもあるのではないでしょうか。

自律神経が整う、つまり交感神経と副交感神経のバランスがよく、スムーズに切り替わることができているとストレスを感じにくい状態に。**呼吸が深まり、酸素や栄養が体のすみずみを巡るほか、睡眠の質もアップ。**疲れが溜まりにくく、体の可動域も広がってやせスイッチをオン！してくれます。

さらにいうと、自律神経は背骨に沿って集まっているため、**姿勢を整えることで自律神経のバランスもよくなることにつながります。**

そして規則正しい生活習慣も忘れずに。たとえば、朝、太陽の光を浴びて目覚める、散歩の時間を作るなどの習慣が自律神経を整えるのにはとても大切です。できる範囲で心がけて生活してみましょう。

やせ体質作りでアプローチするのはココ！

このあとの部位別のやせ体質作りメソッドの概要を簡単に解説します。

ふくらはぎ

P184～P189

関節のねじれがむくみの原因。マッサージやストレッチで整えよう

太もも

P190～P195

骨盤や股関節のゆがみがダイレクトに影響。こわばりケアでほっそり

お腹

P196～P203

ぽっこり改善には、お腹のインナーマッスルと腰まわりの筋肉ケアが重要

手指・二の腕

P204～P209

おもに二の腕のガチガチ解消法を紹介。老廃物を流してほっそり

デコルテ

P210～P217

美しいデコルテはリンパの流れ改善がカギ。顔色も明るくなる！

【ふくらはぎ①】

皮膚はがしで
マッサージの効果を上げる!

体を支える土台となるふくらはぎは、下半身全体のやせにも重要な部位です。とくにケアしたいのはふくらはぎのすねのまわり。癒着した筋膜をゆるめて、老廃物を流していきます。

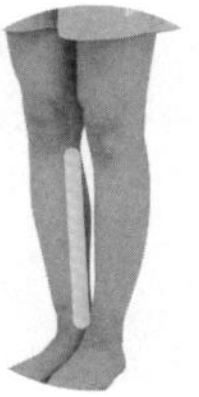

1

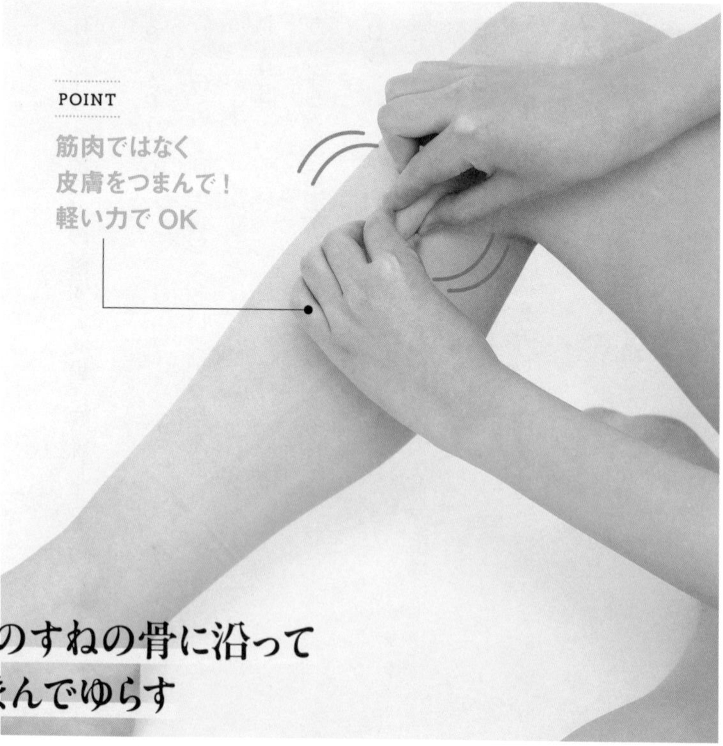
POINT
筋肉ではなく
皮膚をつまんで!
軽い力でOK

ふくらはぎのすねの骨に沿って皮膚をつまんでゆらす

両手の親指と人差し指で皮膚を軽くつまんでゆらゆら。力は入れなくてOK。すねの骨のキワを狙ってはがしていく。

内くるぶしまで順に
皮膚をつまんではがしていく

すねの骨に沿って4～5カ所、内くるぶしまで順におこなう。つまんで痛いのは筋膜が固着している証拠なので、ていねいにはがして。5秒ずつおこない、反対側も同様に。

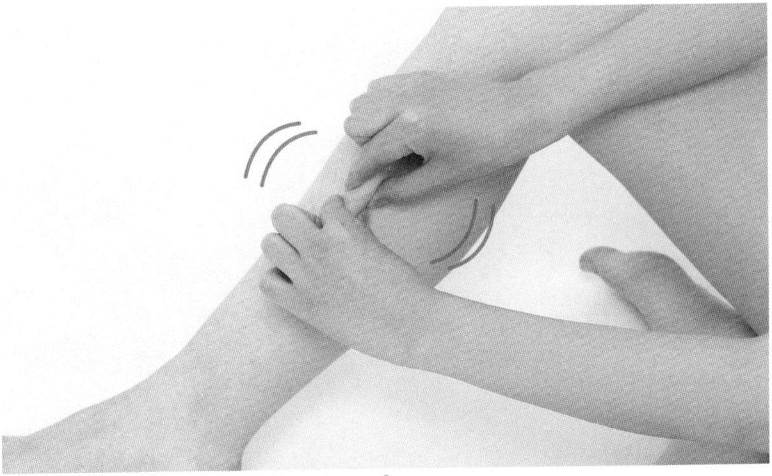

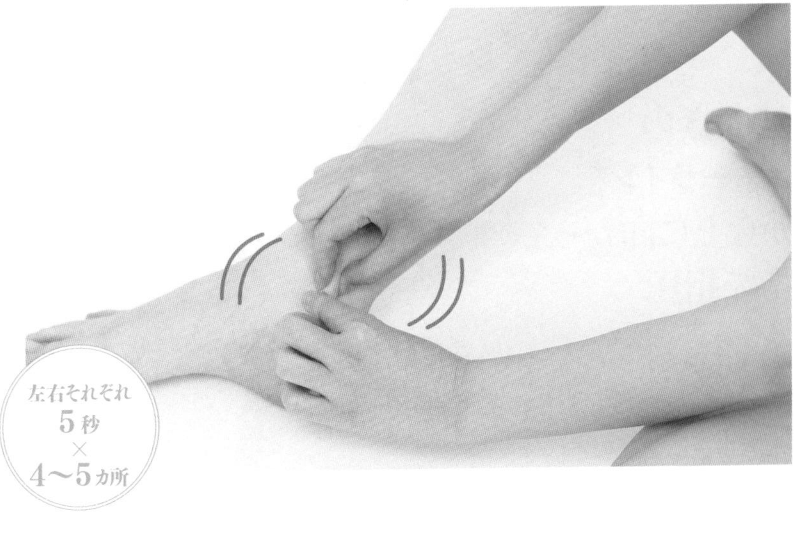

【ふくらはぎ②】

ふくらはぎをグッと押して筋肉のコリ取り！

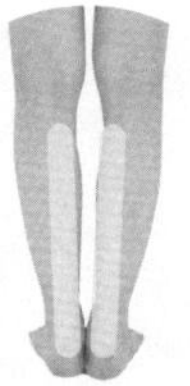

ふくらはぎが太くなるのは、疲れやむくみが溜まるのも大きな要因。硬くなりやすい後ろと横の筋肉をほぐして、リンパを押し流していきましょう。むくみが取れるとみるみるほっそり脚に。

左右それぞれ
5秒キープ
×
3カ所

1

POINT
グーッと押し込んでキープ！

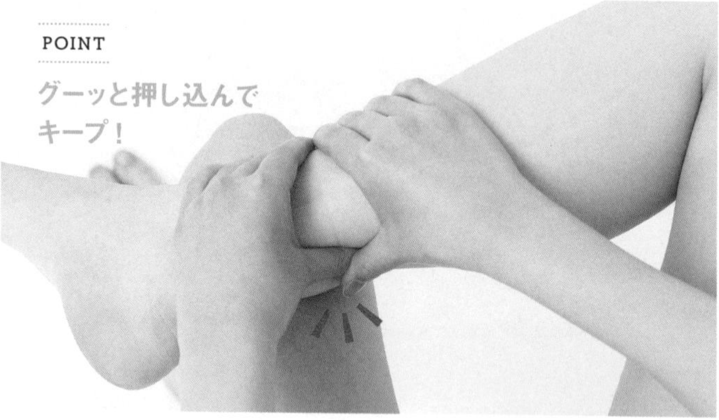

↓

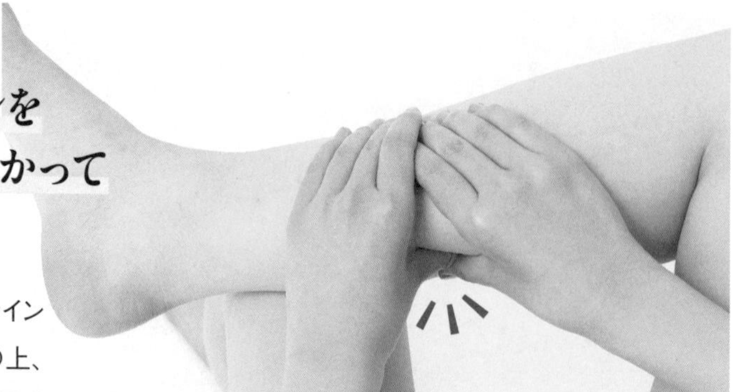

ふくらはぎのセンターラインを下から上に向かって親指で指圧

後ろから見て中央のラインを押す。アキレス腱の上、ふくらはぎ中央、上部の3カ所を5秒ずつキープ。

最後はすねの骨の横をグッと押し込む

1 でセンターラインを下から進んだら、指圧の仕上げはすねの骨のキワのプッシュ。ココの溜まりにアプローチするとむくみやコリ取りに効果的。左右それぞれ 15 秒ずつ。

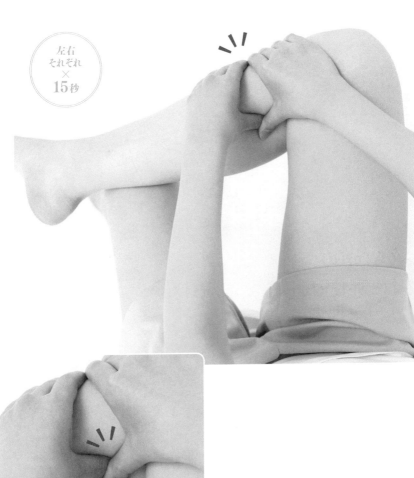

左右
それぞれ
×
15秒

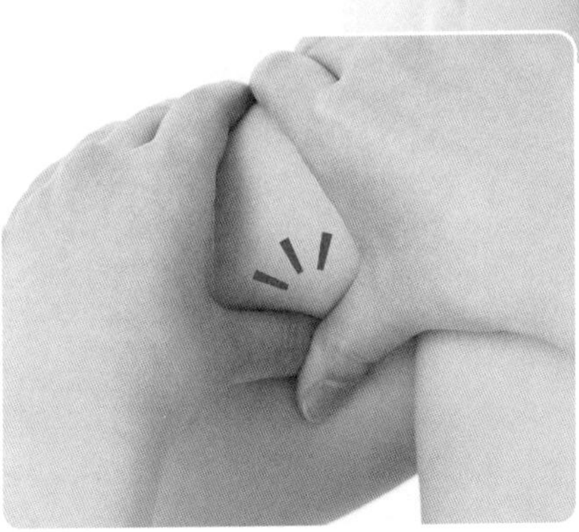

骨の下に入れ込む
ようなイメージで！

【ふくらはぎ③】

外側の腓骨マッサージで
ほっそり脚に導く

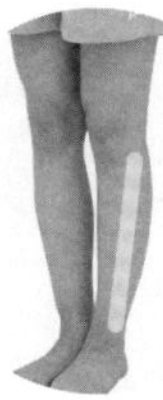

すねの太い骨「脛骨」と対になって体を支える「腓骨」。重心が外にかかると腓骨周辺がゆがんだり、筋肉が硬くなったりしてふくらはぎが太くなる原因に。疲れも溜まりやすいのでマッサージを習慣に。

1

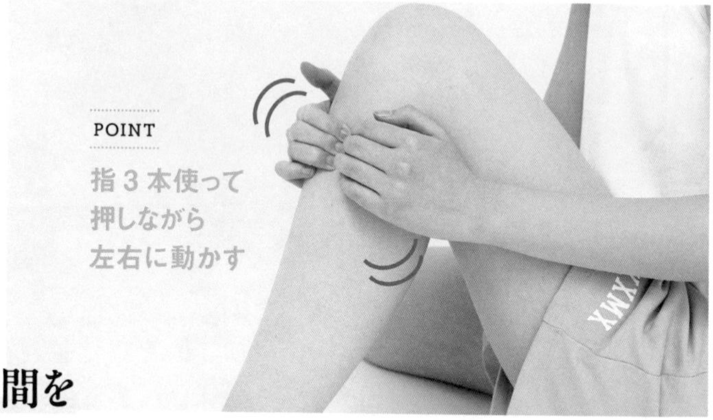
POINT
指３本使って
押しながら
左右に動かす

↓

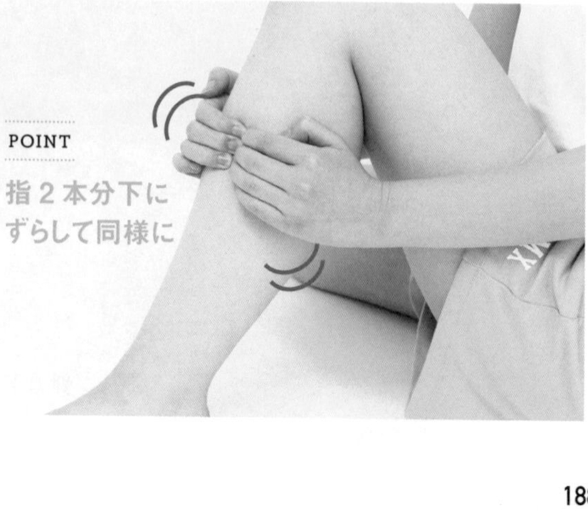
POINT
指２本分下に
ずらして同様に

ふくらはぎの すねと腓骨の間を ぐりぐりと押す

すねの骨と、その外側にある腓骨を見つけて間をマッサージ。３本の指で押し15秒横にゆらす。

左右それぞれ
15秒
×
2カ所

2

腓骨の上をなぞるようにして軽くマッサージする

3本の指の腹を使い、すねの外側にある腓骨の上を軽くゆらしてマッサージ。ぐいぐい押す必要はありません。横にゆらして疲れやむくみをオフ。15秒で上から下へ進む。

左右それぞれ × 15秒

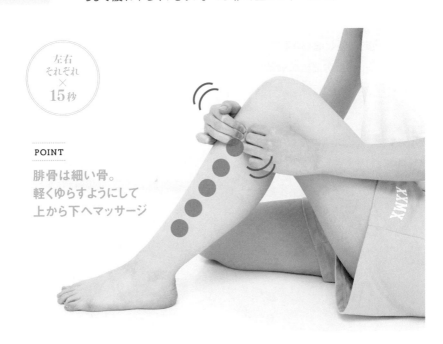

POINT

腓骨は細い骨。軽くゆらすようにして上から下へマッサージ

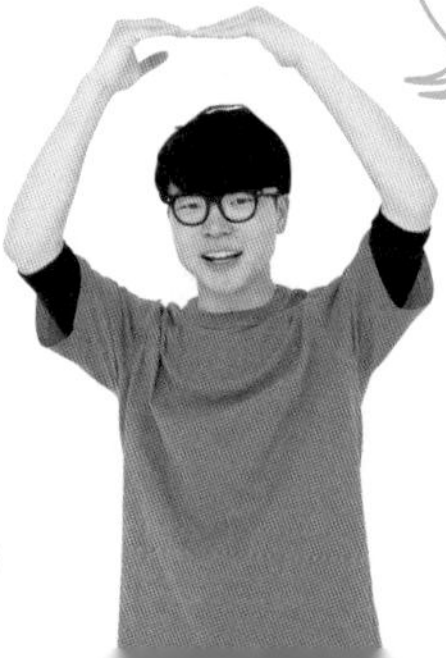
たくさん歩いた日はここをほぐすと疲れがスッキリ取れます！

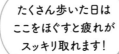

腓骨とは…

ひざと足首の間の外側の細い骨。体のバランスを取る働きをする。腓骨周辺が張ると横に太く見えるのでしっかりほぐしたい部位。

【太もも①】

内ももの筋肉マッサージでほぐしてむくみをリセット

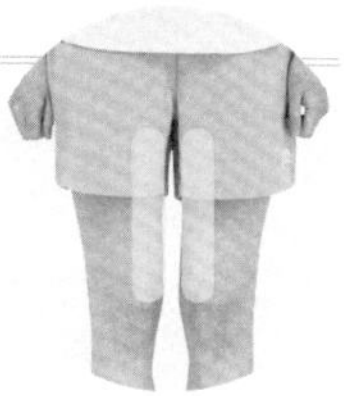

内ももの筋肉が硬くうまく使えていないと、脂肪がついて太くなりやすいもの。そこで深部の筋肉の硬直をゆるめていきます。ガシッと圧をしっかりかけるのがポイントです。

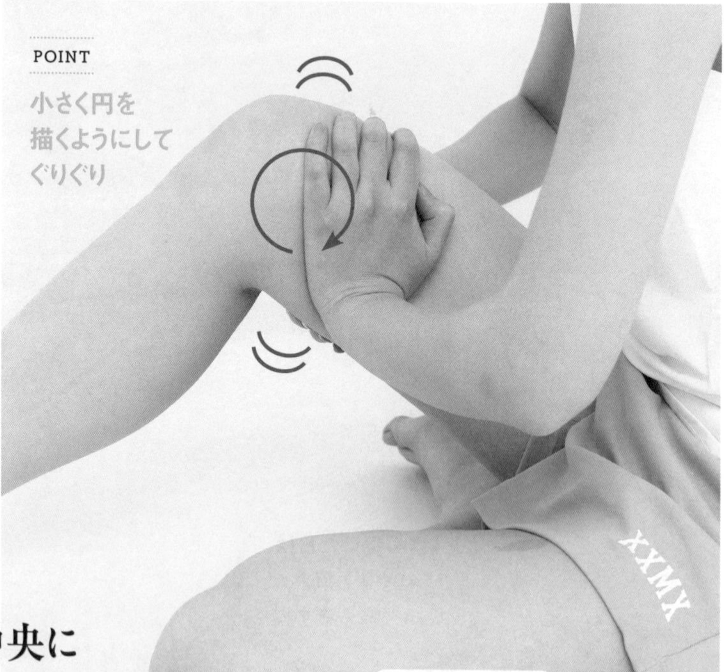
POINT
小さく円を
描くようにして
ぐりぐり
XXMX

1

内もも中央に手のひらを押し当ててほぐす

片脚を立てて内ももの真ん中のラインをマッサージ。手のひらをガシッと押し当てて、10秒ぐるぐる回す。

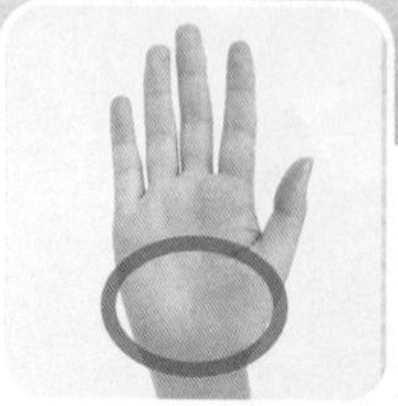

手の
ココを使う！

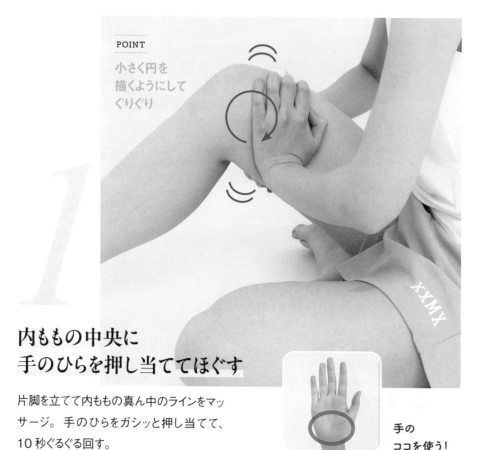

ひとつずつずらして
つけ根まで順にもみほぐす

内ももの中央、つけ根と順にほぐす。このとき、太ももの外側も押さえておく。とくにつけ根は硬く押しにくいので、できる範囲でOK。10秒ずつおこなう。

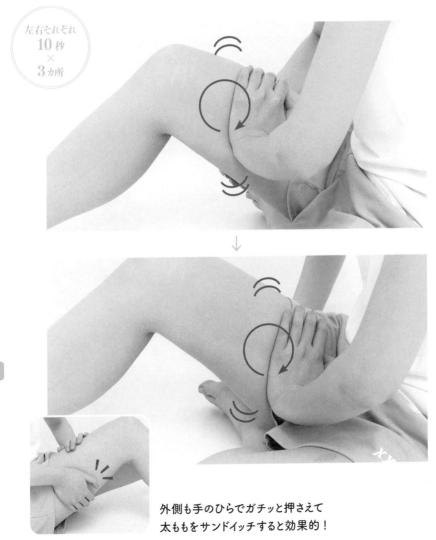

左右それぞれ
10秒
×
3カ所

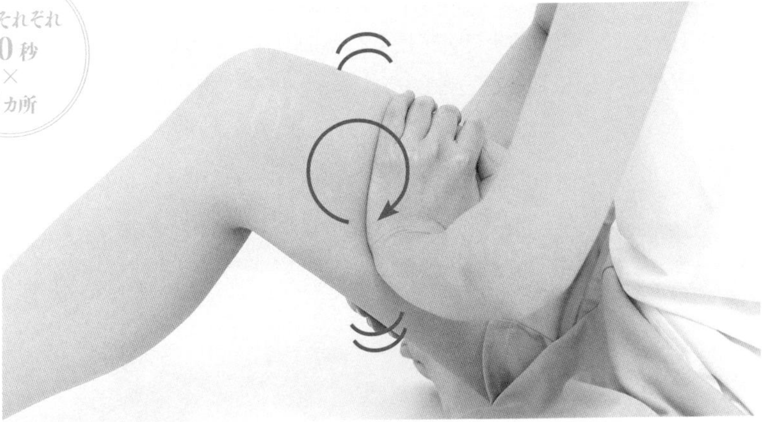

↓

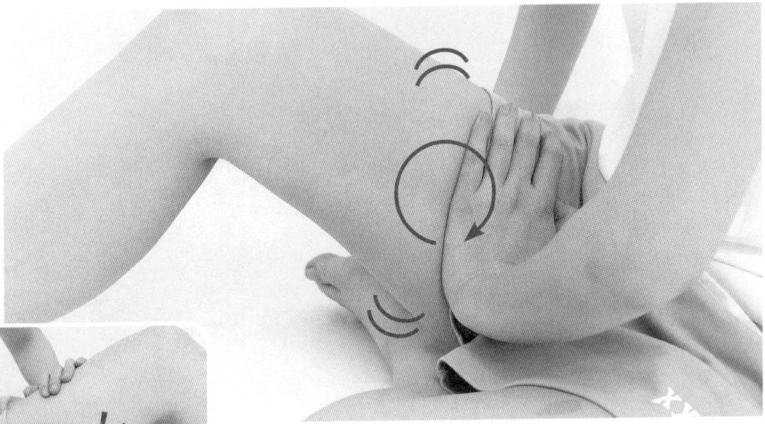

外側も手のひらでガチッと押さえて
太ももをサンドイッチすると効果的！

【太もも②】

大きな筋肉をじっくりほぐし、外ももの張りをゆるめる

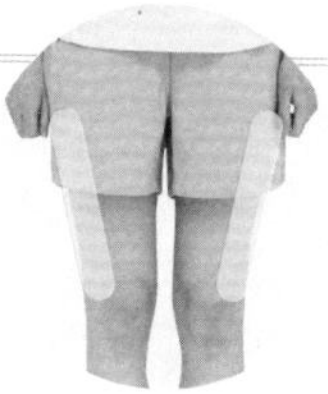

太もものお悩みの中でもとくに多いのが、外ももの張り出し。前かがみの姿勢や歩き方、立ち方のクセでうまく使えず、筋肉がパンパンに。深層からゆるめてこわばりを取っていきましょう。

1

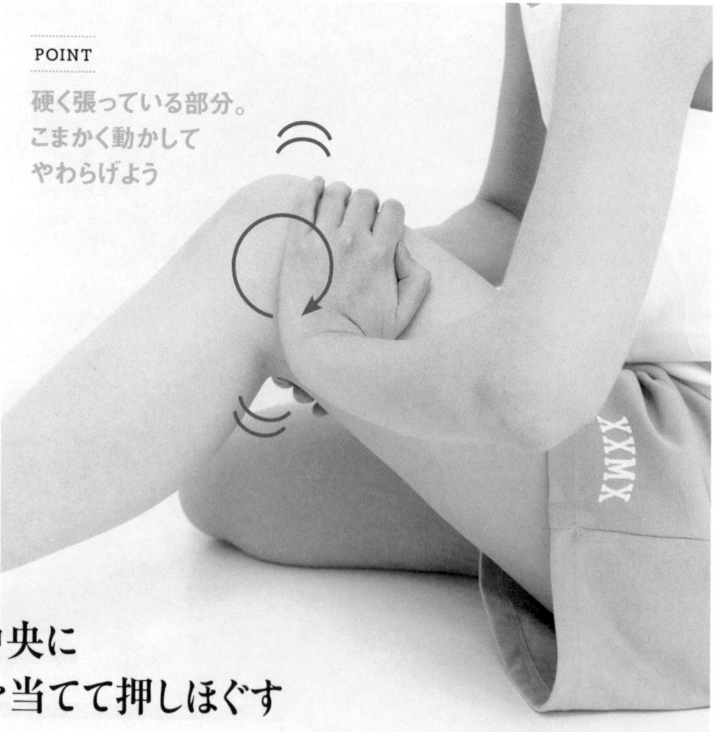
POINT
硬く張っている部分。
こまかく動かして
やわらげよう

外ももの中央に手のひらを当てて押しほぐす

片脚を立てて外ももの真ん中のラインをほぐす。手のひらで筋肉をとらえて 10 秒ぐるぐる回す。硬いのでじっくりと。

ひとつずつずらして同様に。外側を順にもみほぐす

ひざの上に続いて、外ももの中央、脚のつけ根まで繰り返す。反対側の手で内ももをはさみ込むとやりやすい。10秒ぐるぐるとおこない、反対側も同様に。

左右それぞれ
10秒
×
3カ所

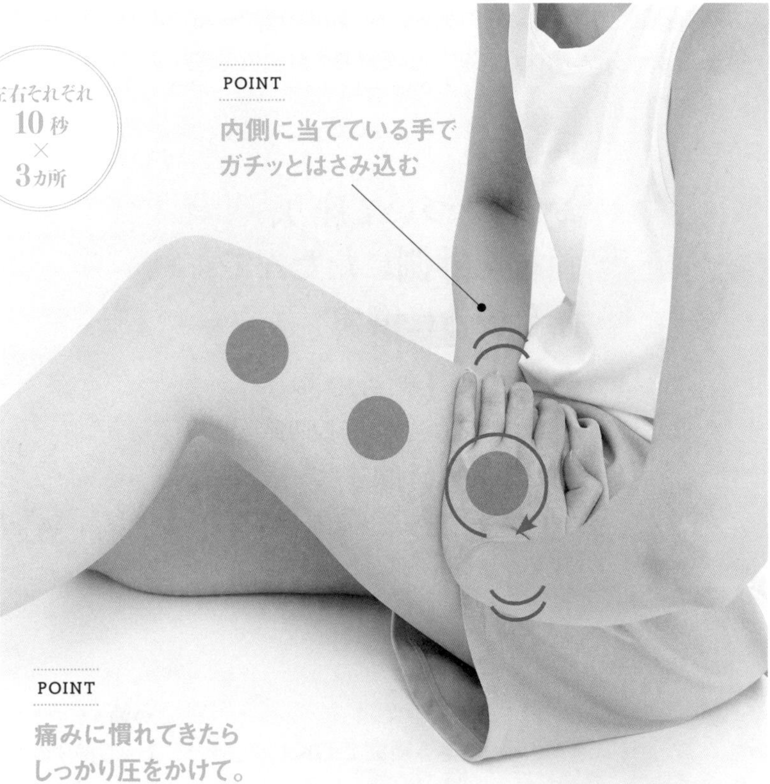

POINT

内側に当てている手で
ガチッとはさみ込む

POINT

痛みに慣れてきたら
しっかり圧をかけて。
手ごわい外ももの張りをゆるめる意識で！

【太もも③】

太ももの前側をのばして張り出しをゆるめる

太ももの前側〜股関節は大きい筋肉が多いのでストレッチで一気にほぐしていきましょう。じんわりのばして筋肉の柔軟性を引き出し、張りをゆるめていきます。

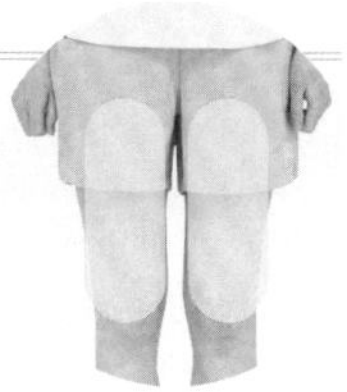

1 おしりをついて座り、両脚を外側にたたんで体を後ろに倒す

あおむけになり、両脚のひざを曲げて体を後ろに沈める。股関節〜前ももにのびを感じながら15秒キープ。片脚ずつでもOK。ひざが痛い人は無理せずに。

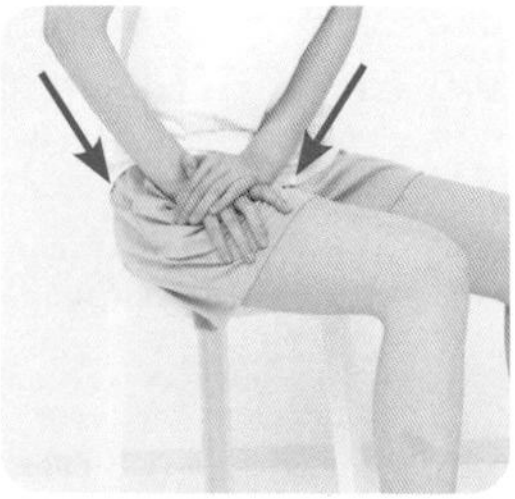

この動きができない人は上から押すのでもOK

15秒キープ

POINT

無理せずにできる範囲でOK！

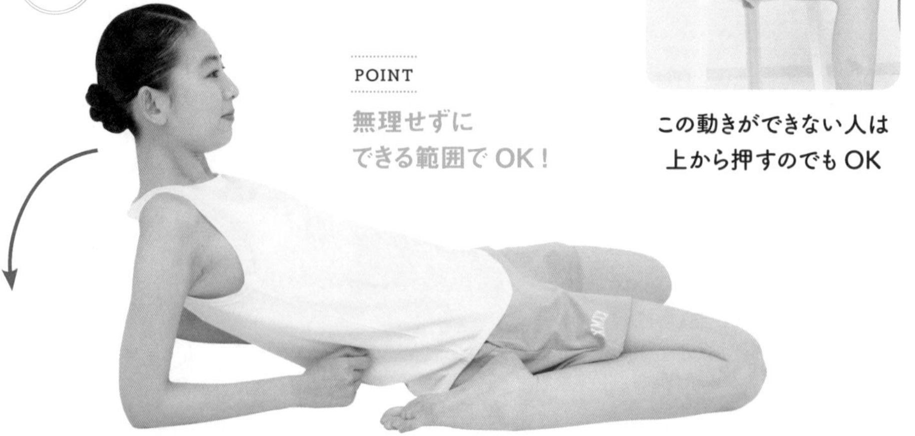

2 ひざを立てて片脚を後ろにのばし、前脚に体重をのせる

前脚に両手をのせ、グーッと体重をかけていく。後ろにのばした脚の股関節〜前ももをストレッチ。呼吸を止めずに姿勢を保ったまま15秒キープ。反対側も同様に。

左右それぞれ×15秒キープ

POINT

顔はまっすぐ前を向いて姿勢よく

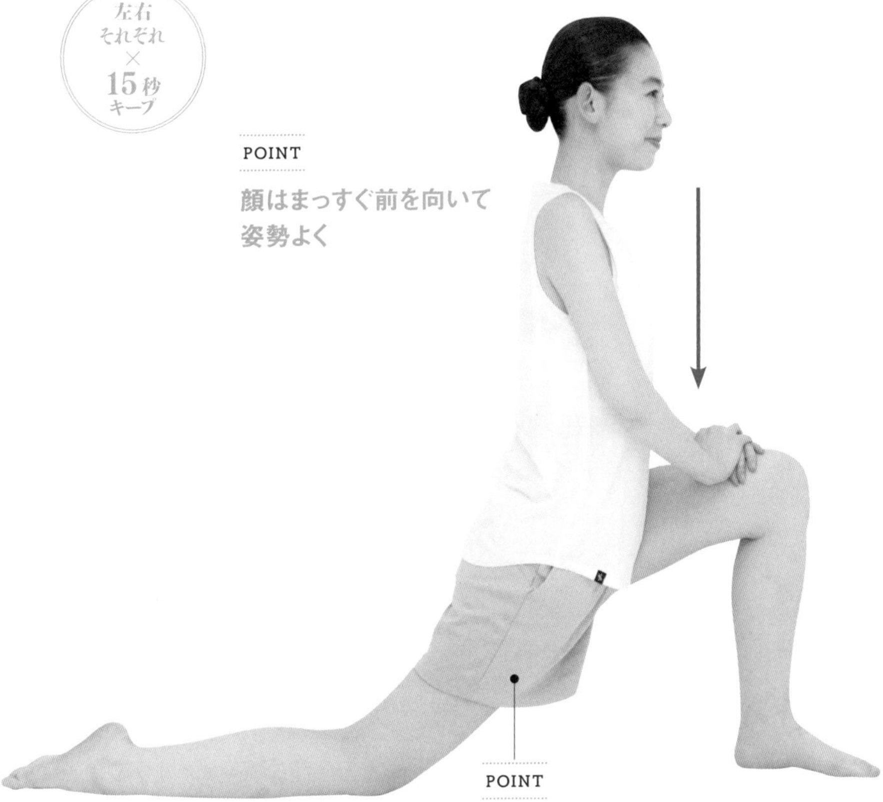

POINT

股関節〜前ももにかけて気持ちよくのばす

【お腹①】

おしりストレッチで
股関節のやわらかさを取り戻す

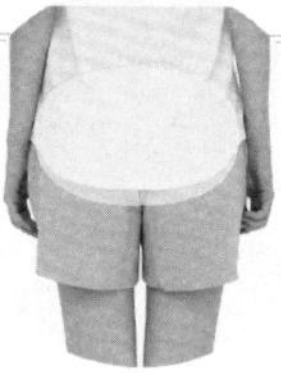

股関節が硬いとさまざまな不調が現れるとお話ししてきました。代謝が悪くなって太りやすくなるほか、腰や下腹のまわりにも脂肪がつきやすくなります。股関節をゆるめる、簡単おしりストレッチを紹介します。

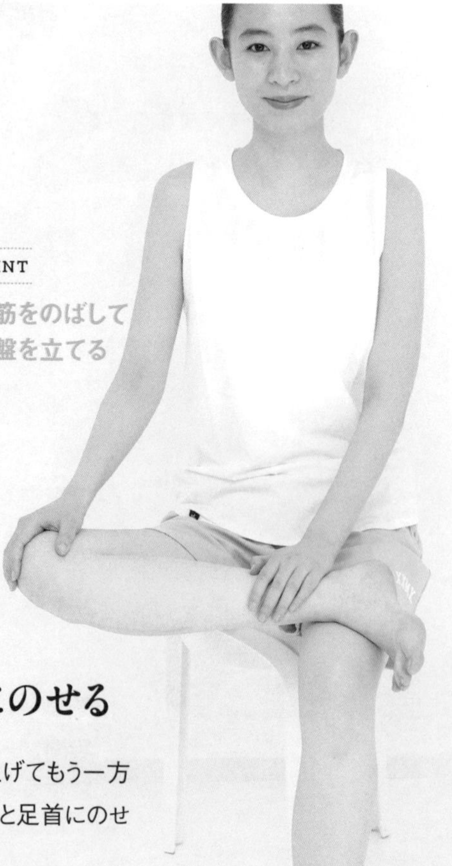

POINT

背筋をのばして
骨盤を立てる

1

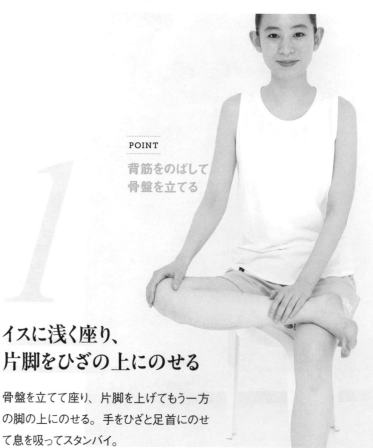

イスに浅く座り、片脚をひざの上にのせる

骨盤を立てて座り、片脚を上げてもう一方の脚の上にのせる。手をひざと足首にのせて息を吸ってスタンバイ。

2 姿勢をキープしたまま、息を吐きながら上半身を前に倒す

フーッと息を吐きながら、猫背にならないよう、上半身はまっすぐにキープして前に倒す。おしりの後ろをストレッチしてほぐす。15秒キープして、反対側も同様に。

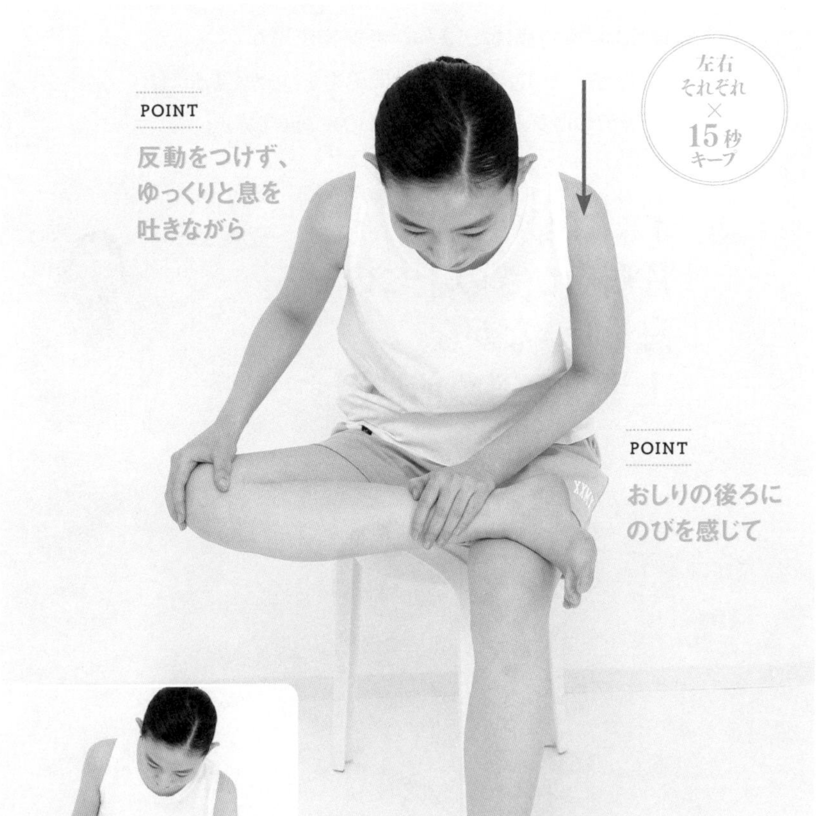
POINT
反動をつけず、ゆっくりと息を吐きながら
左右それぞれ × 15秒キープ
POINT
おしりの後ろにのびを感じて

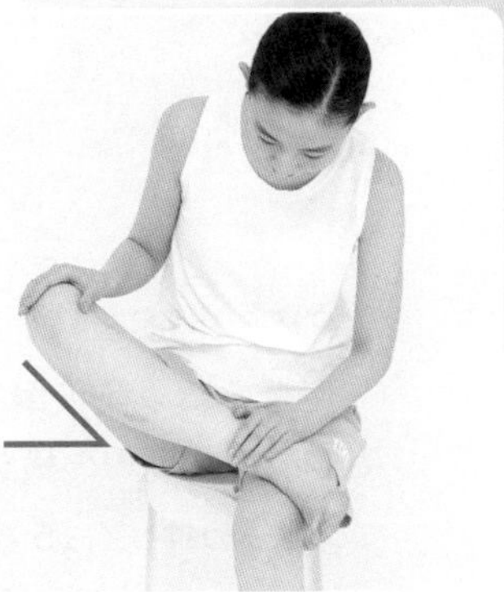

✖ NG!

脚が浮かないように注意

【お腹②】

おしりの横の筋肉をのばして
コリ取り&ゆがみを改善

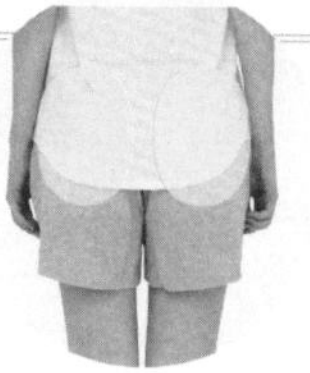

股関節の柔軟性を上げる利点はたくさん。老廃物が流れてむくみが解消、代謝もよくなりやせやすい体に！　股関節をやわらかくするにはおしりがポイント。骨盤のゆがみも整うおすすめのメソッドです。

1 イスに座り、片脚をひざの上にのせる。息を吐きながら、上半身を斜め前に倒す

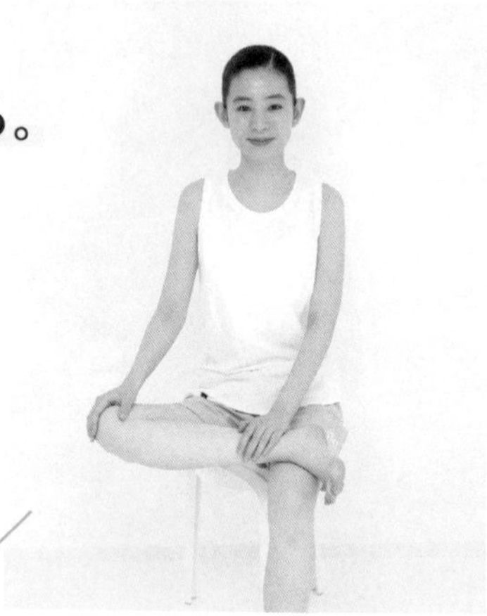

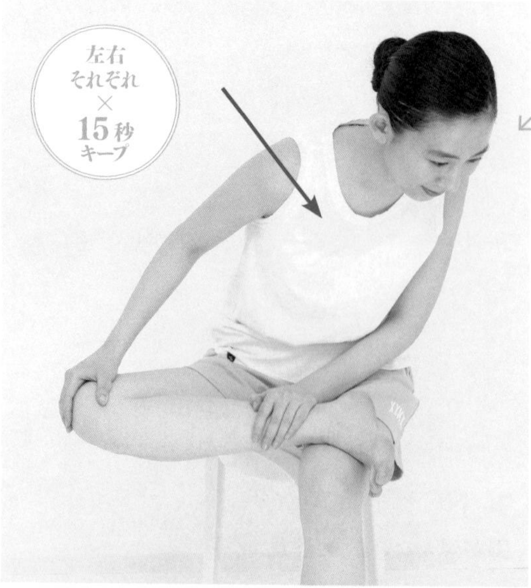

P196と同じ姿勢から、上半身を斜め前に倒すストレッチ。おしりの横を気持ちよくのばして15秒キープ。

2 前に倒した 1 の姿勢から上半身をねじって顔を上げる

さらに上半身を開いて、気持ちよくストレッチ。呼吸を止めないよう「1、2、3、4、5……」と数えるのも◎。おしりの横～腰にかけてのびるのを感じながら15秒キープ。

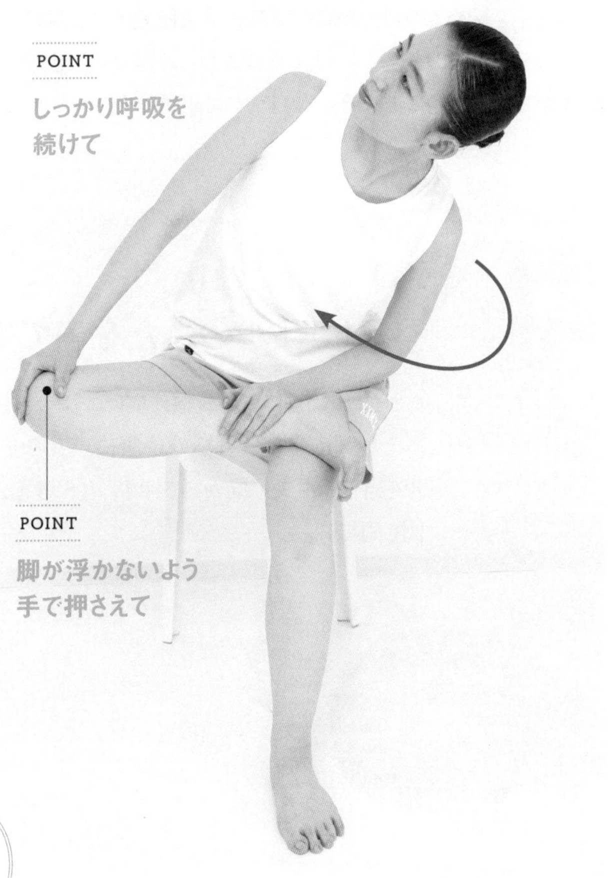
POINT
しっかり呼吸を続けて
POINT
脚が浮かないよう手で押さえて

POINT
猫背にならないように注意

左右それぞれ × 15秒キープ

【お腹③】

深部のコリを解消する
大腰筋のペットボトルマッサージ

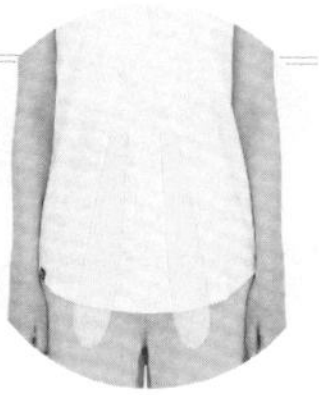

ぽっこりお腹を引き締めるのに欠かせないのが「大腰筋」。お腹のインナーマッスルです。コリをほぐすことでお腹まわりの溜まった脂肪や老廃物の代謝を促進。寝たままできるのでとても簡単です。

1

あおむけになり、ペットボトルのふたを当てて押す

あおむけになって脚を肩幅に広げ、両ひざを立てる。おへそから指４本分右横の位置に、500㎖のペットボトルを当てて中央に向かって押す。15 秒を２セット。左側も同様に。

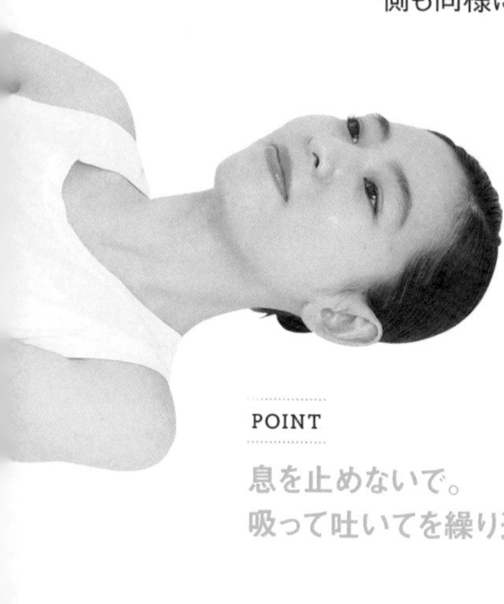

POINT

息を止めないで。
吸って吐いてを繰り返す

大腰筋とは…

背骨の横から広がる上半身と下半身をつなぐインナーマッスル。体幹を保つ働きがあり、ココが凝って痛みを感じる人も多い筋肉。

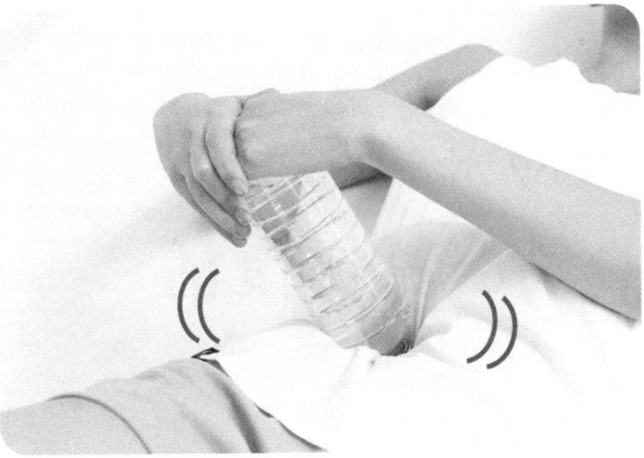

やや角度をつけて
斜め上から差し込むように押す

左右それぞれ
15秒
×
2セット

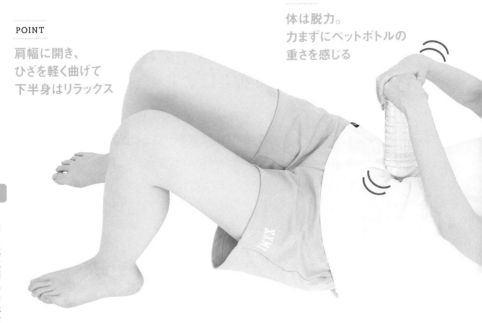

POINT

肩幅に開き、
ひざを軽く曲げて
下半身はリラックス

POINT

体は脱力。
力まずにペットボトルの
重さを感じる

【お腹④】

腰方形筋マッサージで姿勢を整え、くびれが復活

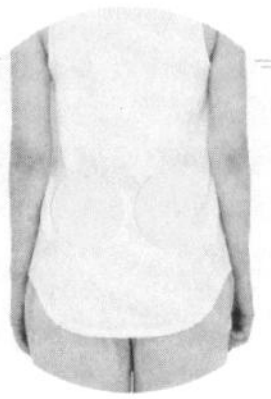

お腹やせのもうひとつのメソッドは「腰方形筋」ほぐしです。お腹③の大腰筋と並ぶ重要な筋肉。ココをほぐすことで骨盤のゆがみが整い、腰や股関節の動きがスムーズに。ウエストのカーブも整います。

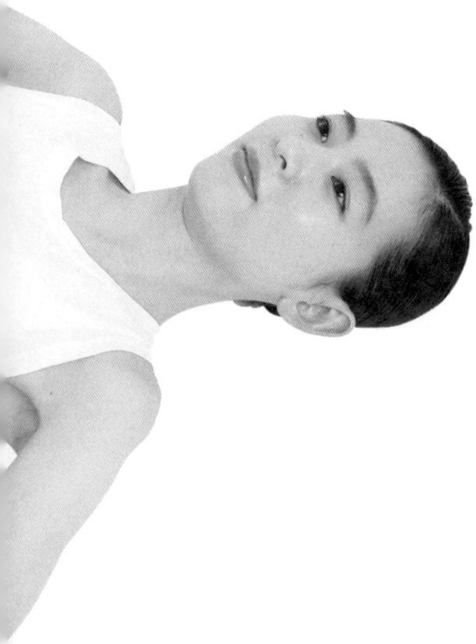

1 あおむけになり、腰に親指を当てて押しほぐす

背骨から指 4 本分外側（手を腰に置いたときに自然と親指が当たる位置）に親指を当て上へ押し込みながら、グッグッと 15 秒。

腰方形筋とは…

骨盤と背骨をつなぐ、体を倒すときに使う。腰の奥にあり、ウエストのくびれにも関わる。長時間のパソコンなど姿勢が悪いと負担がかかる筋肉。

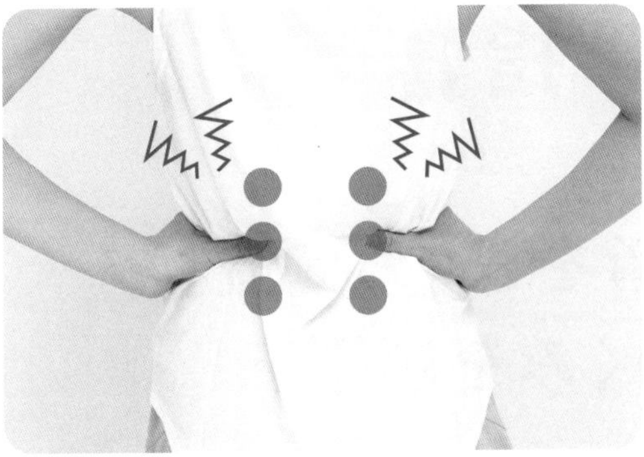

親指を当てる位置はココ！
背骨から指４本分外側を目安に
左右3カ所ずつ

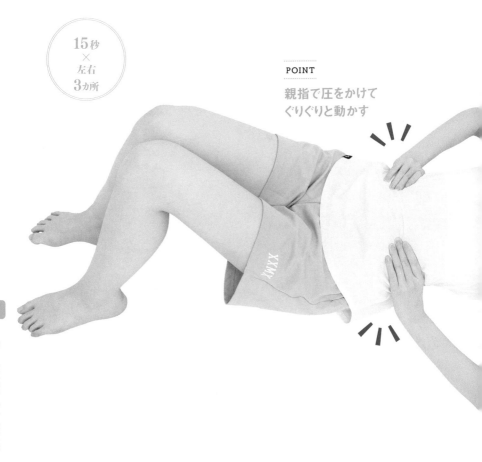

15秒
×
左右
3カ所

POINT

親指で圧をかけて
ぐりぐりと動かす

【手指】

爪の横～手首をさすって流し、
指のむくみを解消

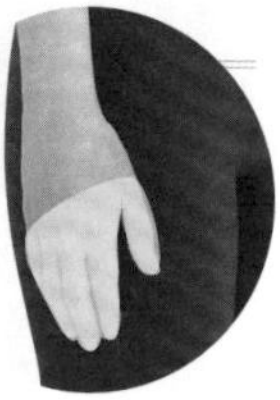

スマホやパソコン作業など細かい動作で疲れが溜まる指。実はむくみやすい部位でもあります。爪の横、指、手首の順にほぐしていきましょう。終わるとラクになるのを感じるはず！

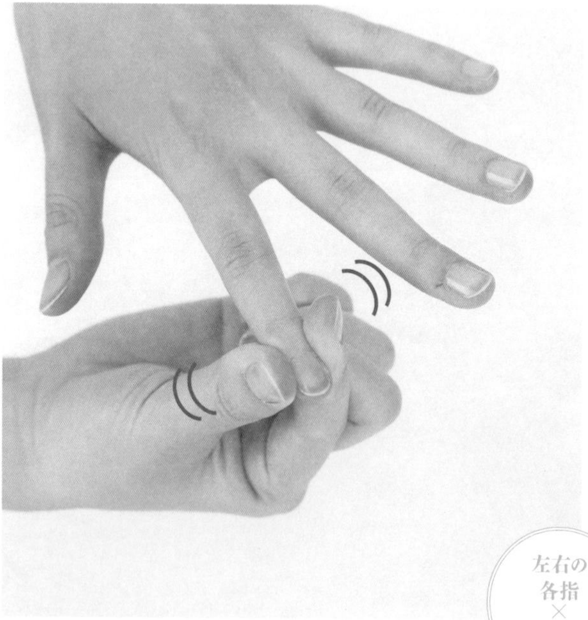

1

左右の
各指
×
5秒

爪の横をつまんでほぐす

爪の横は首からつながる神経の終点がある。親指と人差し指ではさみ、ぐりぐりと気持ちいい力加減で各指を５秒ずつ圧迫。

指をキュッキュッとさする

指のつけ根から指先を軽くさする。親指と人差し指、中指の３本で軽くはさんでスッと引く。力は不要。表面の皮膚をさするように、各指を５秒ずつおこなう。

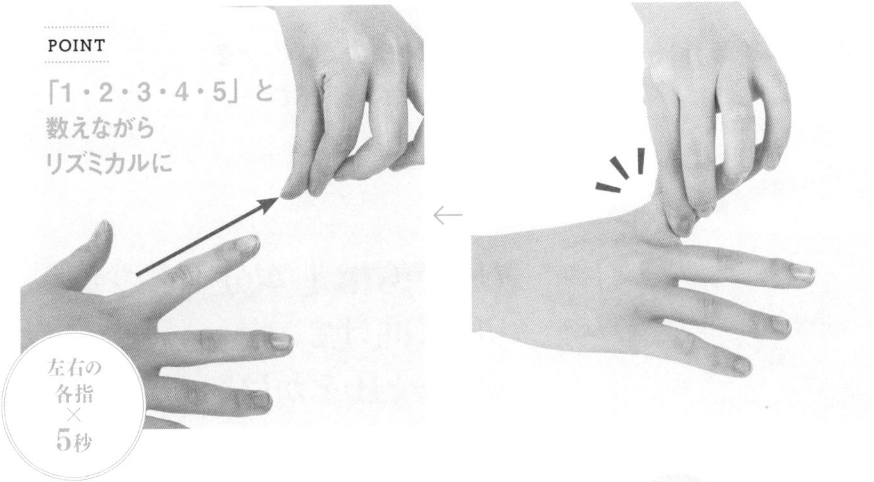

POINT
「1・2・3・4・5」と数えながらリズミカルに
左右の各指×5秒

3

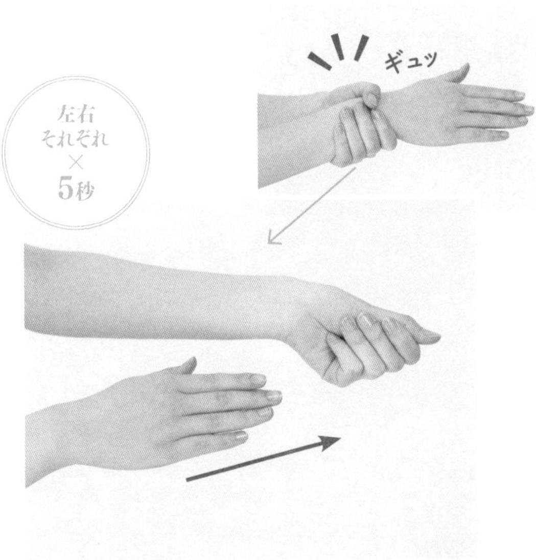

ギュッ
左右それぞれ×5秒

手首をつかんで抜いて刺激する

最後に手首を刺激。反対側の手でしっかりとつかみ、スッと抜いてゆるめる。左右５秒ずつリズミカルにおこなって。

【二の腕①】

腕全体の疲れが取れてラクになる
ひじ上の筋肉ほぐし

やせにくい二の腕。ハードな運動をして筋肉をつけなきゃいけないと思い込んでいる人も多いのでは？　それよりコリやむくみを取ってガチガチ状態をほぐすことが先決です。押す位置を覚えましょう。

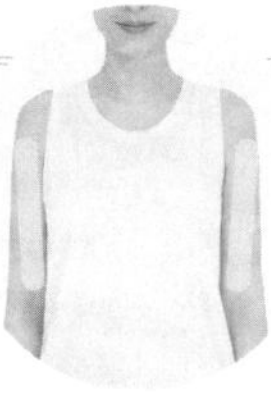

1　ひじから指１本分上をつかみ、90°に曲げてグーッと圧をかける

右腕をまっすぐのばし、ひじから指１本分上を左腕の親指と２本の指ではさむ。右ひじを90°に曲げて力をゆるめ、はさんだ指でグッと押して15秒キープする。反対側も同様に。

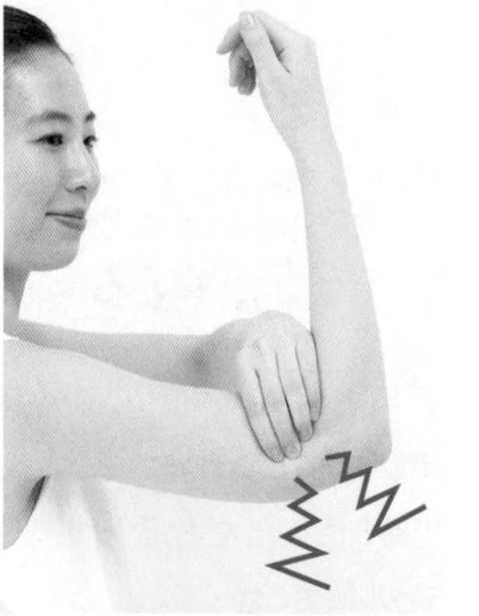

逆側から見ると……
人差し指と中指の
２本で押し込む

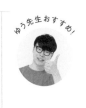

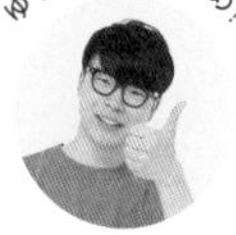
ゆう先生おすすめ!

首コリに悩む人にもおすすめのストレッチ

首～指先まで筋膜はつながっています。この上腕のポイントを押してほぐすと首や肩のコリ改善にも効果てきめん。腕～肩まわりまでほぐれる一石二鳥のストレッチです。

POINT
呼吸を止めやすいので
意識して呼吸する

左右
それぞれ
×
15秒
キープ

POINT
ひじを90°に曲げると
筋肉をとらえやすい

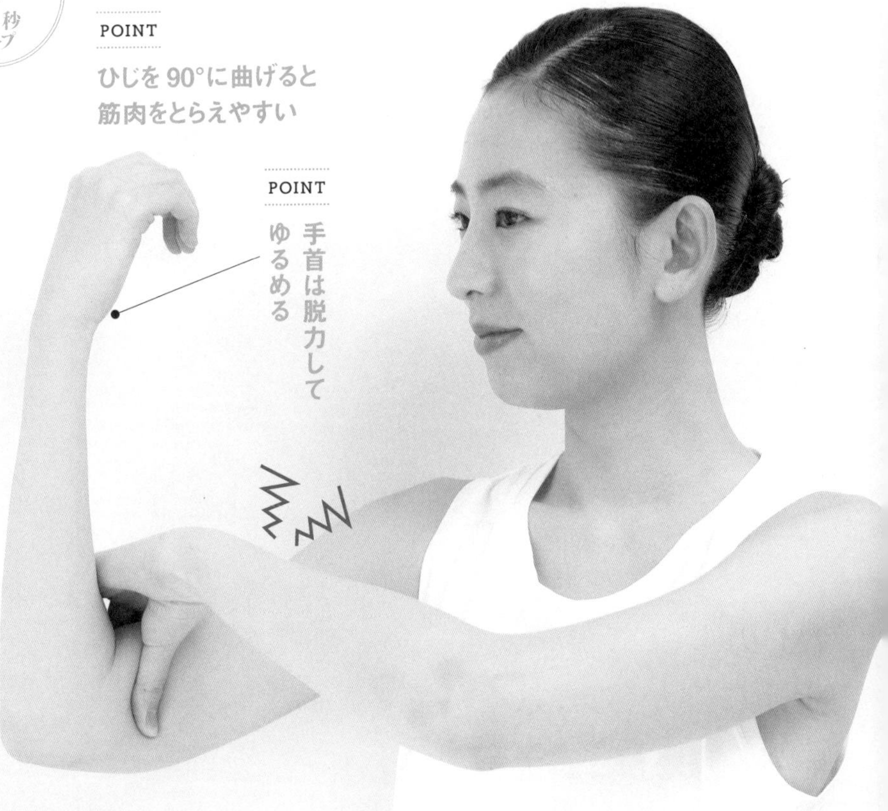
POINT
手首は脱力して
ゆるめる

【二の腕②】

上腕の筋膜リリースで緊張をほぐし、老廃物を流す

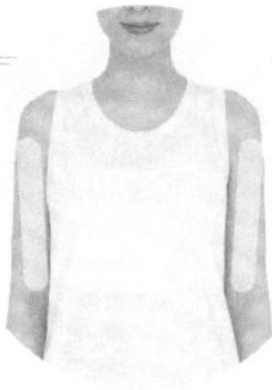

二の腕やせのみならず、肩まわりをほぐす効果もあるこちらのメソッド。上腕にはさまざまな筋肉があり、その間がコリ固まりやすいんです。筋膜をゆるめてリンパの流れを改善していきます。

左右それぞれ × 15秒

POINT

首からの神経が通っている場所。指3本使ってゆらゆら

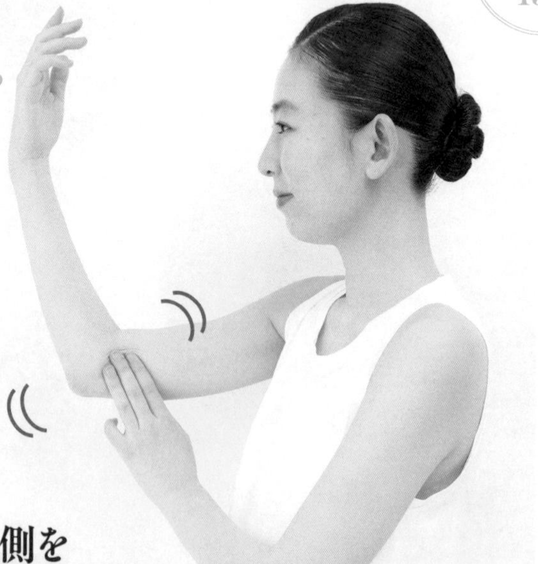

1

ひじの上の裏側を上下に細かくゆする

腕をのばし、ひじ上を3本の指で押さえ、約90°に曲げてゆする。左右15秒ずつおこなう。

2

上腕を手のひらで軽くたたく

流す前に固まった筋膜を手のひら全体でタッピング。強くたたく必要はない。パタパタと上下に動かして筋膜を刺激する。左右それぞれ15秒おこなう。

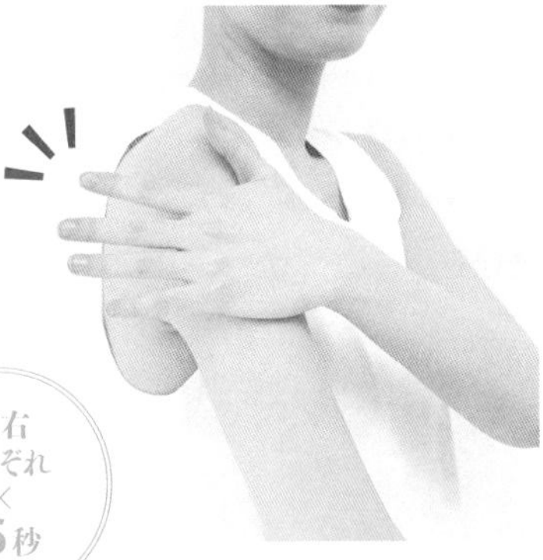

←

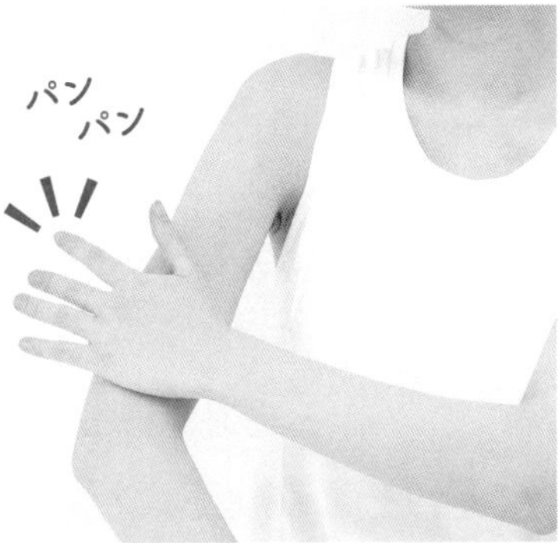

左右
それぞれ
×
15秒

3

腕のつけ根〜指先まで老廃物を流す

最後にリンパを流してこのメソッドは完了。つけ根をグッと押さえてから、手のひらをすべらせて表面をさする。15回ほど繰り返して反対側も同様におこなう。

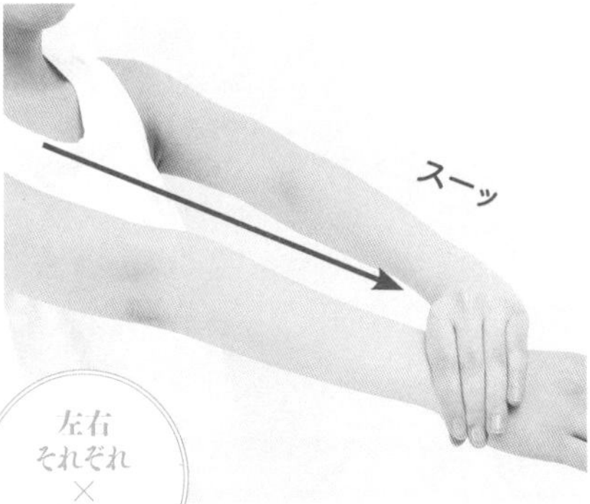

←

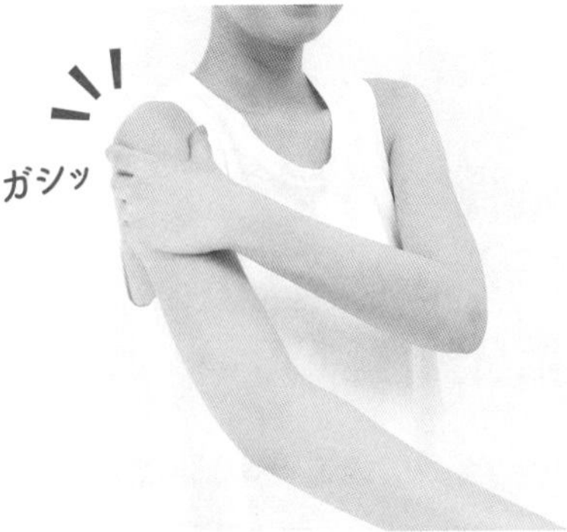

左右
それぞれ
×
15回

POINT　つけ根をグッとつかんでスーッと流す

【デコルテ①】

大胸筋ストレッチで
姿勢よく、自律神経も整える

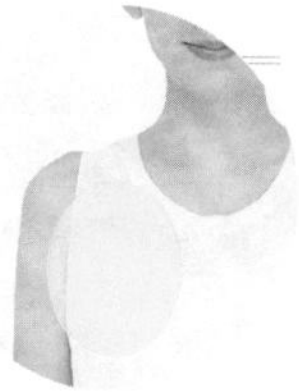

3章の痛み解消整体の4大筋肉としてお話しした「大胸筋」は、やせ体質作りにも欠かせない筋肉です。押しほぐしてゆるめることで前に縮こまった姿勢が改善。呼吸も深まり、自律神経も整ってきます。

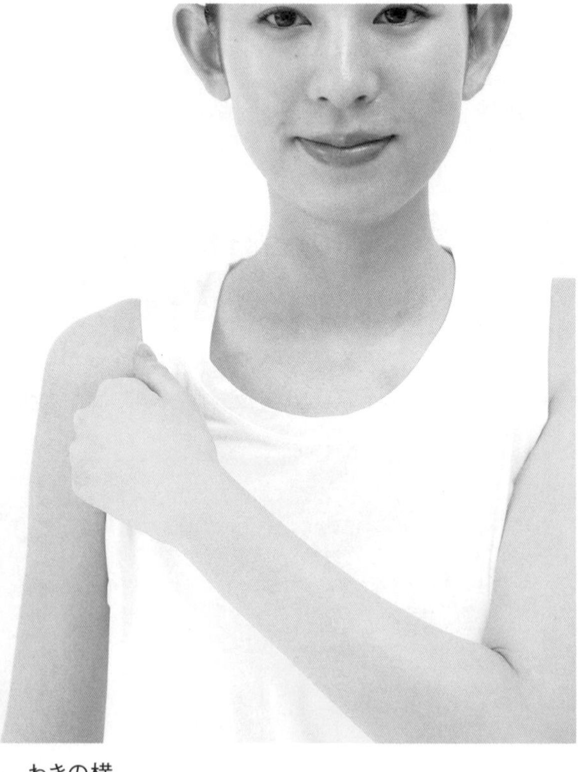

1

鎖骨の外側の下
（＝わきの横）に
指先を当てる

ラクな姿勢で腕をストンと落とし、わきの横につながっている大胸筋のポイントに３本の指を当てる。

指で圧をかけながら上下に細かく押しほぐす

指で程よく圧迫しながら、ぐりぐりと細かく上下に動かしてほぐす。呼吸を止めずに息を吐きながら。15 秒続けたら、反対側も同様におこなう。

左右
それぞれ
×
15秒

POINT

実はけっこう痛い場所。
続けるうちに
ほぐれるのでしっかりと

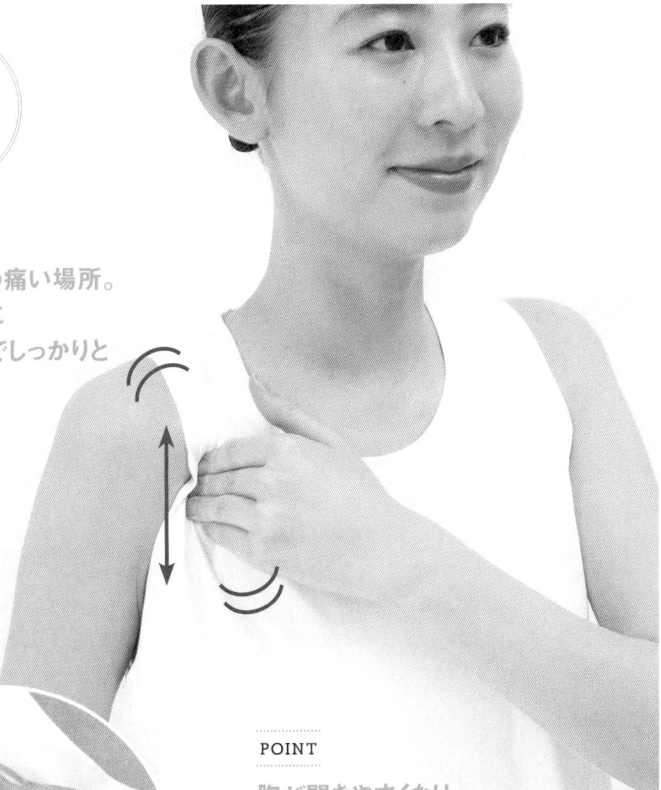

POINT

胸が開きやすくなり、
呼吸が深まる大事なポイント

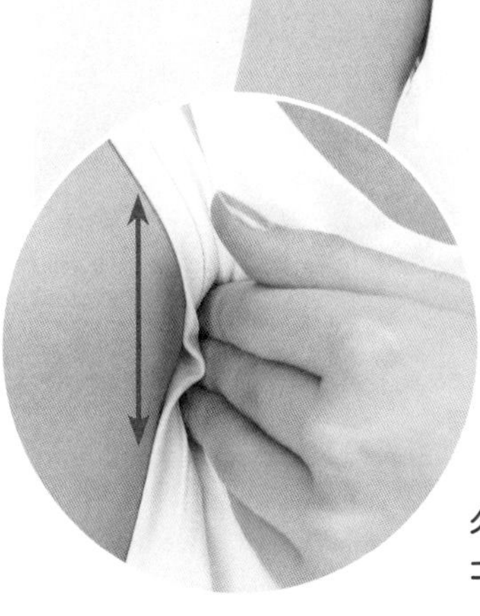

グッと指を差し込み
ゴリゴリとした詰まりを取る

【デコルテ②】

肩まわりの力みをゆるめる 三角筋マッサージ

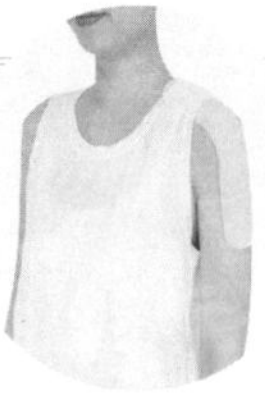

肩まわりの筋肉が硬くなると周辺の代謝もダウン。肩が盛り上がったり、腕が横に張り出したりとボディラインがくずれてしまいます。そこで覚えたいのがこの「三角筋」ほぐし。

POINT

反対側のひじをつかむと
上腕の筋肉が張って見つけやすい

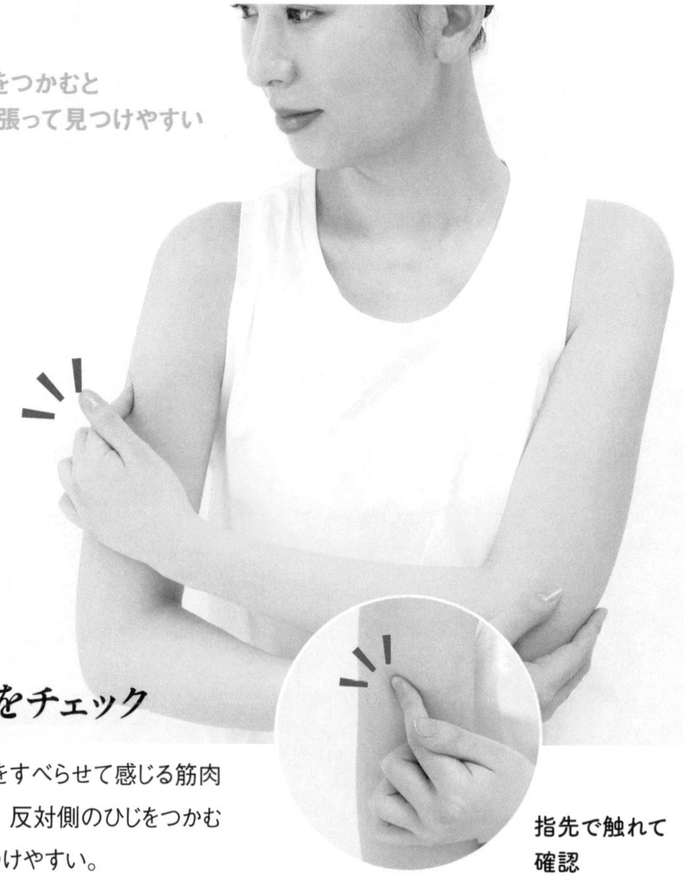

1

三角筋が 終わる部分をチェック

右腕の肩から左手をすべらせて感じる筋肉の端っこをチェック。反対側のひじをつかむと筋肉が張って見つけやすい。

指先で触れて
確認

指でつまんだまま、後ろに押してずれを戻す

*1*で見つけた三角筋の端っこをぎゅっとつまみ、後ろへ押す。前に巻き込んでいた筋肉を元に戻すイメージ。15 秒繰り返す。反対側も同様におこなう。

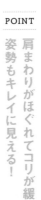

POINT
肩まわりがほぐれてコリが緩和。姿勢もキレイに見える！

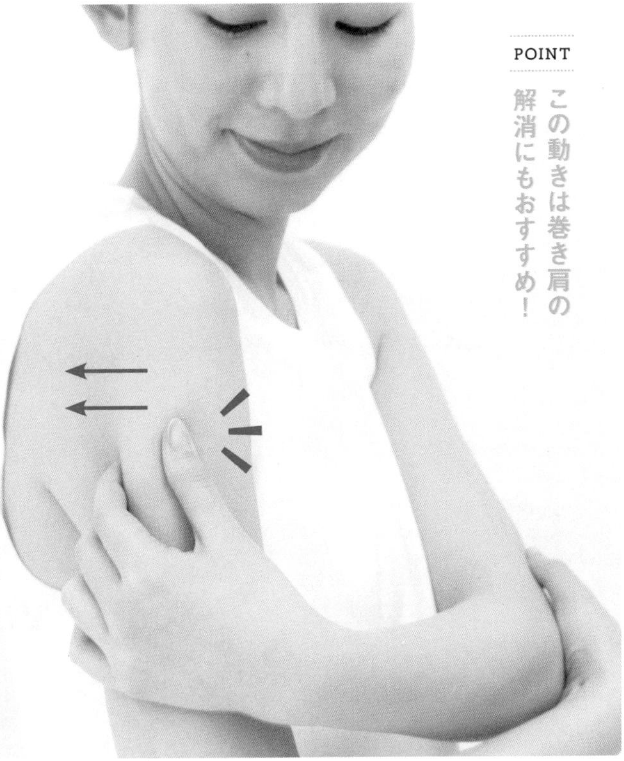

POINT
この動きは巻き肩の解消にもおすすめ！

左右
それぞれ
×
15秒

三角筋とは…

肩関節から広がり上腕につく表層の筋肉。腕を上げたり、肩の回旋運動をおこなったりする。この筋肉がしっかり働くと、肩甲骨の動きがスムーズになり脂肪燃焼や代謝を促進。

【デコルテ③】

胸骨&肋骨マッサージで
詰まりを解消! 呼吸を深める

デコルテがスッキリするとやせ見え効果も上昇するもの。縮こまりやすい胸骨と肋骨にアプローチして姿勢を整えながら、若見えを狙いましょう。難しいことはありません。ゴシゴシさするだけでOK。

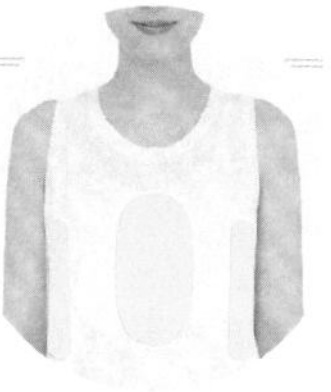

POINT

指を密着させたまま
大きく上に向かって

15秒

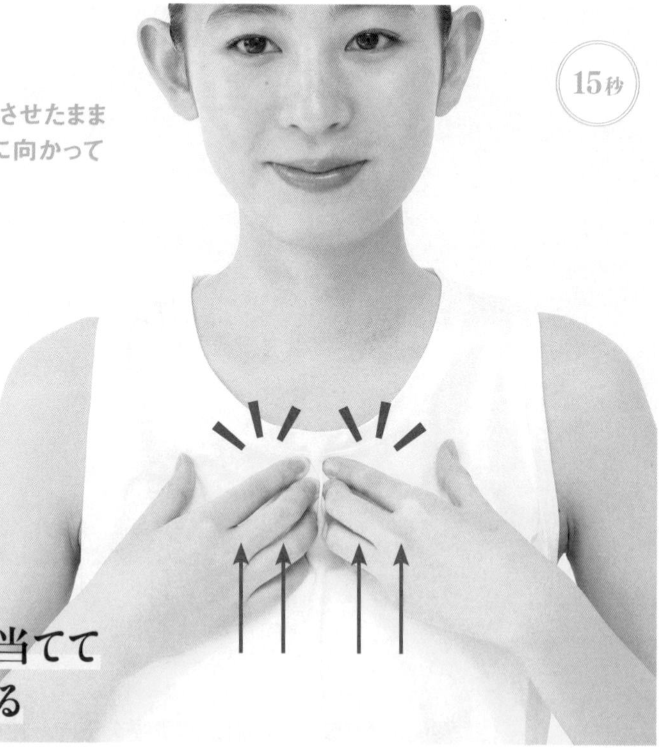

1

胸骨に両手を当てて
上方向にゆする

胸の中央に両手の指の腹を当て、上に向かってしごくようにして動かす。フッフッと吐く息と合わせて15秒繰り返す。

POINT

胸骨のコリが取れると
呼吸がラクになり自律神経も整う

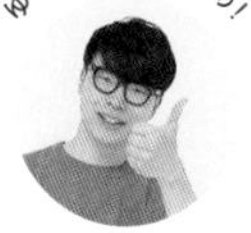

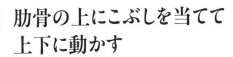

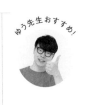

呼吸が深まると体にも心にもいいことが！

前に縮こまりやすい胸。ココが固まると呼吸が浅くなりがちです。しっかりゆるめて深い呼吸を意識しましょう。自律神経が整い、全身の代謝の改善のほかストレスも和らぐ効果が！

2 肋骨の上にこぶしを当てて上下に動かす

両手のこぶしを作り、第１関節の平坦な面を肋骨の上に当てて上下にゆする。周辺の筋膜のひきつれをほぐすことで呼吸がしやすくなる。15 秒ゴシゴシと繰り返す。

POINT

実はけっこう痛いポイント。無理せず、軽く圧をかけて固まった筋膜をはがす

POINT

フーッと息を吐きながら

15秒

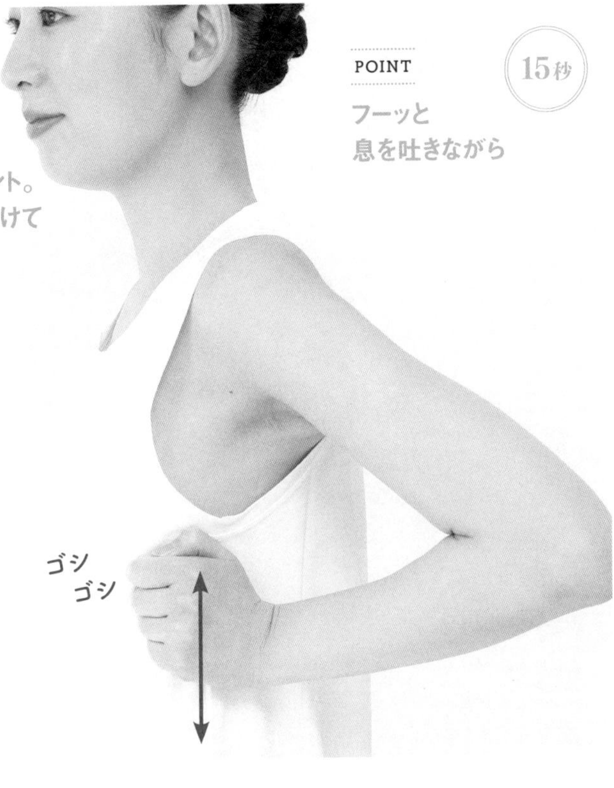

【デコルテ④】

首をじっくり押しほぐして
やせスイッチをオン！

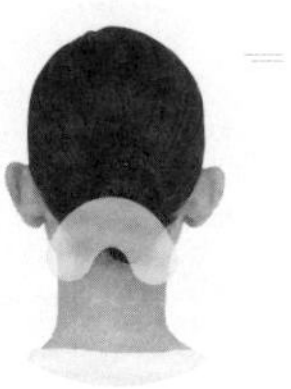

美の筋肉として、何度かお話ししている胸鎖乳突筋。ダイエット効果にも深く関わる筋肉です。このメソッドでは胸鎖乳突筋と後頭筋をほぐして体の循環を促し、脂肪が燃えやすい状態へと導きます。

1 耳のつけ根を指の腹でグッと押し、そのまま首を動かす

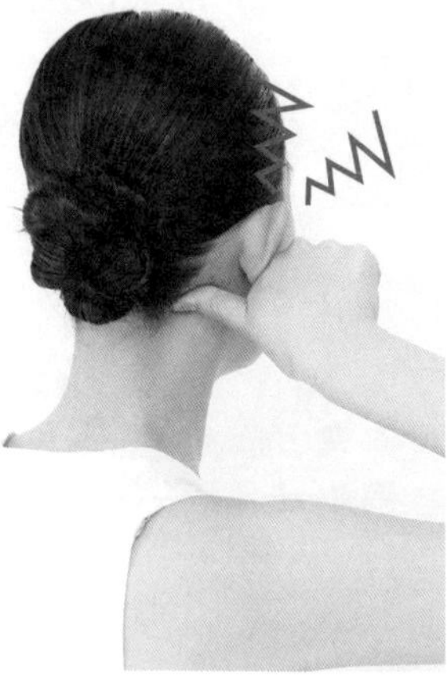

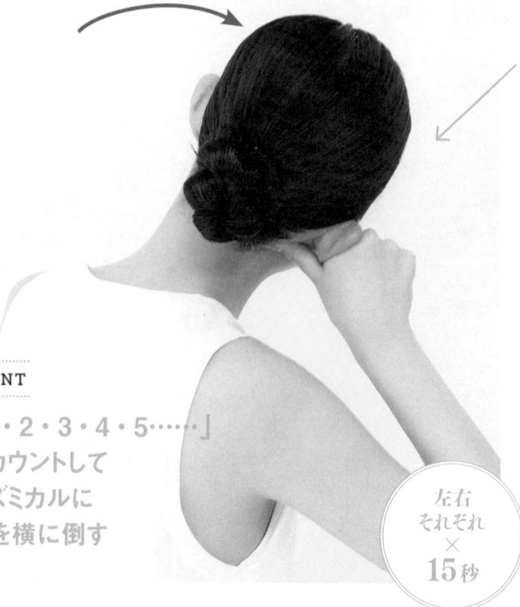

POINT

「1・2・3・4・5……」とカウントしてリズミカルに首を横に倒す

左右それぞれ×15秒

親指で耳下の胸鎖乳突筋の始点を刺激。そのままゆっくり倒し、頭の重みで押し込む。15秒繰り返し、反対側も同様に。

1のさらに指1本分下をつかみ首を逆方向に倒す

押しほぐしたあとは、ストレッチの動作でさらにゆるめていく。親指と人差し指でつまんで反対方向に頭を倒す。左右の違いを確認しながら、15秒気持ちよくのばす。

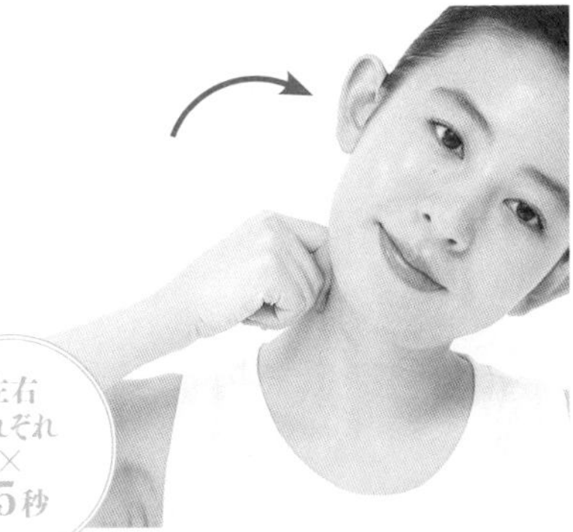

左右
それぞれ
×
15秒

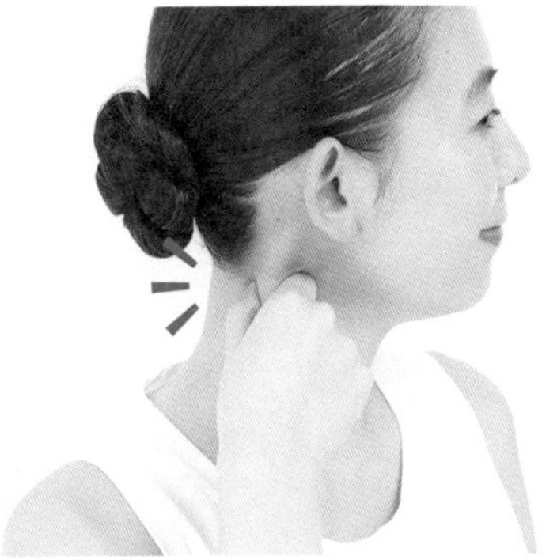

POINT 胸鎖乳突筋に沿ってつかむのが大切

3

首のつけ根を指で押して上を向く

後頭部の丸みの下のへこみの中央に親指を当てて上を向く。その状態で軽く動かしてマッサージ。左右の指を1本ずつ外にずらして3カ所を順に15秒ほぐす。

15秒
×
左右
3カ所

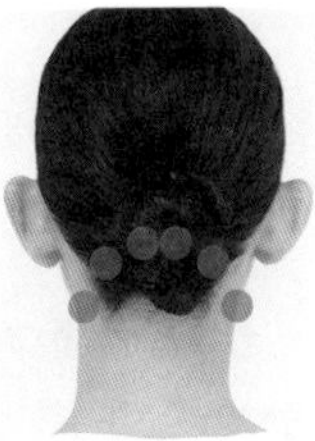

押すのはココ！
首のつけ根の
中央から順に
指1本ずつ外へ

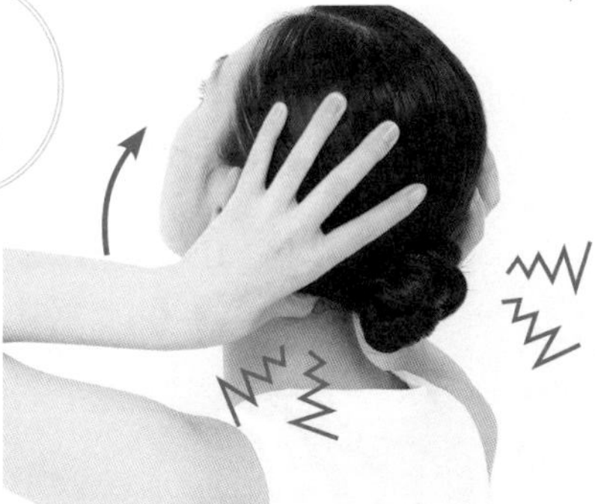

やせ体質作りの +α

肩甲骨体操で
脂肪燃焼しやすい体を作る!

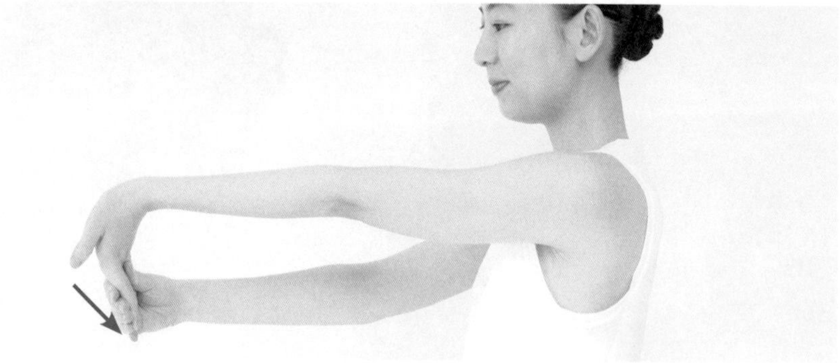

↓

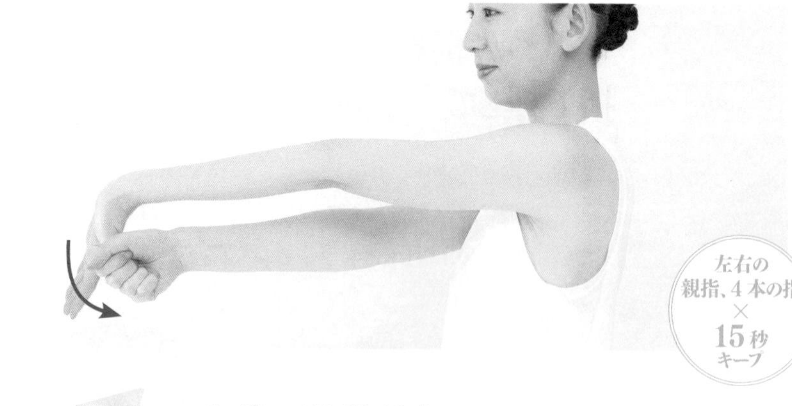

左右の
親指、4本の指
×
15秒
キープ

1

まずは準備体操。
指4本をグーッとのばし、
続いて親指ものばす

手のひらを外に返し、4本の指と親指をそれぞれ15秒ずつキープ。前腕をのばすことで肩の動きもよくなる効果がある。

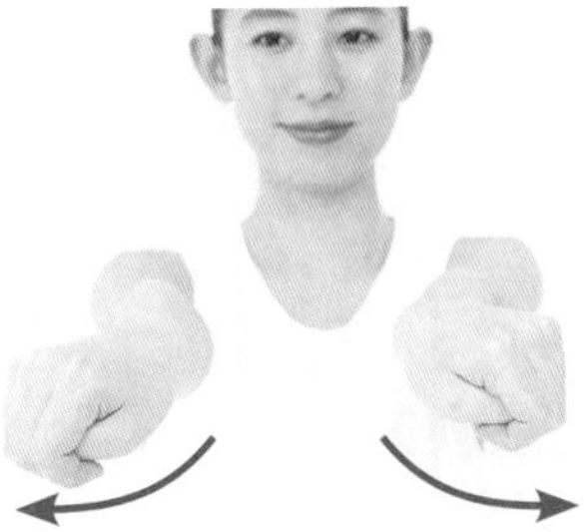

親指を中に入れ、こぶしを外側に向ける

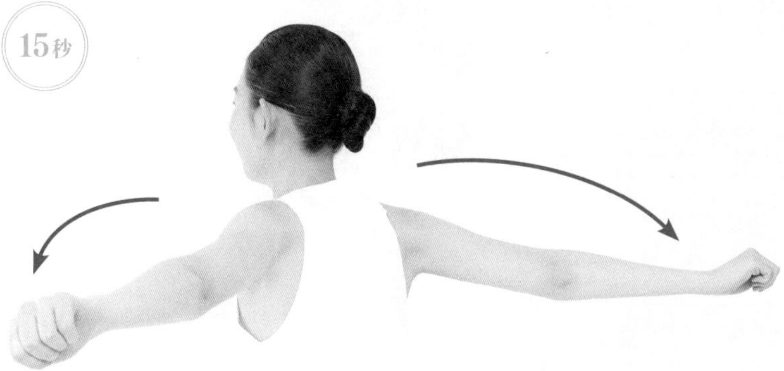

2

両手のこぶしを外に向け、そのまま両腕を大きく開く

両手の親指を内側に入れてこぶしを作る。こぶしをクイッと外に向けると手首〜腕〜胸までのびがさらによくなる。肩甲骨を寄せる意識で15秒。肩甲骨の間の筋肉を働かせる。

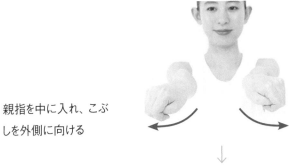

やせ体質作りの +α

もうひとつおまけ！
肩甲骨体操で効率的に
脂肪を燃やす

10秒キープ × 3セット

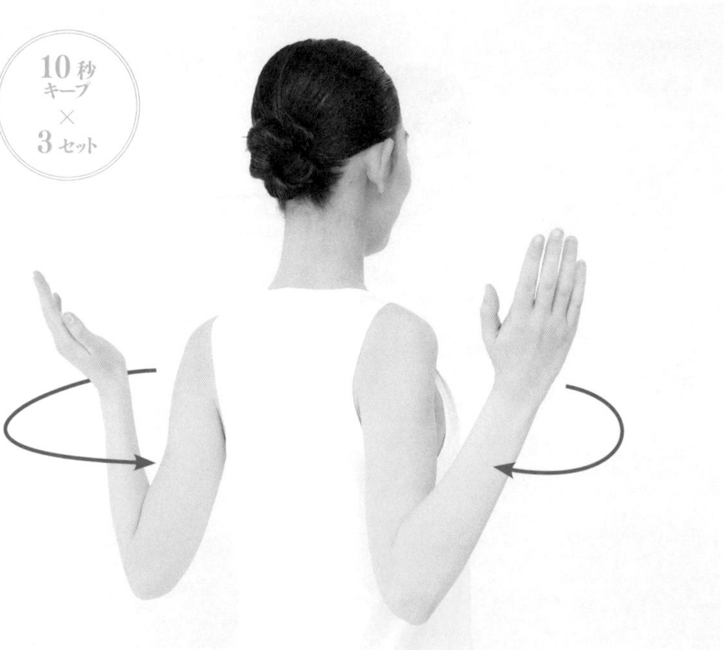

1

両腕を上げて胸を開き、
後ろに引いて肩甲骨を寄せる

首～背中にある僧帽筋（P139で解説）とその深部にある筋肉をゆるめていく動き。わきを軽く締めて腕を後ろへ引き、肩甲骨の間をギュッと寄せて10秒キープを3セット。

ゆう先生おすすめ!

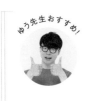

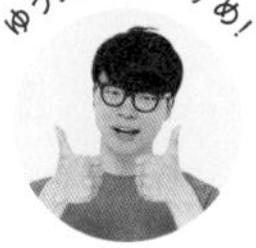

肩甲骨周辺の褐色脂肪細胞を刺激しよう

肩甲骨周辺にはエネルギーを効率的に消費する「褐色脂肪細胞」が数多く存在。この脂肪細胞が活性化すると代謝が高まりダイエット効果も抜群。積極的に動かしていきましょう。

左右回し
それぞれ
×
15秒

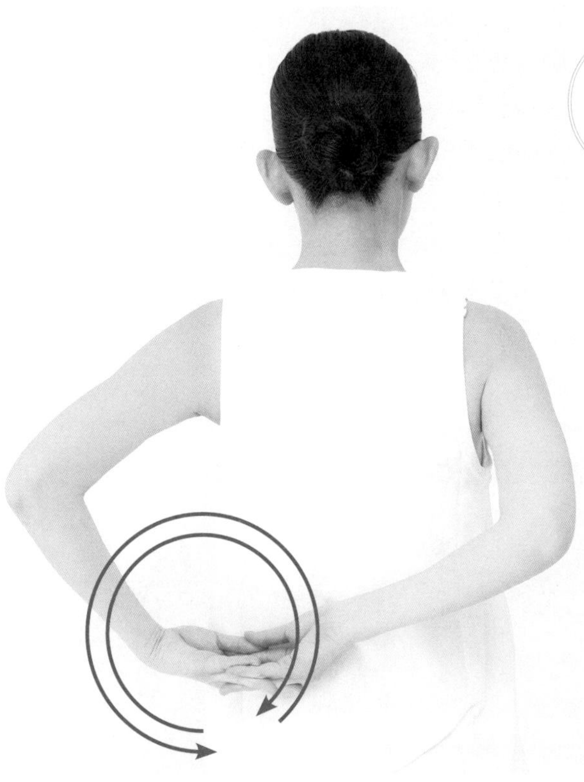

2

両手を後ろで組んで ぐるぐると回す

手のひらを上に向け、手を後ろで組む。そのままぐるぐる回して15 秒。反対回しもおこなう。*1* でほぐしてからやるのがおすすめだが、少し難しい体操なのでできる範囲で OK。

おわりに

「思いがけないところに働きかけることで、若返りって叶うんだな」

顔の悩みから離れた、もしくは体の気になる症状から離れた部位を

触る、ほぐす、ゆるめることで、若返りを実感できたのではないでしょうか？

なぜ、離れたところからアプローチするのでしょう？

それは「全身はつながっているから」です。

たとえば、脚をもんでも顔が引き上がりますし、手をもんでも顔が引き上がる。

この本のメソッドから、そうした体の変化を感じていただけたらうれしく思います。

僕は「整体院　悠」という治療院を京都で営業しています。

目の前のお客様に必ずお伝えすることがあります。

それは「継続してください」ということ。

人間は、とにかく面倒くさがりやです。

何か物事を始められる人は１００人にひとりといわれます。

そして継続できる人は、そのうちのさらに１００人にひとり、とも。

このセルフ整体はいかがでしたか？
自分の体がキレイに変化するのを楽しいと感じましたか？
もし「楽しい！」と感じたのなら、きっと継続していけると思います。
続けるのが難しそう……と思った方も、1見開きのメソッドだけで十分。
体を動かし、気持ちいいと感じるものを少しずつ増やしていきましょう。
僕のＳＮＳやＹｏｕＴｕｂｅチャンネルでは、
毎日、心地いい若返りの方法を発信しています。
ぜひ一度覗いてみてください。
一緒に整体を楽しく学んで、
一緒に「健康キレイ」になっていきましょう！

美容整体塾長　ゆう

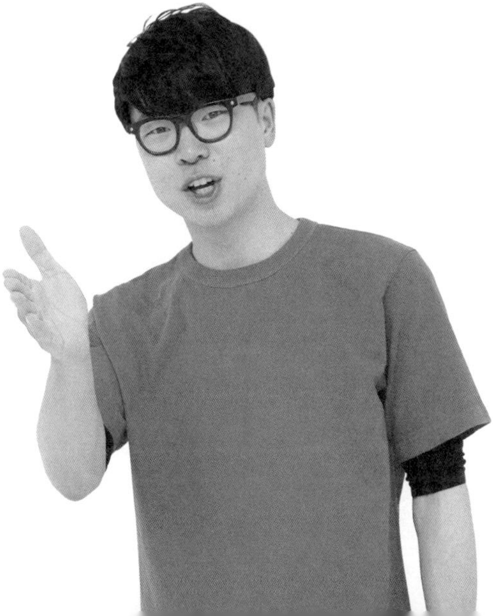

著者 **ゆう先生**

理学療法士、整体師。京都市で完全予約制の「整体院　悠」を経営。腰・肩・膝の痛みに苦しむ数多くの患者に寄り添い、痛みの根本原因にアプローチ。痛みを取り除くだけでなく、再発防止のセルフケアも指導する。運営するYouTubeチャンネル「ゆう先生【美容整体塾長】【京都の整体院悠】」はチャンネル登録者120万人を超え（2024年5月現在）、日本だけでなく世界中に美しく健康に年齢を重ねる秘訣を惜しげもなく伝え続ける。

YouTube　**ゆう先生【美容整体塾長】【京都の整体院悠】**
Instagram　**@seitai_yu_kyoto**

オトナ不調《ふちょう》は自分《じぶん》で減《へ》らす！
40秒《びょう》若《わか》返《がえ》り整体《せいたい》

2024年6月4日　初版発行

著　者／ゆう先生《せんせい》
発行者／山下　直久
発　行／株式会社KADOKAWA
〒102-8177　東京都千代田区富士見2-13-3
電話0570-002-301（ナビダイヤル）
印刷所／大日本印刷株式会社
製本所／大日本印刷株式会社

ISBN 978-4-04-606829-3　C0077